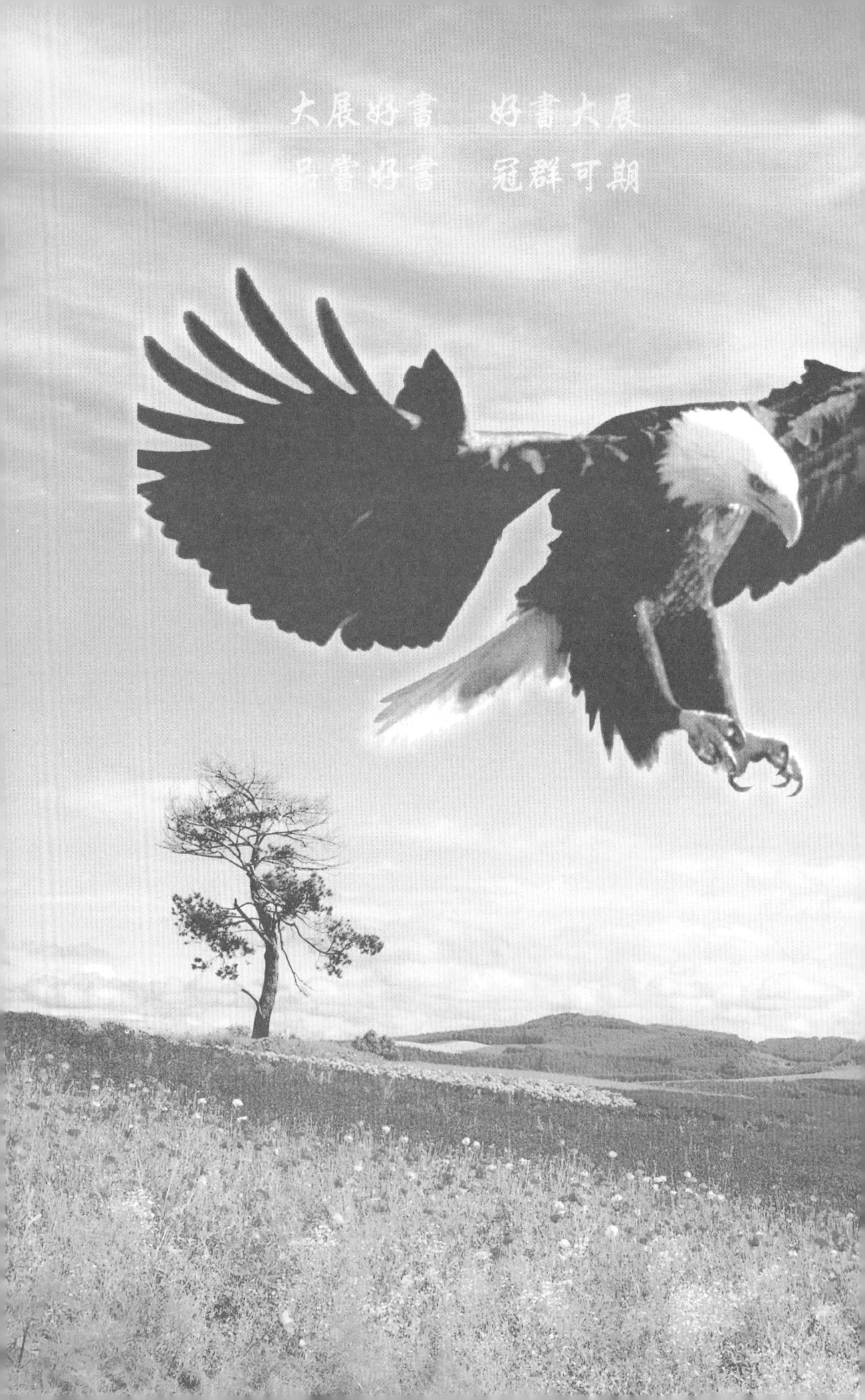
大展好書　好書大展
品嘗好書　冠群可期

大展好書　好書大展
品嘗好書　冠群可期

中醫保健站：81

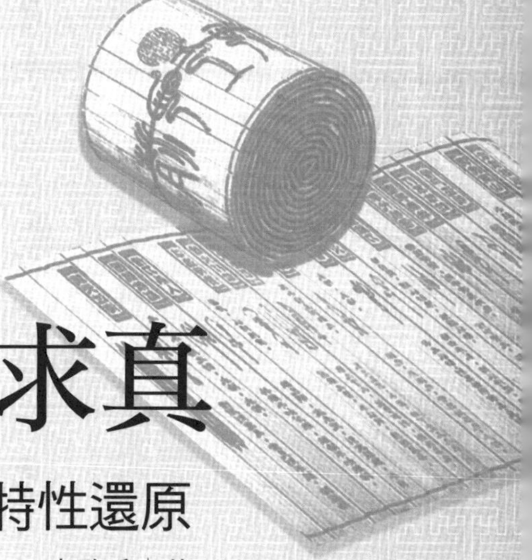

醫理求真

中醫形上特性還原

李致重 | 著

大展出版社有限公司

前言

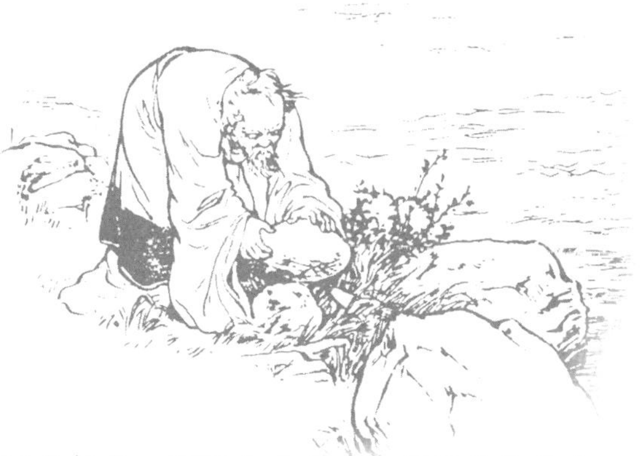

西學東漸的一百多年來，東西方文化在中國現代的整合與重構，一直是一項值得深入研究的重大課題。19 世紀末，張之洞提出「中學為體，西學為用」，有人則主張「西學為體，中學為用」。然而，中學的體及其核心是什麼？西學的體及其核心又是什麼？雙方都沒有交代明白。

20 世紀 30 年代，以張君勱與丁文江兩人為代表而展開的「科玄論戰」，曾一度引起國內外學者的高度關注。但是，什麼是科學，什麼是玄學，雙方依舊沒有做出明確的界定。幾個回合之後，爭論無果而終。

兩次爭論中最基本的核心概念，社會上至今人云亦云，其說不一。這或許是西學東進的百年大潮中，傳統文化與科學遭受冷落的學術原因之一。

20 世紀初，以余云岫為代表的一批人認為中醫不科學，應當廢止。其中的科學一詞如何定義，該詞的外延包含哪些，余云岫沒有回答，中醫界也沒有問答。

半個世紀以來，在社會上對中醫高度重視的同時，學術界的主流意識與習慣做法，卻一直是以中西醫結合的名義，將中醫西醫化。而什麼叫中醫，什麼叫西醫這兩個最基本的核心概念，以及接下來的中醫為什麼要西醫化，中醫能否被西醫化，這一系列的重大課題，至今沒有引起人們的高度關注與研究興趣。

1982 年以後，筆者開始關注和研究中醫學的科學定位問題。當年錢學森先生提出「科學學」概念的時候，筆者正在中華中醫藥學會的軟科學研究學組任職，並一度全身心地投入在中醫科學學研究上。先後發表了《論中醫學的定義》、《中西醫結合定義的研究》、《證、證、症、候的延革和證候定義的研究》等多篇論文。

從 2000 年初，筆者帶著中醫科學學研究的夙願，離開中華中醫藥學會，來到香港、台灣執教中醫。這一離，就是十年。在教授治校、學術自由，資料豐富、環境幽靜的校園裏，居隱身逸、思遠志廣，海闊天空、任憑馳騁。

當研讀了大量東西方哲學以及科學史、哲學史的著作後，始知中醫命運上糾葛近百年的難題，原來竟是哲學科學源頭上的公理性、常識性問題。按照當時的感悟，與中醫相關公理性、常識性認識大體如下。

人類數千年文化科學發展的歷程，先後出現過兩次高峰：一次在春秋到秦漢之際，一次在歐洲文藝復興以來。早在兩千多年以前，無論東方西方，科學一詞的本來含意，是學問、知識、格物致知、問記之學，並不是人類到了歐洲文藝復興以後才出現的科學。

中國的《周易》將科學分為形上與形下兩大類；西方的亞里斯多德則將科學分為原形與原質兩大類。人們認識形上或原形的過程中，形成了綜合——演繹的方法；人們認識形下或原質的過程中，形成了分析——歸納的方法。所以，中醫是以綜合——演繹的方法，研究形上（原形）之人的醫學；西醫的生物醫學則是以分析——歸納的方法，研究形下（原質）之人的醫學。這就形成了中醫與西醫兩峰突起，雙水分流的人類醫學的總體格局，並從基礎理論的層次，形成了概念、範疇迥異的，兩種並存的醫學科學體系。

本書是2000年至2005年期間，筆者在中醫科學學研究方面的總結。為了與陸續問世的同類著作相互區別，僅將本書命名為《醫理求真——中醫形上特性還原》。所謂求真者，求其本來的真諦是也。區區短文，不才如我，自不敢有此奢望。拋磚引玉，誠乃至忱。為此，謹期望關心中醫基礎理論與中醫科學學的同仁，知我罪我，不吝賜教。

李致重

目錄

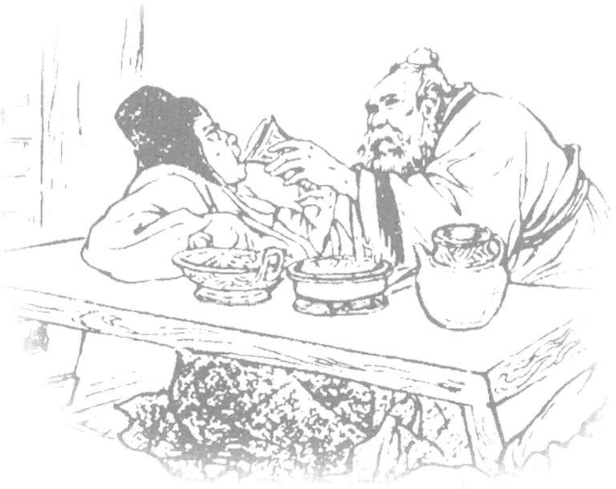

導讀

回歸中醫形上之道

亞里斯多德與托馬斯形上學裏的「原形與原質的學說」認為，「所有的人都從原質與原形合成。所以就人而言，整體水平上的人是原形，組成人體的各種各樣的細胞或分子是原質。原質是「潛能」，原形是「現實」。原質具有合成原形的潛能，但原形卻限制著原質。如果原質脫離原形，它將無法獨立存在。按照這些原理，西醫著重研究原質的人，中醫著重研究原形的人。西醫不研究原質的人則不是西醫，中醫不研究原形的人也不是中醫。只要原形與原質的原理不可推翻，中西醫並存的格局將不可能改變。明智地講，西醫必須告別近代科學主義，因為西醫不可能包攬整個醫學科學，就像原質不能取代原形一樣。

——引自《中西醫配合清議》

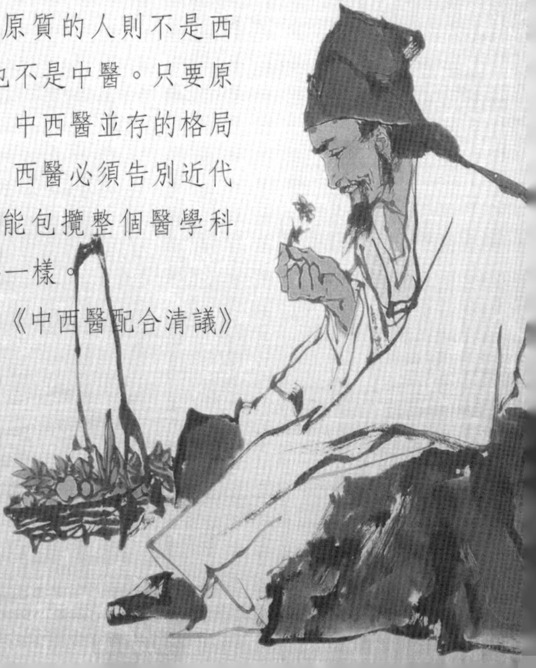

思想和語言是人類理性之所在，很難想像人類如果沒有了思想和語言，社會將會變成什麼樣子。亞里斯多德在其《形而上學》開頭的第一句話便說：「求知是所有人的天性」。於是人們對自己生活的世界、生活的本身和人類自身，在廣泛觀察的基礎上經過反覆的思考，便獲取了種種新的知識。這種種新的知識，就是人類的思想產品，其實也就是科學。

在西方，科學最早的含義即學問或知識，早期在拉丁語中的用詞是 Scientia。最接近拉丁語詞原意的德語對應詞是 Wissenschaft，英語中的常用詞為 science。而哲學（philosophy）這種知識就其概括的層次而言，在一般科學之上。所以當年把英文中 philosophy 一詞翻譯為哲學時，其最早的含義即「愛智慧」。因此，習慣上談到科學與哲學的關係時常說：「哲學是科學的科學。」用今天的話講，科學與哲學都屬於知識的範疇，只不過兩者是不同層次上的科學而已。人們對周圍的一切（包括自己）若有所思，或是對天道、人道的理性反思，只要人們在不斷地思維著，知識便與日俱增，語言亦日趨豐富。

人的理性思維以求知、明理為目的。人若不善於思維，或者變得不會思維，對於人來說，無異於天性的泯滅。人若把科學、哲學看得高不可攀，或者製造科學迷信，甚至站在某一種科學的角度去排斥另外一種科學，對於人類來說，自然是最最可怕的。

一、形上之思

人類在「科學」的分類上，最早、最準確、至今仍不失其指導意義的，當推中國春秋時期的《周易》。《易傳·繫辭第十二》上說：「形而上者謂之道，形而下者謂之器。」

「形」，在當時指的是自然生成的客觀實在，今天可以理解為天造之物；

「器」，古人指的是由人加工而成的客觀實在，今天可以理解為人造之物。

所以，用天造之物和人造之物這兩類不同的研究對象來說，科學便劃分為「形上」和「形下」兩大類。

在《周易》時代，由於人類製造器的能力十分有限，這是用不著奇怪和遺憾的。這倒在客觀上將人類的求知天性，逼向了研究天造之物這一條道路上來。

無論如何，人是天地萬物之靈，而且求知的天性是偉大的、不會停頓的。這一點現代人需要保持清醒，切莫無端地自以為是，而鄙視前人。

春秋——秦漢之際是人類文明的第一個高峰，不論哲學還是一般科學，都有許多不滅的成就。尤其在形上性科學（包括哲學）方面，其真理性、先在性、實用性，雖然用今天的科學觀念難以理解，但是又不可或缺、難以企及。只要稍稍想一想，為什麼中國的諸子百家，印度的佛陀釋迦牟尼，古希臘的蘇格拉底、柏拉圖、亞里斯多德等都出現在那一時期，我們就無法輕視那一時期了。

在西方，亞里斯多德幾乎掌握了希臘人所有的知識。他的著作包括了生物學、經濟學、政治學、物理學、哲學、心理學等。今天任何一門歷史深遠的學科，一打開哲學史，都會發現這門科學或學科的創始人是亞里斯多德。

那時候，希臘的哲學精神和科學成就，可以說達到了高峰。應當說，那一時期東西方先哲們的思想結晶，至今仍然是自然、社會、生命、思維領域的哲學基礎，指導著當代的科學進步。

二、形上之道

人是天生的形上性動物，所以凡是與人相關的科學、哲學，形上之思，必不可少。就春秋——秦漢之際的研究方法來說，更是這樣。

那時候，人們面對著天造之物，反映在感官裏的只是天造之物運動、變化著的形或象（形與象二字在古文字學中相通）。對於運動、變化著的形或象，人們當然不能將其作為人造之物來對待。而人們欲知支配形或象運動、變化的原因，那就必須思考三個問題。

其一，這些天造之物是如何來的；

其二，它是如何發展、運動、變化的；

其三，它是如何消亡以及消亡後向何處去的。

對這三個問題的思考，便使前人走上了「向上攀爬」的認識方向。這就是中國的經典中稱之為「下學而上達」或「形而上」的認識方向。久而久之，便形成了形上性的認識論和方法論。

這種形上性認識論和方法論，就其形成的過程而言，大體可以概括為三個過程：

首先，人們從綜合地觀察天、地、人入手，透過「仰觀於天」、「俯察於地」、「近取諸身、遠取諸物」，以全面、真實地把握萬事萬物之間複雜的聯繫與關係。

其次，透過「究天人之際、類萬物之情」的理性思維，將萬事萬物之間的共同屬性、特點加以抽象概括。

最後，在諸多屬性、特點的抽象概括中，透過理性的演繹，最終認識了天地萬事萬物（包括人類自己）發生、發展、運動、變化、消亡的總原理或總規律。這裏講的總原理或總規律，就是具有本體論意義的「道」。

在「道」的面前，中國的先哲們在敬畏中表現出了驚人的明智。這「有物混成，先天地生」的「道」，在「至大無外、至小無內」的萬事萬物中，是無所不在、無所不有的。以人性本來的卑微來看，人不可能認識全部的先在的「道」。就是說，人固然在綜合、抽象、演繹中肯定了「道」的存在，甚至可以做到「道可道」。

然而由人們講出來的卻只是「非常道」，而不可能是全部的、先在的「常道」、「大道」。由人的理性所認識到的或者講出來的，其實只是「德」。

即便《道德經》中由老子所寫出來的五千言，本質上仍然是德。或者可以說，老子五千言，只是人的理性所認識到的很小一部分「道」而已。

「道」在所生成的萬事萬物中的具體體現，按照《周易》的習慣，稱之為「氣」。在天地間的萬事萬物中，因為每一個別事物與其他事物的「取道」各不相同，於是便形成了天地間五彩繽紛、各具特色的萬事萬物。具體體現在每一個別事物中的「氣」，則是該事物發生、發展、運動、變化以至消亡的生生之「道」。

不過，這種稱之為「氣」的「道」，只是「小道」，它不可與「大道」、「常道」相比。大道派生小道，小道從屬於大道。天地間萬事萬物如此，生命過程中的人，也是如此。

人們透過「向上攀爬」的方向來認識「大道」，又回過頭來以「大道」的原理、規律來認識每一個別事物所獨有的「小道」，這就是形上性的認識論、方法論的思維方式。這種思維方式，也是中醫形成與發展過程中基本的思維方式。

三、形而上的中醫

以形上性的思維方式認識人的生命過程，便形成了中醫學。中醫學體系成熟的標誌，就是現存的《黃帝內經》。

從《漢書・藝文志》記載的「七經」來看，當時與《黃帝內經》並存的，還有《黃帝外經》、《扁鵲內經》、《扁鵲外經》、《白氏內經》、《白氏外經》和《旁篇》。這種情況與《聖經》傳播的歷史，頗有相似之處。

據載，當年記錄福音的羊皮書，還有許多部。後來，教會的宗徒們開會討論，確定並錄入《聖經》的，只是現在通稱的「四部福音」。由此看來，儘管現存的《黃帝內經》只是「七經」之一，也是用不著遺憾的。兩千多年的歷史表明，對中醫學來說，有《黃帝內經》一書，已經足夠了。因為形而上的思維方式和中醫的概念、範疇體系，《黃帝內經》都已經充分體現出來了。

據《黃帝內經》的有關記載，該書對自身在中醫科學體系上的奠基地位，也是充分肯定的。比如，《素問・陰陽應象大論》在評議自身的價值時說：「論理人形，列別藏府，端絡經脈，會通六合，各從其經；氣穴所發，各有名處；谿谷屬骨，皆有所起；分部逆從，各有條理；四時陰陽，盡有經紀；外內之應，皆有表裏。」

倘若《黃帝內經》不是在揭示人的生命過程和防病治病的規律，並形成了確切的、系統化的概念（範疇）體系，相信作者不會用各從其經、各有名處、皆有所起、各有條理、盡有經紀、皆有表裏等如此明確的言詞，來自我肯定。

同樣，確定了中醫辨證論治臨床體系的張仲景也是這樣，他在其《傷寒雜病論》的原序中說：「撰用素問、九卷、八十一難、陰陽大論、胎臚藥錄、並平脈辨證，為傷寒雜病論。雖未能盡癒諸病，庶可以見病知源，若能尋余所集，思過半矣。」這裏的「思過半矣」，顯然是自謙之辭；而「可以見病知源」，正是張仲景鏗鏘有力的自我肯定。近兩千年辨證論治的臨床實踐也雄辯的證明，仲景先師，言之鑿鑿。

古今中外，凡在形上性學說或形上性科學上作出貢獻的人，多被後世尊為聖賢。一方面這是對其貢獻的充分肯定；另一方面，做好形上性學問，難度實在太大了。

張仲景在序言中引孔子的話說：「生而知之者上，學則亞之，多聞博識，知之次也。」其實，孔子並不贊成「生而知之」的說法。他主張的是「人非生而知之，孰能不惑」的治學態度。所以，當「經典」的地位為歷史所認定之後，絕大多數的後來者恐怕只好做「學則亞之」，或者「多聞博識，知之次也」的學子了。

由此推而廣之：對於《周易》、《老子》以及其他諸子百家，對於佛經、亞里斯多德的形上學……不論當初還是現在，也不論中國還是外國，凡是對「經典」能做箋、注、補、正的人，都應該是在形上性學問上學有所成的大學者。

清代名醫陳修園對《黃帝內經》、《傷寒論》和《金匱要略》所做的箋注補正，令人讀起來常不免隨文衍義，析理欠深之憾。然而近二百年裏，能寫出陳修園箋注補正的醫家，又有幾人呢！在「下學而上達」的形上性學問上，具備「究天人之際」、「類萬物之情」的抽象、演繹能力的人，實在難得。難怪中醫界常常有一種慨嘆，認為中醫之理，深奧入微，可意會而不可言傳。「言傳」與「意會」，實為中醫（包括所有形上性學問）傳承中的兩個層次。

對於多數人來講，「意會」容易，而「言傳」難。只要能做到「意會」其理，進而能嫻熟於臨床，對於執業大夫而言，其實即已足矣。

深感不安的是，這樣的大夫在當今的中醫隊伍裏，已經為數不多。所以「可意會而不可言傳」這一句慨嘆，不能理解為中醫理論上的缺陷，它所反映的正是形上性中醫在傳承上的一大特點。這一特點，也是所有的形上性學問在其傳承和實踐中的普遍現象。

四、中醫能忽視形上之思

當代中醫學術衰落，原因可能很多。但是，中國文化在當代轉型中，對形上性中醫特性的忽視，無疑是最重要的內在原因。

其一是機械唯物主義和近代科學主義的影響。「動物是機器」、「人是機器」的看法，是機械唯物主義的代表觀點。把近代物理學、化學的觀念和方法作為一切科學的至上信條和唯一標準，即近代科學主義。這時候的「唯物論」，便不知不覺地掉進了「機械唯物論」、「化學唯物論」的陷阱，於是哲學也隨之陷入了迷茫。一百多年來的這些「舶來品」與「西化中醫」的種種做法，應該說直接相關。

其二是「民族文化虛無主義」和「哲學代替科學論」的影響。用馬克斯主義的哲學原理，對號入座地解釋中醫的陰陽五行學說，始自 20 世紀 30 年代楊則民的《內經之哲學的檢討》。「哲學是科學的科學」，指的是分門別類的各門分科之學，都受著哲學的總原理、總規律的指引或指導。但不能把「哲學是科學的科學」，曲解為哲學的總原理、總規律，可以代替、包攬一切分科之學。在中國，中醫上的代替論來得最早，危害也最大。當陰陽五行被定性為「樸素的唯物論」和「自發的辯證法」時，陰陽五行在中醫學裏特定的系統科學方法論的內涵，不僅被局限、被簡單化了，而且連它應有的哲學價值也被貶低了。

其三是由主觀願望和長官意志演變而來的行政口號，取代了中醫的科學管理。人所共知，軟科學與科學學是管理科學的基礎。軟科學與科學學研究，同樣具有鮮明的形上性特點。長期流行的「中西醫結合」、「中醫現代化」、「中藥現代化」、「創新」、「發揚」等口號中，滲透著濃厚的不符合中醫科學特點的主觀願望和長官意志。中醫管理失去了科學的支撐，中醫的發展就必然要遭遇種種不幸。

與近代德國哲學家叔本華提出的「人是天生的形上動物」的說法相同，《形上之思》的作者朱德生先生也進一步說：「人與自然、動物相比，他在本性上便是形上的。」所以，沒有形上思維，就沒有中醫學；離開了形上思維，就談不上中醫的發展。可見上述三方面原因所造成的危害，對中醫既是內源性的，更是根本性的。

幾十年裏，許多人驚嘆當代中醫變得不會理性思維了，不能認識自我、解釋自我、保護自我、弘揚自我了，究其根源，就是形上之思萎縮了。

五、形上特性還原

回想年輕時，筆者頭腦裏的「形而上學」只不過是近代哲學裏的一個名詞而已。近代哲學裏的這個詞，完全是反辯證法的同義詞，它指的是用孤立、靜止、片面、表面的觀點，去看世界事物的立場、態度和方法。顯然易見，它與我們這裏討論的形上性學問的含義完全相反。這一點，必須嚴格加以區分，不可彼此混淆，更不能因辭害意。

正是因為形上之說出自《周易》的「形而上者謂之道，形而下者謂之器」，所以後來中國人在翻譯亞里斯多德的《第一哲學》一書時，即取意於《周易》而將其譯為《形而上學》。

1998 年，讀過友人劉鐵林先生介紹的《托馬斯思想簡介》一書後，我才開始對亞氏的「形而上學」有了新的了解。2000 年在香港執教以來，透過閱讀台灣學者羅光、李震、鄔昆如、曾仰如、柴熙、胡安德、方東美、唐君毅、韋政通、成中英、黎建球、丁福寧、劉仲容、傅佩榮、曾仕強和大陸學者苗力田、李真、吳壽彭、馮友蘭等人關於形上學方面的著作（譯著），這才在原有的基礎上，進一步匯通了儒、釋、道，進一步認識了柏拉圖、亞里斯多德、托馬斯‧阿奎那。

從此開始懂得，形上學原來是世界上一切學問的基礎；形上學與陰陽五行學說，文字表述雖異，思想原理卻相互呼應；學習和研究中醫，形上學是不可或缺的思想源泉。

2004 年 1 月出版的《中醫復興論》，主要收錄了筆者在

20 世紀 90 年代關於中醫科學學、軟科學方面的研究與思考。從本書討論的主題而言，應該說是《中醫復興論》的續篇。從本書的主要內容而言，多為 2000 年至 2005 年在香港浸會大學執教以來的相關研究，其中也有一部分是中西醫學比較一課的講稿整理。

如果談到與《中醫復興論》的不同，只能說對於形上之思，本書似乎更自覺、更自然了一些。所以本書行將付梓之時，將其命名為《醫理求真——中醫形上特性還原》。

至於出版本書的目的，其實只有一句話——中醫復興與發展的希望在於形上之思。對於筆者來說，本書充其量只不過記錄了中醫形上之思的開端。

六、回到周易時代

這些年常有年輕人問我：「如何才能學好中醫？」我回答最多的一句話是：「回到《周易》時代。」這句話的含意主要有兩點：

其一是回到形上性的由人們的感官所面對的研究對象上來；其二是回歸到形上性的研究方法，亦即思維方式上來。

《周易》時代是人們追尋超感官的知識，或者超感官的道的時代，這當然就為中醫形成與發展，造就了時代和知識的基礎。當今這一時代，是人們被形下性的器包圍的時代，同時也是人們感官所及的形上性的天造之物依舊存在的時代。

所謂形下性的器包圍的時代，比如，人們衣著的華麗，展示出近一百多年來很少有過的空前繁榮的景象；人們食品之豐富多樣，已經令許多人嘗到了享用不盡的滿足感；人們住的高樓大廈、豪華別墅，是以往想像不到的；人們代步用的汽車、火車、輪船、飛機，是前人做夢也不會夢到的。至於家用電器的應有盡有，電腦更新換代的日新月異，更使當代人驚詫地沉浸在「無器不有」的陶醉之中。

但是冷靜下來想，所有這一切，其實統統都是形下性的器。即使是那些具有擬人功能的結構複雜的機器人，也沒有超越人造之器的範疇。究其根源，無非是人們從天造的原形之物裏，選擇性地取得了一部分形下性的原質，並以這些原質為材料，人為地製造出這樣一個「無器不有」的時代來，從而把人類包圍在其中。

所謂形上性的天造之物普遍存在的時代，指的是：從形上性的研究對象而言：人類所面對的宇宙天體沒有變，自然界四時氣候的狀態也沒有變；地球上的高山河流沒有變，面對的花鳥魚蟲也沒有變；人類生、長、壯、老、已的生命軌跡沒有變，男女「七七」、「八八」的生殖規律也沒有變；外在的陰陽寒熱、風雨晦暝沒有變，因風寒暑濕燥火而致的外感性疾病也沒有變；人類喜、怒、憂、思、悲、恐、驚的七情沒有變，因七情太過、不及所致的內傷雜病大體也沒有變；人們感官所及的脈、舌、色、證沒有變；由人們所概括的中醫學的基本原理不會變；中藥的四氣五味、升降浮沉的基本原則也不會變。其實只要地球不毀滅，這一切的存在就絕不可能變。

不過，身在形下之器包圍之中並為「無器不有」深感陶醉的人們，普遍疏遠了形上性的客觀存在，疏遠了形上性的思維方式，這倒是當代不容爭辯、不可忽視的事實。

中醫的百年困惑，就是最好的一個例證。因此本書討論中醫的形上特性，不能不注意到這一點。

本篇導讀的用意，就是希望人們在閱讀後面的文章時，對形上特性有一些大體的了解。

導讀之後，關於具體內容的編排順序，也儘量做到由淺入深，先易後難。

第一章選用 SARS 這一個近年的熱門話題為切入點，透過中醫與西醫防治 SARS 思路、方法的比較，使人們從中領悟中醫的形上特性。

第二章列舉了教學、臨床中一些常見的概念和常見的疾病，同樣透過鑑別與比較，以期加深對中醫形上特性的了解。

第三章著重以中西醫配合為題，對近代中醫學術定位及學術管理上以西醫的形下之理來解釋中醫形上之道的問題，進行了一些剖析。

第四章中的《論中醫學的形上特性》一節，應是本書的重點部分，集中討論中醫學之道的形上特性。循著先易後難的編排順序，經由前三章的鋪墊，也許對於這一章的理解，能夠有所裨益。

倘若有人願意先讀第四章之後再讀前面三章，先立足於中醫學之道，再走向中醫學之用，這當然也是一種極好的閱讀方法。

第一章

SARS 的形上特性

1840 年鴉片戰爭之後，中國出現了維新改良、勵精圖治的苗頭，也產生了自怨、自卑的情緒。半個多世紀後的「五四」運動，在請進西方「德先生」、「賽先生」的同時，又出現了「全面反傳統」、「砸爛孔家店」的浪潮。今天的世界上，大多數發達國家都是以自己的優秀傳統文化為基礎拾級而上，而中國的近代卻沒有為自己營造出各種文化多元並存、共同繁榮的和諧環境。在傳統與現代、本土與外來文化科學上，非自即彼的幼稚病和自毀傳統的劣根性，至今仍然沒有徹底清除。一個民族如果沒有文化心理的支撐，無疑是悲哀的民族。把近代貧窮、落後挨打的原因一味歸咎於歷史和祖宗，這其實是一百年來中華民族文化心理失去支撐的表現。

——摘自《中醫復興論》

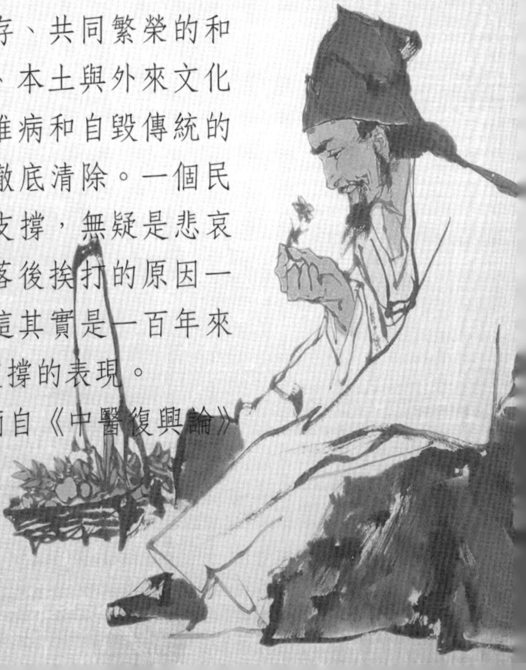

第一節

SARS 呼喚中醫崛起

發生在 2003 年春季的 SARS（即「嚴重急性呼吸窘迫綜合徵」之英文縮寫，習稱「非典型肺炎」），它對健康造成的威脅，對社會帶來的危害，曾令全世界為之恐懼。然而，它同時也對人類醫學展現出多方面的啟示。

2003 年 11 月 18 日在北京召開的「219 次香山科學會議」上，筆者見到鄧鐵濤老教授時，不約而同地說了一句：「SARS 讓中醫走出了谷底，出現了向上發展的好勢頭。」

2002 年的冬季，整個北半球普遍寒冷。北京地區更是遭遇 46 年不遇的嚴冬，降雪量大，持續低溫。而 2003 年又是干支甲子紀年的癸未之年，「主運」係「火運不及」。大寒節後，風木當令，時值陽氣生發之季。然而春寒太盛，陽氣生發不得，故令天氣忽冷忽熱，溫度大起大落，反覆無常。據筆者記錄，從大寒到穀雨前後，香港的天氣忽冷忽熱，出現大起大落的異常現象，反反覆覆達 5 次之多。在這種忽冷忽熱的春寒環境中，發生外感病的機會必多。

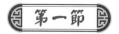

2003 年春節前後，耳聞廣東出現了一種流行性很強的奇怪肺炎。隨之反覆告誡家人和周圍朋友「冬傷於寒，春必病溫」、「冬不藏精，春必溫病」的道理，以及適寒溫之變，謹防春季外感的方法。

2003 年春節後不久，在廣州實習的香港學生們就頻頻傳來稱之為「非典型肺炎」的情況。與此同時，筆者在香港的門診中，也遇到多例患太陽病的外感病人。觀察其病情，與廣東「非典型肺炎」早期的臨床表現頗多相似。譬如頭痛、發熱、惡寒、一身疼痛、無汗、咳嗽等。推究其病機，亦多具有「外寒內熱」的共同特點。

反思其病機之由，既與火運不及，風氣當令，春寒太過，氣溫多變的自然環境有關，也與冬傷於寒、藏精受損，生發不足、熱鬱於內的體內環境有關。

細究其治療大法，抓住「外寒內熱」的病機，在辛溫發散、清熱宣透的基礎上，因人而異地靈活用藥，不失時機地從早治療，不論是 SARS 還是時令感冒，其實治療上都是一回事。當年 4 月 SARS 在內地爆發時，曾有「疑似症」之說。今天看來，「SARS 疑似症」與當年 2 月在香港治療的「太陽病」外感，也應是一回事。

因為 2003 年的 2～5 月，凡是 SARS 流行的地區，除了 SARS 及其「疑似症」以外，沒有其他季節性流行病和流行性感冒的事實，已經證明了這一點。

2003 年 3 月 13 日，香港出現了西醫診斷的第一例 SARS，香港立即陷入恐懼之中。在此之前，根據同學們提供的廣東 SARS 的情況，結合筆者在香港治療「太陽病」外感的體會，已於 3 月 12 日寫下了《中醫防治非典型肺炎的理性思考》一文。該文在香港浸會大學傳出後，立即引起了社會傳媒的高度關注。

3 月 18 日，香港私立的聖德肋撒醫院的一位病人，在主診醫生同意接受中醫治療的情況下，請筆者前往診治。服中藥兩劑後，熱退身涼、咳嗽減輕、咳痰減少、大便通暢。再服三劑後，其病即告癒。

所以從 3 月 13 日香港出現第一例 SARS 起，筆者即堅信：SARS 的出現是展現中醫優勢的時候，是讓世人重新認識中醫的時候，也是香港中醫的起步階段求之不得的絕好機會。於是 3 月 28 日筆者寫信給香港浸會大學吳清輝校長，希望以大學的名義組織相關同仁，在香港推動中醫參與 SARS 的預防和治療。全信內容如下：

我急切地希望能進駐香港的一家醫院，參與「非典型肺炎」的臨床救治。我亦深切企望由您的努力，達成此事。

本人從事中醫工作四十年餘。本人不贊成用西醫的學術思想解釋、改造中醫，長期致力於中西醫配合以提高臨床療效，服務患者的實踐。20 世紀六七十年代在山西工作期間，曾與當地一名西醫楊萬成先生臨床合作十二年，救治了許許多多急危重病人。八九十年代，與本部門一位頗有見地的西醫劉鐵林先生就共同關心的學術問題相互交流、共同啟迪，至今交往甚深，情同手足。因此，相信可以與香港西醫界的朋友們攜手合作，防治肺炎。我的願望也得到劉先生的理解和支持。

80 年代以來，本人在大陸一所中醫學術部門工作十五年之久，熟知大陸中醫學術狀況。老師和同行朋友遍及全國，在中醫學術上獲益良多。一個月來，追蹤非典型肺炎在廣州的發病情況，亦有一定的臨床體會。相信自己可以體現中醫治療特長，可望以第一流的臨床水準參與此次防治。

本人期望進駐一家醫院，服從醫院安排，與西醫相互合作，共同為患者（包括危重病人）的治療竭盡努力。在此期間，筆者所擔任的《傷寒論》教學，將採取錄音講授的方式進行，並如期完成。

若有幸參與中西醫結合的形式為防治非典型肺炎效力，

在取得必要的工作條件的前提下，謝絕一切額外酬勞。若在工作期間筆者不幸染病不治，只需將我的骨灰交給我的兒子李海勃便可。

本校中醫學院譚淑儀同學主動提出隨同我、協助我做一些醫侍方面的服務，以落實中醫的治療措施。

此項工作如能達成，我們將盡全力工作，並謝絕傳媒的報導，以免影響救治。

謹以此說明我的意見。期待您的消息。

這封信後，4 月初又致信香港特別行政區特首和醫管局一位負責人，在建議中西醫配合防治 SARS 的同時，亦說明筆者曾長期從事全國性學術組織與管理，有遴選大陸中醫臨床精英，做好 SARS 防治的條件和保證。

以上的信，筆者是在十分理性的情況下所寫的。除了四十年來對中醫理論與臨床的感受之外，更多的是對中西醫在外感病（流行病）防治上的理性比較。

第一，中醫是形上性的醫學，西醫的生物醫學是形下性的醫學。在外感病的防治上，中醫強調的是「多因素的相關性」，即重視天、地、人為整體的前提下，多種內在因素與多種外在因素相互作用下而發病的原理。西醫強調的是「單因素的決定性」，即把病毒、細菌等病源微生物，視為外感病決定性的發病根據。在單因素決定性的發病觀之下，人被簡單地視為病毒、細菌的入侵者。與此同時，人也就從外感病發生、發展、預防、治療關係中，被邊緣化了。

第二，西醫對病毒性疾病的治療，至今沒有特異性的有效藥物可用。SARS 治療中各地西醫的用藥不一，藥理、療效的評價也相差很大，甚至矛盾重重。在香港，持續使用超大劑量的利巴韋林和類固醇，不僅缺乏科學的依據，而且經驗層面的支持也十分有限。這種情況下的超大劑量用藥，簡直是無計可施的孤注一擲之舉。僅就以上兩點而言，不論從科學到經驗，還是從理論到臨床，真正的特長和優勢，其實都在中醫方面。如果不是甘願困守形下性西醫的局艱性，如果不是抱定排斥形上性中醫的偏見不肯放棄，那麼，中西醫配合應當是防治 SARS 的最佳選擇。然而這兩點「理性比較」，最終沒有為香港主流社會（包括醫學界）所理解。故令當年吳清輝校長親自帶頭、全力推進的「抗炎行動」，在香港收效甚微。

2003 年 4 月，可謂是灰色的 4 月。全世界患 SARS 的總人數為 8465 人，94% 的患者在中國。與世界其他國家和地區相比，中國獨具的醫學優勢，恰恰是因為有中醫。然而具有諷刺意味的是，在自己的故土遭受 SARS 肆虐的時候，中醫自身的遭遇，竟然是「潛龍勿用」——被邊緣於治療 SARS 的第一線之外。在此期間，世界衛生組織的來華官員雖然對 3 月份之前廣東中醫治療 SARS 的成功有所了解，但是他們來到中醫與西醫並列為主流醫學的中國工作，卻對中西醫配合防治 SARS 這一大事，同樣置若罔聞。

2003 年 4 月 24 日，在講授《傷寒論》的課堂上，高年級學生梁佑光、關家倫、陳海勇、邵益彰等人問到對當今 SARS 防治的看法時，筆者說：「歷史必將證明，在 SARS 防治中以西醫的劣勢排斥中醫優勢的做法，是人類醫學發展史上的又一次錯誤。」同時又補充道：「這一點如果今天不完全理解，就請你們在今後的醫療實踐中，認真觀察、逐步理解。」

面對學生們講話，筆者歷來是認真、負責的。因為形上性的中醫研究的，著重是「原形」的人；形下性的西醫研究的，著重是「原質」的人。這兩者不可通約，又不可或缺；必須相異而共存，配合以互補。

這是形上性與形下性兩種醫學的本質特性所決定的，與人的意志和感情無關。如果人們能夠如此認識中醫和西醫的關係，自然不會以形下性醫學的劣勢來排斥形上性醫學的優勢。只要中醫在香港健康發展，後繼有人，這種臨危無策的局面相信不會重演。

2003 年 8 月 14 日，在香港嚴重急性呼吸系統綜合徵專家委員會召集的香港「醫護界團體討論大會」上，對世界衛生組織有關部門在預防 SARS 過程中「近代科學主義」的做法，以及與本組織第 56 屆大會上通過的《世界衛生組織傳統醫學戰略》精神相違背的行為，筆者在發言中提出：「世界衛生組織有關部門應當就此問題向全世界醫學界做出檢討，並特別向中國、尤其是中國的中醫界做出道歉。」這一發言，當天透過電郵，同時傳到世界衛生組織。

因為 2003 年 5 月，在第 56 屆世界衛生大會上通過的《世界衛生組織傳統醫學戰略》中闡明：支持使用傳統醫學，並根據本國情況將其納入國家衛生保健系統。所以世界衛生組織派工作人員到兩種主流醫學並存的中國來工作，不應忽視中國醫療架構的實際情況，更不應在中、西醫兩種醫學並重的政策環境下，堅持近代科學主義，「重西而輕中」。

在經歷 SARS 肆虐的過程中，有許多耐人尋味的事實。

第一，正當 SARS 在中國北方爆發而狂獗不已的時候，2003 年 5 月 8 日，中國政府及時做出了中醫參與 SARS 防治的決定。這一決定，很快扭轉了 SARS 防治的被動局面。到 5 月 20 日，發病迅速得到控制，臨床療效明顯提高，死亡人數大幅度下降。5 月 20 日以後，SARS 防治進入了尾聲。

第二，廣東從一開始即採取了中西醫配合的預防和治療，死亡率僅 3.6%，為 SARS 高發區之最低。其中，廣州中醫藥大學收治的 45 位 SARS 病人，取得了病人 0 死亡，醫護人員 0 感染的效果。這些事實，雄辯地證明了中醫防治的突出優勢。

第三，香港在 SARS 高發期，全面拒絕中醫參與治療。結果，死亡率高達 17%，為 SARS 高發區之最高。與近在毗鄰的廣東省的防治效果，形成了鮮明對照。

把上述事實來看，不能不使人感到，這場重點發生在中國文化圈的 SARS，或許正是對國人文化科學觀的特別啟示。SARS 明確地告訴我們：人類需要中醫，醫學這一科學領域裏不能缺少中醫；中國的中醫不能消亡，而且必須復興。因此可以說，SARS 在呼喚中醫的崛起，這一點，相信是毫無疑意的！

第二節

SARS 流行的中醫思考

2003 年春節才過，廣州發生了一場 SARS。廣州市內板藍根沖劑哄搶一空，食用的白醋驟然脫銷，人們爭著帶起口罩，許多人家足不出戶，醫院被視為高危傳染區，連值班的醫生也為之忐忑不安，加之各方傳媒連番報到，一時，全城如臨大敵，人心惶惶。

據 2 月 12 日發病高峰時的各方報導，從 2 月 7 日起，該地區發病者 300 餘人，10 餘人在發病後因肺炎以及其他繼發病而死亡。發病時患者自覺惡寒、發熱、一身皮肉疼痛、無汗、口乾等，無明顯咳嗽和胸痛表現，只是從 X 光胸片檢查中可見肺部炎性改變。這些表現與中醫《傷寒論》和《溫病學》講的外感病早期的脈證相似，與西醫上常見的病毒性感冒也無多大差異。從發病高峰期後，患病人數日趨下降，前後歷時 3 週左右。

當時，香港浸會大學中醫藥學院首屆大學生正在廣東省中醫院做畢業實習。學生電郵頻頻傳來，徵詢和討論 SARS 的預防和治療。儘管香港當時還沒有出現 SARS，但在一橋相隔的廣東，已經預示了香港出現 SARS 時，中醫應對的大體思路與方法。下面這一篇文字，是 2003 年 3 月 11 日回答學生徵詢、討論時的小結。以後的實踐表明，這些形上性的中醫理論原則，與香港出現 SARS 時的防治思路和方法，是完全吻合的。其實，歷史上的每一次流行性傳染病的出現，中醫都可以對其做到提前的預示，並做出大體的防治預案。這當然也是天人相應的形上性醫學的基本特性，在流行性傳染病防治上的基本特點之一。

一、外感疾病流行，必須先知天時

「天人相應」、「天人合一」是中醫首要的醫學觀念，在外感上，尤其不可忽視。

第一，二十四節氣中的「冬至」，為「陰盡陽生」之時，是自然界四時氣候一年一更復的過程中，陽氣由衰極開始復生的轉折點。《素問・脈要精微論》說：「是故冬至四十五日（即立春節），陽氣微上，陰氣微下。」《金匱要略》的說法是：「冬至之後，甲子夜半（即「雨水節」）少陽起。少陽之時陽始生，天得溫和。」「立春」，標誌著是春三月之始。中醫認為，春三月為陽氣生發之時；春三月風氣當令，氣候往往「善行而數變」。況且，此時人體的陽氣逐漸轉旺，自然界的氣候也由寒轉溫，所以內外相合，則春季的外感病常多為風溫或者春溫。

第二，當年的「春節」是2月1日，恰在「立春」的前幾日。春節期間大陸放長假，人們往往奔忙於走親訪友、涉外旅遊，或者多進膏粱厚味、暴飲暴食，這就易造成體內「積濕留熱」。《黃帝內經》所謂「陽氣者，煩勞則張」，「膏粱之變，足生大疔」，即是此意。這種情況，恰與春季的時令氣候相合，不免會給人造成一種體內「陽熱偏旺」之勢。

第三，前一年的冬季，整個北半球天氣嚴寒，是十多年來少有的。不同的是，中國北方大雪連綿，南方卻寒涼而少雨。直到立春之後，廣東沿海一帶依舊寒氣不退。儘管冬至之後近兩個月了，不見「天得溫和」——春三月的溫和之氣，依然「至而不至」。

春三月，風氣當令，陽氣欲升。這一時令的大趨勢反為寒邪所蔽，則使陽氣欲升而不能升。於是，兩相交爭，故天氣忽冷忽熱，反覆無常。這就大大增加了廣東沿海一帶當年春天發生外感病流行的機會。

加之人們濕熱留積於內，而且隨著時令的變化，身居南方之人已經處在了「腠理開洩」之時，於是感受外寒為病時，很可能出現「外寒內熱」的病機特點。

所以，按照中醫「天人相應」的觀念和「機發於病先」的道理，這次外感病流行及其特點，在發病之前是應當有所估計的，甚至可以向民眾做出預報而提早做好自我預防的。

二、知時求己，陰平陽秘，是預防之本

人類的健康受兩方面規律的支配。其一是自然界的大規律。其二是自身有機整體的生存規律。在自然氣候反常的情況下，加強自我保護，維持自身機能的平衡、穩定，中醫認為這正是「天人相應」思想在預防外感病上的真正體現。

此次 SARS 在廣州發病，罹患者數百人，占廣州總人口的 1‰ 以下。即使從「醫務工作者罹患較多」這一點來看，也談不上大流行。

這種非典型病毒所致的肺炎，當然不容忽視，而且在西醫尚無特異性藥物可用的情況下，從「陰平陽秘」的觀點出發而防病於未然，則顯得更為重要。

應當注意到，廣州 SARS 發病過程中，倖免者占 99.9% 以上。絕大多數人可以抗病於外的這一事實，已經充分說明人體自我防病抗病的內在能力，是起決定性作用的。這與西醫關於病毒免疫學的觀點頗為相近。在目前尚缺乏針對病毒的特異性治療藥物的前提下，民眾採取的各種藥物預防的措施，其作用當然是有限的，甚至可以說是安慰性的。所以，使人體保持中醫意義上的「陰平陽秘」的健康狀態，以提高自我防病抗病的能力，是不可忽視的，而且關鍵還在於每一

個人自身如何去做。

中醫常說：「邪之所湊，其氣必虛。」這一個「虛」字，有兩層含義，為使身體不虛，也要注意兩個方面。

其一，指人的五臟六腑、氣血陰陽旺盛，而且保持著動態平衡的健康水準。

其二，指一個人有較強的與天地（自然）相應的意識，他每時都不曾忽視「節飲食、慎起居、適寒溫」的養生原則，不因為對外界或各方面生活因素的疏忽，而給病邪的入侵留下乘虛而入的空隙。

這在外感病流行時，則更為關鍵。

針對上述「外寒內熱」的發病特點，要求人們做到：「節飲食」——少吃膏粱厚味之品，不使體內「積濕留熱」太過；「慎起居」——注意勞逸適度，勿使正氣耗傷太多，或使陽氣煩勞太甚；「適寒溫」——注意氣候冷熱變化而隨時增減衣服，並保持居室空氣流通，寒溫適度。這就在很大程度上，杜絕了病邪乘虛而入的空隙。

至於素體虛弱、多病之人，當然應有更強的自我保護意識才好。如此，不論男女老幼，即使在自身健康水準偏低的情況下，只要做到人的自身以及人與自然環境之間的平衡、協調，都是可以預防 SARS 於未然的。

人人都應當按照中醫的思想，採取主動，做好自我預防，把自己穩定在 99.9% 以上的健康人群之中。為什麼要把自己作為藥物的奴隸，連預防疾病也要完全依賴於藥物呢？當然，在尚無預防病毒的特異性藥物的情況下，醫學界更應做好科學普及工作。尤其要把中醫「天人相應」的思想介紹給民眾，並科學地引導民眾做好自身的保護性調節。

另外，中醫非常重視病人大便、小便的通調與否。對於一個相對健康的人來說，每天保持大、小便通暢，在很大程度上就意味著自身的新陳代謝基本正常。基於「外寒內熱」的病機特點，大量地飲用白開水，以使體內的積濕留熱及時排出體外，是重要的措施之一。從這個意義上說，白開水才是最好的預防藥品。

在中醫看來，病毒固然可怕，但是病毒也害怕人。只要人能夠做到自身的「陰平陽秘」，尤其在自然環境異常的情況下更能多一些這方面的意識和方法，就完全可以使病毒降伏於人的手下，做到防病於未然。

三、應當發揮中醫辨證論治的臨床優勢

中醫強調辨證論治，其核心是：治病要因人、因時、因地制宜，注重疾病在不同人身上、不同病程階段的個體化特點。也就是說，在重視自然界大規律的前提下，對疾病做到個體化的具體治療。

廣州發現 SARS 之初，多種傳媒中講：中醫認為該病屬「伏暑」，主張用「千金葦莖湯」來治療。這個說法不符合中醫辨證論治的理論與實踐。

清代溫病學家吳鞠通的《溫病條辨》中指出：「長夏受暑，過長而發者名曰伏暑。霜未見而發者少輕，霜既降而發者較重，冬日發者尤重。」可見，伏暑的發病季節在當年的霜降節前後，再晚也只能在當年的冬季，而不會潛伏到第二年的春季，才發為伏暑。況且吳鞠通還說：「暑必兼濕。偏暑之熱者為暑溫，多手太陰證而宜清；偏暑之濕者為濕溫，多足太陰證而宜溫。」

千金葦莖湯屬甘寒清肅的方劑，主要用於肺癰的潰膿期，或者肺熱兼陰虛諸證，絕非暑熱或暑濕情況下所可用。

廣州 SARS 發病前後的一個多月裏，香港流行性感冒一直不斷。由於兩地處於相近的地理位置和相似的氣候環境，所以這一時期的流行性感冒，「外寒內熱」的病機特點也十分突出。抓住這一病機特點，然後因人、因時而異，就可以綱目分明，治療自如了。筆者在這一階段的臨床中，常在小柴胡湯的基礎上加減化裁，療效滿意。

春季為陽氣生發之時，少陽當令。處於生發的少陽之氣，雖然被外寒所蔽而發病，但不必像冬季大寒那樣，用「辛溫重劑」的大青龍湯、麻黃湯去開腠發汗。只需要因時制宜，疏利其少陽樞機，則可以收到陽氣自通而外寒自除的效果。小柴胡湯中有黃芩清內鬱之熱，樞機通利，邪熱也就自有出路。所以，治療這一時期的「外寒內熱」，臨床中選用小柴胡湯為代表方劑，其道理就在這裏。

在這一思路下，結合中醫五臟相關和氣血陰陽轉化的一般模式，從臨床辨證論治的角度講，其選方用藥大體框架是：

第一，輕型。若外寒偏重，表閉為甚者，用桂枝麻黃各半湯；若兼內熱者，用桂枝麻黃各半湯去桂枝加柴胡、黃芩。

第二，普通型。即典型的「外寒內熱」表現者，一般以柴胡桂枝湯去人參加葛根；若內熱偏重者，則於前方中再減桂枝加生石膏、蟬蛻、僵蠶等。

另外，對有明顯咳嗽、吐痰的病人，若有白痰者，用小柴胡湯加茯苓、杏仁、葛根等；若兼咳嗽、咳痰不爽者，用小柴胡湯去人參合麻杏石甘湯；若咳嗽、痰黃黏、咯之不易出者，則於前方中酌加入小陷胸湯。若大便不爽，再添大黃少許以通大腸之氣，利肺藏之壅。

2003 年 3 月上旬，在廣州畢業實習的浸會大學中醫藥學院的學生們，帶回了廣東省中醫院治療 SARS 的方案，其思路和用藥與這一時期筆者在香港治療流行性感冒的原則、方法，大體是一致的。這也表明在相鄰地區、相近氣候條件下，外感時令病在發病機制上的相似性。至於西醫講的 SARS，還是流行性感冒，對中醫運用辨證論治原則治療時令病、流行病來說，其實並不重要。

四、病毒、解毒、毒性，概念不可混淆

廣州出現 SARS 之後，民眾競相搶購板藍根沖劑。因為傳聞該沖劑可以抗病毒或者預防病毒性感染，而民眾並不知道「病毒」、「解毒」這些概念是什麼含義。

板藍根蜚聲國內，始於「文革」時的「中草藥群眾運動」。當時，面對西醫治療病毒性疾病的難題，板藍根以及板藍根為主的種種劑型，則在「運動」中應運而生。至今四十年過去，板藍根沖劑在一次次的宣傳聲中一次次地「走紅」，其商品的經濟效益，頗令人垂涎。

但是，不論它因為「量小而無效」、或因為「無效而安全」，或因為「安全而視為安慰」……這一切，都值得今天的人們以實事求是的科學態度，從醫藥商品的嚴肅性、聖潔性出發，認真加以慎思。

「病毒」是西醫學術體系的概念。如果板藍根沖劑有抗病毒的作用，則該藥的說明書就應當按照西藥的標準，說

明其化學成分、化學結構、抗病毒的作用機理（藥理）、適用症以及禁忌症等。如果說該藥是中成藥，則應當按照中成藥的標準，在說明該藥配方、製作工藝的同時，準確指明其針對中醫病機意義上的功效和適用範圍等。

然而長期以來，板藍根沖劑的說明書卻是一張表面上亦中亦西，實際上非中非西的說明書——把西醫的病毒之毒和中醫的解毒之毒混淆在一起了。

關於「毒」字，在中醫裏有兩種含義。

其一是指邪氣。中醫把對人體有害的因素或者自身的病理性原因，常稱之為邪或者毒，如熱毒、濕毒、疫毒等。

其二是藥物的功效。比如在藥物功效分類的基礎上，按照藥物的作用強弱，又有大毒、中毒、小毒之說。《黃帝內經》關於「大毒治病十去其六，常毒治病十去其七，小毒治病十去其八，無毒治病十去其九，穀肉果菜，食養盡之，無使過之，傷其正也」，即是其例。

所以，習慣上把中醫治病，稱作「以毒攻毒」。後一個毒字，指中藥的功效，前一個毒字，指致病的邪毒。兩者含義各異，不可混淆。

但是，不遵照中醫辨證論治的原則而使用中藥，同一種藥物往往因為使用不當，便有可能變成對身體有害的「毒性作用」了。這個「毒性」當然與中醫無關——不僅不是中醫學的責任，而且亂用中藥歷來是中醫們極力反對的。

西醫講的「病毒」，是指由體外而來的導致疾病的病源微生物。病毒之所以可以進入人體而為病，往往與一個人免疫系統的機能有很大關係。

由於對病毒的認識和控制尚在研究、探索之中，目前尚缺乏理想的、特異的藥物可用。所以這一課題一直是現代醫學面臨的一個研究重點。

人所共知，科學來源於經驗，但是經驗不等於科學；經驗是初步的、個別的認識，科學的認識才俱有普遍性的價值。板藍根在中藥裏屬於清熱解毒類，它只對中醫所講的熱毒有療效，但是對於中醫所講的濕毒、寒毒所致之病，板藍根就不相宜了。

疫毒為病，也有「寒濕疫」、「暑燥疫」之分，中醫也沒有不加區分的一概使用板藍根。這些舉例，是中醫對板藍根藥性、功效科學認識的一點說明。如果把板藍根或以其為主的制劑用在某一種病毒性疾病中，而且臨床證明療效滿意，這對西醫來說還只是經驗性的。

經驗是不能納入科學體系的，必須經過進一步研究，取得西醫的藥理學一系列指標認可之後，才能像青蒿素那樣，成為西醫的一種新的西藥。不過還需要強調，即使到這個時候，中藥的板藍根和從板藍根中提取有效成分的新的西藥，在中、西醫兩個醫學體系中的科學含義，仍然各不相同、不能互相代替。

由此使人聯想到以「中藥西藥化」為主流的「中藥現代化」浪潮。如果使中藥脫離了中醫的科學體系，變為西醫手裏一種經驗性的藥物時，其結果只能是以丟掉中醫中藥為代價，為西醫換取經驗水準上的藥物。如果像「非中非西」的板藍根沖劑一樣，而且有一天被人們以科學的智慧明察其究竟，連「安慰劑」的地位也喪失時，這種「中藥現代化」，該走向何處去呢？

應當明白，在科學面前，「是就說是，非就說非」，不容許偷換概念，更沒有「擦邊球」可打。

第三節

採取主動預防肺炎

2003 年 3 月 12 日，第一例 SARS 的發病在香港出現之後，發病人數呈暴發勢，急劇攀升。對此，引起了世界衛生組織的高度關切。如何採取主動，預防 SARS 的蔓延呢？這裏需要從形上性中醫理論原則出發，簡明扼要地表明中醫的觀點或看法，以利於民眾的理解與採納。

一、病毒面前，以人為本

3 月 14 日，香港幾家報紙報導了筆者就當前的流行感冒 SARS，在中醫上的一些看法。廣州非典型肺炎發病過程中，倖免者占 99.9%以上，這事實已經充分說明，人體自我防病抗病的內在能力，是起決定作用的。這也體現了中醫「邪之所湊，其氣必虛，正氣存內，邪不可干」的理論。

當前，另一方面的事實是，從現代醫學（即西醫）上，至今尚未查明病源。不過可以預見，即使西醫查明致病的病毒，也不等於找到了防病的特異性方法。更何況當今西醫在各類病毒性疾病治療上，一直沒有發現令西醫自己滿意的特異性藥物可用。

必須看到，西醫在傳染病的防治上，基本是「外因決定論」的理論與方法。因此就應當中、西醫合作，充分發揮中醫在防治外感性疾病方面的特長與優勢。

從中醫的觀點來講，病毒是可怕的，但是病毒也害怕人。一個「陰平陽秘」的人感染細菌、病毒之後，完全可以將這些致病因子在體內免疫掉，而不至於發生傳染病。所以在傳染病流行過程中，只要每個人都能在「天人相應」的前提下保持「陰平陽秘」的正常狀態，就可以做到防病於未然。所謂採取主動預防非典型肺炎，就是人人重視「陰平陽秘」，使自己的身體穩定在 99.9%以上的健康人群之列。這是中醫的基本原則與方法。

二、自我調節、以正禦邪

使人體保持「陰平陽秘」的健康狀態，就是中醫所講的「正氣旺盛」的狀態。對於當前發生的非典型肺炎，應注意從以下幾個方面做好自我調節。

(1) 節飲食——少吃膏粱厚味之品，不使體內「積濕留熱」太過。

(2) 慎起居——注意勞逸適度，勿使正氣耗傷太多，或使陽氣煩勞太甚，但也要注意適度的體育活動。

(3) 適寒溫——注意氣候冷熱變化而隨時增減衣服，並保持居室空氣流通，寒溫適度。

(4) 多飲水——大量地飲用白開水，使體內的「積濕留熱」及時的排出體外，是重要的措施之一。

(5) 調二便——對於一個相對健康的人來說，每天保持大、小便通暢，在很大程度上就意味著自身新陳代謝的基本正常。

三、勿溫補、宜清涼

人參、鹿茸、黃耆、當歸等溫補的中藥，固然有良好的補虛效果，但是人體之虛，有陰虛、陽虛、氣虛、血虛之異。據廣州中醫治療非典型肺炎的報導，該病多為內熱偏重，故溫補之藥，此時不宜。以下食療方法，可供參考。

(1) 綠豆蘿卜粥：綠豆、蘿蔔清養肺胃，蘿蔔通利肺胃之氣，也可加入大米，一起熬粥吃。

(2) 雪梨冰糖飲：用雪梨、冰糖、馬薺、蘆根、白茅根各適量，煎水，每日當飲料用 2～3 次。

(3) 柴葛杏竹湯：用柴胡 3 錢、葛根 8 錢、杏仁 3 錢、竹葉 2 錢，上 4 味煲湯 2 碗，只用於有輕微感冒不適之人，早晚各服 1 碗。若有明顯發熱惡寒，則應速看大夫。

3 月 19 日，香港《大公報》將中醫這一理論與方法公開刊登之後，中醫預防 SARS 的這些常識，迅速在國內外網頁上盛傳。影響波及歐美諸國，很好的社會效應。

第四節

初期 SARS 中醫治療獨具優勢

驟然而來的 SARS（非典型肺炎）在發病之初，由於國際間的西醫對其病原病毒尚沒有統一的認識，而且該病起病急驟、傳染性強、病情危重，所以西醫往往一開始，便孤注一擲地使用大劑量的抗病毒藥物與腎上腺皮質激素制劑，以求迅速控制病情。然而，由此帶來嚴重的毒副作用猶如雪上加霜，使國際間對 SARS 的治療越來越感到棘手。這就使西醫預防與治療 SARS，蒙上了一層厚厚的陰影。

與西醫不同，中醫防治流行性傳染病，十分講究「帥明將眾」。意思是：一場季節性傳染病降臨到一個地域之後，只要有一兩位理論造詣深厚，臨床辨證思路清晰的「領軍人物」率先向大家闡明「敵情」及其治療原則之後，眾將群起而上，病情即可迅速、有效地得到控制。這在「病毒面前，以人為本」的中醫理論原則而言，對中國數千年防治「疫病」實踐而言，「帥明將眾」，實乃無可懷疑的經驗之談。在此基礎上，抓住 SARS 的早期治療，不僅有重要的戰略意義，而且有具體的治療優勢。

一、病程特點，不容忽視

第一，從 SARS 的病情和發病過程看，屬於中醫外感溫熱病的範疇。該病初起所表現的全身乏力、頭痛、高燒、無汗、肌肉酸痛、關節疼痛、惡寒甚至寒戰等。這與中醫外感熱病中的表證完全相同。所謂表證，用《傷寒論》的說法叫太陽病，為六經病的初始階段；用《溫病學》的說法叫衛分證，或者上焦證，也是外感病初起的第一關。

初始階段主要的病機特點是「邪氣實而正氣不虛」，病機的趨勢向外、向表、向上，治療起來相對容易得多。

第二，SARS 主要強調了高燒持續不退的情況下，進一步出現的喘急、胸悶、煩躁、呼吸極度困難，以及 X 光胸片呈大面積肺組織損害等一組症候群。所以英文的 SARS，就是「嚴重」、「急性」、「呼吸系統」、「窘迫綜合徵」這四個詞的縮寫。這一病名如西醫「外因決定論」、「以病毒為本」的觀念，它只強調了病情的特點，卻忽視了病程的概念，忽視了疾病由輕到重過程中的前後因果關係。

從中醫的病程概念上看，既然表證在大面積肺組織損害之前，那麼中醫就完全有理由說，表證是肺炎的前奏。依據此理，臨床上如能首先治癒表證，那就可以有效地阻斷肺部組織的大面積損害。

第三，SARS 是西醫驟然遇到的新課題。對於西醫的病原病毒、傳播途徑、易感人群、發病機理、特異性預防和治療來說，西醫無疑是「以病毒為本」的醫學觀所面對的老大難問題。可以肯定，這些老大難問題決不可能在 SARS 的朝夕之間，取得滿意的研究成果。所以在治病救人的迫切現實面前，我們只能擇其善而從之。從病程演變過程上著眼，於肺組織大面積損害之前著手，發揮中醫的優勢，參與 SARS 的治療，不僅是重要的，而且也是必須的。

二、抓住三陽，治在太陽

第一，在中醫發展史上，備受推崇的中醫「四大經典」中，《傷寒論》和《溫病學》占了其中的一半。《傷寒論》從「內外因相互作用而為病」的觀念出發，以「邪正消長關係」為著眼點，透過望、聞、問、切四診，把外感病過程中表現在人身整體層次上的全部病理狀態，作為判斷疾病病因病機的依據，將疾病分為「太陽、陽明、少陽、太陰、少陰、厥陰」六個不同的病機類型和病程階段。

這就從研究對象入手，從「以人為本」的高度上，擺脫了片面的「以病毒為本」的「外因決定論」觀念的局限性。為全面、真實、可靠地把握病人在疾病過程中病機不斷演變的軌跡，奠定了堅實的理論基礎。

在上述六個不同的病機類型和病程階段中，「三陽病」為人體正氣旺盛，與邪正相爭的階段；「三陰病」為人體正氣已虛，正不勝邪的階段。故前人常說：「三陽易治，三陰難療」。而且《傷寒論》六經辨證，內容之豐富，習稱三百九十八法，一百一十三方。從理論到臨床，完整地體現了理、法、方、藥，一脈相承的中醫外感病學的科學體系。

後世溫病學家葉天士、吳鞠通、薛生白、王孟英等人在《傷寒論》的基礎上，進一步完善了中醫外感病學的理論，提出了「衛、氣、營、血」和「三焦」的病機演變的學說，而且大大地豐富了外感溫熱病的治療原則和方法。從而使中醫外感病學的科學體系更加成熟。

第二，如前所述，SARS 一般起病於太陽表證。其急性、嚴重性的特點，相當於《傷寒論》中的「太陽陽明合病」、「太陽少陽合病」、「三陽合病」、「太陽少陽並病」、「陽明直中」等類型。

從溫病學來看，則相當於習慣所說的「伏氣溫病」、「衛氣同病」、「衛營同病」、「氣血兩燔」等。這也是對其急性、嚴重性的另一寫照。可見，SARS 的臨床特點，中醫經典著作早已有完整、成熟的理論與臨床總結了。

第三，《傷寒論》和《溫病學》中「三陽」或「衛、氣」階段的方劑與藥物，至今仍在臨床上廣泛使用。如大青龍湯、越婢湯、柴胡桂枝湯、麻杏石甘湯、小柴胡湯、大柴胡湯、黃芩湯、葛根湯、葛根芩連湯、白虎湯、承氣湯、銀翹散、桑菊飲、小陷胸湯、梔子豉湯、升降散、雙解散、玉女煎、涼膈散、清瘟敗毒飲、竹葉石膏湯等。

所以，在 SARS 治療中，只要掌握好中醫辨證論治的原則，並做到「抓住三陽、治在太陽」，就能把疾病治癒在初期階段，一舉阻斷疾病的進一步惡化，從而有效地防止出現大面積肺部組織的損害。

香港 SARS 猖獗的數月裏，筆者在這方面有深刻的理論思考和廣泛的臨床體會，此不贅述。

第四，近半個世紀裏，中醫治療病毒性疾病的成功事例很多。比如，腺病毒肺炎、病毒性腦炎、各類型肝炎等。

20 世紀 50 年代，河北省石家莊日本腦炎暴發。中國中醫研究院以劉志明教授為首的一個小分隊進入病區後，經過仔細診察，探明了病機之後，採用有效的方藥，一舉征服了該病的流行。當時他們所依據的理論原則和治療方法，即源於《傷寒論》和《溫病學》。劉教授的這一成功，中醫界至今記憶猶新。

第五，「以病毒為本」，是西醫治療 SARS 的基本思路。雖然西醫對該病的病程有初期、中期、後期，或者早期、中期、後期等不同分期，但是抗病毒、抗炎的主體藥物，如利巴韋林、類固醇、免疫球蛋白 M、干擾素、血清制劑等，往往不按分期分別治療，而是從頭到尾，藥物組合不變，藥物用量也不變。

若從中醫辨證論治的原則來看，這種分型似有分期之說法，但無分期治療之區別，實質上仍然是沒有病程分期。當然，西醫的輸液療法、營養支持療法、各種對症療法以及急救搶救措施是十分必要，無可非議的。

但是與中醫「以人為本」，重視內外因相互作用下的邪正消長關係，強調辨證論治，強調「整體性綜合調節」的疾病觀、治療觀相比，西醫「以病毒為本」的治療思路，顯然有其明顯的局限性。廣州中醫藥大學一附院中西醫配合治療 SARS 共 45 例，沒有 1 例病人死亡，沒有 1 位醫護人員被感染，而且退熱快、療程短。這一效果，也證明了中醫防治 SARS 的明顯優勢。

三、中西配合，優勢互補

第一，SARS 的病程演變特點，顯示出中醫具有很大的治療空間。謂「有一分惡寒，即有一分表證」。從發熱、寒戰、一身酸痛的太陽表證入手，「抓住三陽，治在太陽」，因勢利導地運用好發汗解表之法，就可令病邪從汗、從表而解，從而將 SARS 治癒在大面積肺部組織損害之前。

第二，SARS 在中期和重期階段，只要病人的肝、腎功能無明顯不足，則應當中西醫相互合作，學術上相互配合，實施中西醫兩法綜合治療，以最大限度地降低臨床死亡率。

第三，從整體上看，全世界在 SARS 的治療上，還處於倉促上陣、急於應付、不斷探索的狀態之中。中國的中西醫如能做到取長補短、相互配合，並在配合中不斷交流切磋，有可能在該病的防治上走出一條新路，為世界做出表樣，總結出經驗。

第四，中國是中醫的故鄉，充分發揮中醫的優勢，提高非 SARS 的防治效果，是擺在中醫面前的一場硬仗。如果取得成效，對於世界認識中國人民和中國文化，對於促進人類醫學的發展，推進中醫藥走向世界，都將產生深遠的影響。

第五節

關於 SARS 的反思及啓示

2003 年 8 月，由香港政府出面邀請了十多位世界知名的醫學專家，組成了「嚴重急性呼吸道窘迫綜合徵（SARS）專家委員會」，對香港防治 SARS 的工作做了總結檢討。8 月 14 日，筆者應邀出席了該專家委員會組織的「香港醫護界團體討論大會」，並發了言。下邊的這些反思與啟示，就是筆者發言的全文。

一、SARS 防治中的「近代科學主義」的問題

1｜近代科學主義在醫學領域的含義

今年春季突如其來、悄然而逝的 SARS，在西醫（即西醫、西藥學）來說是新課題，在中醫（即中醫藥學）來說卻是老問題。西醫在流行病、傳染病方面有顯而易見的「外因決定論」傾向，對病毒性疾病也必然是「以病毒為本」。而引發 SARS 的變異冠狀病毒過去未曾見過，也便因其新，無所知，無所措，而驚恐有加。

中醫則認為，所有的外感病都是「內因和外因相互作用的結果」；而且既強調「天人相應」，更強調「以人為本」。在這些思想下形成的中醫外感病辨證論治體系，已經成功地經受了近兩千年的實踐檢驗。

香港在 SARS 防治過程中的主要問題，是醫學界受「近代科學主義」的影響太深。這也是世界範圍內在 SARS 的防

治上，存在失誤的一個共同問題。

「近代科學主義」，即以近代物理學、化學的觀念和方法，作為衡量一切科學是非的至上信條或唯一標準。在這一問題上，西方社會對其提出質疑和批評，已經有差不多一百年的歷史了。

西醫在近代的迅速發展，得濟於近代物理學、化學等方面的成果。西方人都知道：上帝創造了天地萬物，最後才按照自己的肖像創造了人，並把萬物交給人來管理。所以人的地位高於萬物，也比萬物更趨於完善。西方人也知道：亞里斯多德把「人」定義為「理性動物」。這種具有理性思維的，因自身新陳代謝能力而活著的，而且可以活動的「物」，遠比生物界、非生物界的其他任何物都要複雜得多。

長期被「近代科學主義」所陶醉的人應該知道：人可以用物理學、化學的方法對自然界之物分解後再組裝，還原後再化合，製造出包括機器人在內的五彩繽紛的新產品；但人類至今不能製造生物界的任何一種生命，更不必說人類。人類在生物（包括醫學）領域遇到的同一類難題是，人可以拆開細胞、拆開基因，卻創造不出一個活的基因，更組合不出一個活的細胞。中國人當然更應該知道：人是萬物之靈，人與天、地，並列為「三才」。如果物理學、化學不能解釋天、地間（自然界）的一切事物，那就肯定不可能解釋和駕馭與人生命相關聯的更複雜的一切。正因為如此，也為中醫學乃至世界上其他傳統醫學的存在，自然而然地留下了無可取代的空間。

其實，不需要再做論證已經足以說明，在整個人類醫學科學裏，中醫和西醫都只是、也只能是其中的一個組成部分，或者其中的一個分枝——誰也不要自認為是人類醫學科學的全部或者代表。所以，用近代西醫生物醫學的觀念和方法，作為衡量中醫學是非的至上信條或唯一標準，就是我們今天在這裏所要指出的「近代科學主義」的錯誤觀點。

儘管中醫在自己的本土上受「近代科學主義」的干擾為時已久，但國際間與中醫的交流不深，時間也不長。所以中醫的苦衷，國際間未必能真正理解。

值得指出的是，國際上至今習慣認為，西醫是世界上的主流醫學。而對西醫自身的「近代科學主義」，國際上至今被習慣所迷惑，因此缺少必要的反思和自覺。

直到全世界共同面對 SARS 的今天，才讓世人初步感覺到，人類醫學領域裏的「近代科學主義」不但困擾著中醫，同樣困擾著西醫，而且已經成為影響國際間中西醫交流、合作的一個重要問題。

中醫和西醫是兩個概念、範疇不同的醫學科學體系。站在中醫角度來講，我們主張臨床上「中西醫配合」，為提高療效而共同努力。但我們反對「近代科學主義」，反對「重西輕中」，反對「以西代中」，反對「中西醫結合」名義下的「中醫西醫化」，以及一切排斥、歧視中醫科學價值的態度和做法。

2｜近代科學主義在 SARS 防治中的表現

香港在防治 SARS 中的「近代科學主義」問題，主要表現在以下四個方面：

第一，世界衛生組織有關部門在實施、指引 SARS 預防中，把「近代科學主義」擴大化、國際化了。

中國的《憲法》中明確規定，「發展現代醫藥和我國傳統醫藥」；中國的衛生工作方針也相應規定，要「中西醫並重」。在中國，中醫與西醫處於同等重要的地位，是並列的兩種主流醫學；中醫與西醫共同承擔著國民的防病治病任務。世界衛生組織的官員來到一個主權國家辦事，上述情況，是不能忽視的。

2003 年 5 月在第 56 屆世界衛生大會上透過的《世界衛生組織傳統醫學戰略》中指出：支持使用傳統醫學，並根據本國情況將其納入國家衛生保健系統。中國的中醫學在世界傳統醫學中，其理論體系最完整，歷史最悠久，治療方法最豐富，實踐效果最好。所以在中國，把中西醫並列為主流醫學是理所當然的。

按照上述《戰略》的精神，中國的中醫應當受到世界衛生組織的支持、鼓勵，應當受到尊重。同理，中國的醫療模式也應當受到世界衛生組織的肯定，應當受到稱贊和維護。而世界衛生組織有關部門在中國實施和指引防治 SARS 的過程中，違背了《戰略》的精神，陷入了「近代科學主義」。當事人完全以西醫對待病毒性疾病的理念為出發點，對中國現行的醫療模式和中國的中醫，缺乏起碼的尊重。因此，對中國 SARS 的防治，造成了一定程度的不利影響；對中醫理所當然地進入防治 SARS 的第一線，人為地增加了不應有的困難。在這一問題上，香港更是深受其誤。

第二，「疫苗研制熱」，脫離臨床，脫離現實。

科學表明，一種新的傳染病出現之後，針對其病源病毒而研製特異性預防疫苗的週期，最快也需要一二年時間。在 SARS 爆發期間，應首先研究的是，該病毒生存的自然環境及其條件。然後再以此為基礎，進一步研製出有效的滅毒方法和滅毒藥物。

這對有效遏制疾病的蔓延來說，是當時最為迫切的研究課題。而世界各地知名的病毒學家受「近代科學主義」的影響，競爭於病毒基因排序和研發疫苗的前沿陣地，未免有先後顛倒、緩急不辨之誤。

其實，在查明變異冠狀病毒及其基因排序之後，接下去研製針對健康人群及其公共環境的滅毒方法和滅毒藥物，只不過是最一般的技術性問題而已。

但在這一現實最需要的問題上，相關的研究似乎還很少看到。尤其在中國大陸已有強調通風、透光、紫外線滅毒等經驗之後，香港醫學界對醫院內部的滅毒方法，仍然缺少多方位的反應與關注。這是形成醫護人員感染居高不下，醫院內部發病延續不斷的主要原因之一。

第三，超越臨床病情，甚至超越理性原則而大劑量、長時間使用利巴韋林、類固醇，是「近代科學主義」在 SARS 治療上的頑固表現。

人所共知，與治療細菌性疾病不同，西醫在病毒性疾病的治療上，至今沒有找到滅活那些進入人體細胞內的病毒微生物的特異性藥物。有限的幾種包括利巴韋林在內的具有抑制病毒作用的藥物，從整體上看，尚處於經驗積累或者探索性的階段。所以，不論抗病毒藥物還是包括 SARS 在內的各種病毒性疾病的治療，還面臨許許多多嚴峻的問題需要進行研究。在這些基本前提下，「大劑量、長時間」使用利巴韋林、類固醇兩種藥治療 SARS，本來就隱含著幾分無可奈何，幾分孤注一擲。

然而，在國內外對上述兩種藥物提出廣泛質疑，在中醫藥治療效果被普遍證實，在香港已發現許多嚴重副作用病例的情況下，4 月下旬，香港醫學界仍然堅持說：「既然沒有更好的選擇……本港仍以利巴韋林和類固醇為一線藥物」（摘自 2003 年 4 月 27 日香港《明報》）。這一態度，不正是「近代科學主義」逼出來的嘛！

第四，管理上「重西輕中」，是香港醫學界的又一失誤。

對中醫的科學原理缺少真正的認識，影響著醫學管理的水準；對西醫治療 SARS 的局限性缺乏應有的自知之明和理性反思，影響著 SARS 防治的科學與公正。香港中醫界學術水準參差，是過去的歷史造成的。然而，中醫隊伍水準參差與中醫學自身的科學價值，是完全不同的兩回事。

香港防治 SARS 真正的出路，在於正視中醫的科學價值，優選中醫的臨床人才，即足以發揮香港中醫防治 SARS 的優勢。在大陸中醫藥一再取得滿意療效的事實面前，在上述如此簡單的問題面前，決策當局猶豫不決，延誤治療，其代價與教訓，更令香港中醫界為之沉痛。

二、建議與思考

基於以上說明，有理由認為：

第一，世界衛生組織有關部門在預防 SARS 過程中的「近代科學主義」做法，與本組織第 56 屆大會上通過的《傳統醫學戰略》精神相違背。為此，應當就此問題向全世界醫學界做出檢討，並特別向中國，尤其是中國的中醫界道歉。

第二，香港的醫療條件、設施居世界一流水準。另外，其他 SARS 病流行的國家、地區，其醫療環境幾乎皆比廣東省好得多。而香港 SARS 病死亡率為 17%，廣東省僅為 3.6%。廣州中醫藥大學第一附屬醫院收治的 45 例病人，患者無 1 例死亡，醫護人員無 1 例被感染。香港醫學界應當就此痛下決心，為中醫在香港的發展盡快採取積極、有效的行動。

第三，中醫主張，人應當順應天地大道，來穩定人的生命之道。因為天地之道，大於人的生命之道。中醫強調「正氣存內，邪不可干」。因為人的生命之道，大於病邪的生命之道。西醫主張外因決定論，眼睛裏只有病毒和被病毒損傷的肺，作為醫學中心地位和終極目的的人，反而被醫學邊緣化，甚至被奴役了。好像病毒比人大，人只能聽從病毒的擺布。分明是病毒從何而來，因何而去，至今茫然不知，卻要說「人定勝天」，好像這個時代的人比天大，可以無視天地之道。這些問題在座的「專家委員會」和「討論大會」全體，應當認真思考，共同研究的。另外我相信，SARS 對人類醫學別有啟示：當今是一個「近代科學主義」影響下的技術瘋狂時代。因此西醫需要反思，以防止技術瘋狂時代對醫學科學的污染；中醫需要反思，以坦然面對技術瘋狂時代，做到精神振作，邁向復興。

第四，SARS 的肆虐清楚地表明，中國是《世界衛生組織傳統醫學戰略》強有力的推動者，更是世界各國當之無愧的表率。而且，SARS 的肆虐對人類醫學還別有啟示：「中西醫並重」應當成為人類醫學未來發展的大趨勢。人類若能克服狂妄，擺脫愚昧，這一啟示將會由今後的行動，逐步變為現實。

第六節

防治 SARS 的系統小結

2004 年 4 月 30 日至 5 月 5 日，筆者作為特邀嘉賓，在台北、高雄分別做了兩場專題演講。那時，已是 SARS 肆虐一年之後。也正是需要人們冷靜下來，對中醫防治 SARS 的理論與臨床進行全面總結的最佳時候。所以，筆者的兩場專題演講，正好成為筆者對中醫防治 SARS 在理論與臨床方面的系統小結。

2003 年春天 SARS 肆虐，發病的源頭在廣東省，先後波及世界 32 個國家、地區，共有 8465 人發病，其中 94% 的患者在中國。2004 年 SARS 的散在發病，以及春季禽流感的流行，中國也是主要地區。從 2003 年 SARS 流行之初，筆者即明確地意識到：與西醫學相比，防治 SARS 是中醫學獨到的優勢。所以，參與防治不僅是中醫工作者義不容辭的責任和使命，更是世人重新認識中醫，並以此推進中西醫配合的絕好機會。

接連兩年病毒性疾病的襲擾，使中國蒙受了巨大的社會、經濟損失，同時也給我們留下了諸多值得思考的問題。今天我們對這些問題進行認真的理性反思和總結，從中得到啟示、提升智慧，相信由此帶來的益處，會遠遠大於這兩次病毒性疾病造成的損失。

一、SARS 的研究正待深入

SARS 的發病雖然過去了，但是醫學界關於 SARS 的深入研究，其實剛剛開始。僅從病名來說，就存有許多值得研究的問題。

1 「非典」之命名

從 2002 年 11 月第 1 例 SARS 在廣東佛山發病，到 2003 年 2 月在廣州蔓延時，「急性傳染性非典型肺炎」驟然成為舉世恐懼的病名。

「非典」病名，早在 20 世紀 30 年代末就有的。當時的「典型性肺炎」，主要指細菌引起的大葉性肺炎和支氣管肺炎。而「非典」則指的是細菌以外的病源引起的肺炎。到了 20 世紀 60 年代，「非典」主要指支原體、衣原體引發的肺炎。以後，人們又逐漸把支原體、衣原體、鸚鵡熱衣原體、軍團菌、貝納立克次體等病源引發的，使用廣譜抗生素對其無明顯治療效果的肺炎，稱之為「非典」。

可見「非典」在變，由「非典」所對應的「典型性肺炎」的含義也在變。

這一次命名「非典」之時，因為對病源病毒尚不明確，故有人主張稱其為「傳染性原因不明性肺炎」。後來，一方面為了強調其急性、傳染性的特點；另一方面為避免由「原因不明」而導致人群的恐懼心理，因此將該病稱為「非典」。

疾病的命名，一般均使用名詞，以「非典型」與「典型」這類形容詞命名，有欠規範。而且，「典型」界說不定，「非典型」的所指也必然不清。

2003 年的「非典」，到底強調的是病源，是發病，還是病情；從現代醫學上如何看待這一疾病與病名，尚須醫學家慎思。

2｜「SARS」之命名

2003 年 3 月 15 日，世界衛生組織將「非典」定義為「嚴重急性呼吸系統綜合徵」，從此，以英文詞頭縮寫的「SARS」，便成為全世界通用的與「非典」同義的另一病名。這一定義前面的三個詞，我們暫且不說，單就「綜合徵」而言，則與西醫疾病命名的習慣不符。

西醫內科學裏的綜合徵，多指病灶與病因尚不明確的情況下，一組同時出現的症候群。以綜合徵命名的疾病，其病情可能有輕有重，但是這一組症候群總是在同一時限上並見的。例如，美尼爾氏綜合徵、白塞氏綜合徵、帕金森氏綜合徵等。

西醫流行病學裏的綜合徵，多為該流行病在一定的病程階段上，出現的一組症候群。例如，流行性腦脊髓膜炎晚期出現華弗氏綜合徵（即以後所稱的彌散性血管內凝血）時，昏迷、休克、斑疹暗紅、面色灰白、手足冰冷等這一組症候群，總是同時存在。

但是，SARS 發病之初，最突出的表現是發熱、畏寒、寒戰、四肢酸痛、頭痛、乏力等。當進一步發展到高熱持續數日不退時，才出現明顯、嚴重的呼吸道窘迫。事實表明，SARS 在不同病程階段的臨床表現是不相同的。換言之，它不是同一時限內並見的一組症候群，不應籠統地稱其為綜合徵。因為抹殺 SARS 病程演變的特點，則造成了早期治療的意識下降，勢必影響了對 SARS 的積極治療。

2003 年，香港 SARS 患者中進入 ICU 病房者占 30%左右。筆者參與的香港浸會大學中醫藥學院臨床部組織的

「SARS 康復臨床研究」項目中，透過對 155 位患者的隨訪得知，同樣有 70%的患者未出現明顯的呼吸窘迫症狀。所以，SARS 的嚴重、急性、呼吸窘迫三方面特點，也面臨著質疑。

3｜診斷指標之質疑

2003 年 3 月冠狀病毒的發現，西醫意義上的病源得到了進一步的確認。從此，有無感染冠狀病毒便成為鑑別 SARS 疑似病例與確診病例的「金指標」。由於技術的原因，對於 SARS 疑似病例的排除或確診，往往需要 3～5 天的時間。在沒有針對病毒的特異性治療藥物的情況下，那些暴發性的「嚴重急性」病例往往在確診之前，其「呼吸窘迫」即已無可阻斷地顯現了。而這 3～5 天，正是中醫認為的表證階段，即最容易治療的關鍵時刻。

因此，這個金指針的臨床診斷價值，在爭分奪秒儘早實施有效治療的問題面前，遇到了中醫理論的質疑。為什麼在 SARS 防治中，不能引進中醫的辨證論治的理論、方法和中醫的診斷標準呢？

2004 年初春廣州出現的 4 例 SARS，也是依據上述指標，經過幾處實驗室檢查，歷時 10 天以上才確診的。其中有 1 例患者，曾與 42 人有過密切接觸，與 39 人有過一般性接觸。在近距離接觸的總計 81 人之中，無 1 人被傳染。而且 4 例病情都比較輕，未見明顯的呼吸窘迫情況。

學術界的多數解釋說，2004 年的冠狀病毒與 2003 年相比，有明顯變異。但是這一解釋也同時說明，與結構相對穩定的天花、麻疹、B 型肝炎等病毒不同，冠狀病毒的變異無異於使人們面對著一個不斷移動、變幻著的靶點。這一移動、變幻著的靶點，便使研製特異性預防疫苗的目標，面對著相反的非特異性的難題。

從以上 SARS 病名問題的舉例可見，與其將這些質疑留給醫學發展的歷史，不如儘快從中醫中借鑑優勢，得到補充。今天討論 SARS 的問題，其實只是其研究的開始。

筆者曾經提到：「SARS 在西醫來說是新課題，在中醫來說是老問題。」「新課題」如何深入研究，那是西醫的事。因此下面僅就中醫防治 SARS 的思路，以及中醫重新找回自我的問題，談一些思考。

二、以人為本的共生關係

中醫與西醫都講「衛生」。西醫的衛生強調個人與周圍生活環境的清潔；中醫的衛生強調人與環境的協調統一，即天人相應。

1｜自然與人的共生關係

天人相應，不是空洞的說教，它在中醫上有其特定的內涵。「天地之大紀，人神之通應也」（《素問・至真要大論》），這裏的「大紀」是自然界的大規律，即天地之道。故天人相應，即天地之大道與人的生存之道的相應。又因「人以天地之氣生，四時之法成」（《素問・保命全角論》），故人的生存之道必須主動地順應自然之大道。這兩點，是天人相應的基本前提。

自然界之道，有常也有變。比如，「春生夏長，秋收冬藏」（《靈樞・順氣一日分為四時篇》），講的是其常。「人稟五常，因風氣而生長，風氣雖能生萬物，亦能害萬物，如水能浮舟，亦能覆舟」（《金匱・第一》），這裏的「害」和「覆」則是其變，即異常。自然界之道的異常，又包括太過和不及兩端。如果進一步討論，則「有未至而至，有至而不至，有至而不去，有至而太過」（《金匱要略・第一》）之說。這是張仲景以四時節氣為依據，對氣候變化太過、不及的具體分析。

可見，人生於天地自然之中，不僅在正常情況下要與自然界四時氣候相應，更要在四時氣候出現異常的情況下也能做到相應。這就要求人必須掌握兩方面知識，既懂得自然界四時氣候的常與太過、不及之變，也要注意自身變化中的常與太過、不及之變。對於認識和防治外感病來說，人與自然雙方的這六個方面是至關重要的。

基於上述，中醫的衛生觀主要強調了兩個方面。

其一，人是自然界的一個組成部分，人與自然界之間是共生的關係，而不是對抗的關係。《黃帝內經》中說，「人與天地相參也，與日月相應也」（《靈樞・歲露論》）；「春夏養陽，秋冬養陰，以從其根，故於萬物沉浮於生長之門」（《素問・生氣通天論》）；「處天地之和，從八風之理，外不勞形於事，內無思想之患」（《素問・上古天真論》）……講的都是正常情況下人與自然的共生關係。

其二，當自然界出現異常情況時，人要明辨其太過和不及，並透過主動的自我調節，實現自我有機整體的「陰平陽秘」，就可以達到免遭疾病災害之目的。這種因自然界異常而採取的主動相應，就是中醫在防病治病上的以人為本的思想。所以《黃帝內經》中說：「食飲衣服，亦欲適寒溫，寒無凄愴，暑無汗出」（《靈樞・師專》）；「虛邪賊風，避之有時，恬淡虛無，真氣從之，精神內守，病安從來」（《素問・上古天真論》）；「賊風數至，暴雨數起，天地四時不相保，與道相失……唯聖人從之，故身無奇病，萬物不失，生氣不竭」（《素問・四氣調神大論》）。這些皆是以人為本，主動、理智地適應自然界異常變化，以維持健康的例證。

2｜人與病毒的共生關係

SARS 病毒也是自然界的一個組成部分，只是過去人們沒有在顯微鏡下看到過它而已。它和其他可以致人於病的病源微生物一樣，與人之間也是共生關係。

這種共生關係可以概括為兩個方面。

其一，沒有病源微生物的存在，人的免疫功能將不會形成，既有的免疫功能也將不復存在。

其二，不經過病源微生物的入侵或致病，人體將不會產生相應的免疫抗體，以避免以後再罹患相應的疾病。這兩個方面，其實是「人以天地之氣生，以四時之法成」的觀念，在人與病毒關係上的具體體現。

從上述意義上講，中西醫在臨床上消滅 SARS 病是可能的，也是必須的；但是從自然界消滅 SARS 病毒是做不到的，也是不可行的。對於人與 SARS 病毒的共生關係，應當從以下五個方面來理解。

其一，SARS 病毒常有，而 SARS 病不常有。就像果子狸身上的 SARS 病毒那樣，在自然界氣候處於常而不是變的情況下，它與人雖然擦肩而過，但是彼此互不相擾。只是 SARS 病毒產生變異，到了足以致人於病的狀態時，人才會受其襲擾而為病。它的變異，同樣是自然環境變化而產生的結果。

其二，SARS 病毒固然有致人於病的可能性，但是，如果人體的陰陽氣血平衡，臟腑功能協調，則完全可以避免致病之災。香港近 700 萬人，病於 SARS 者 1755 人，發病率為 0.025%。這在 2003 年 SARS 流行於各大都市時，發病率是世界上最高的。然而在香港，同一時令、環境條件下，未病於 SARS 者，占 99.075%，這一事實不容忽視。

其三，SARS 病毒入侵人體後，如果此人的非特異性免疫功能旺盛，未經明顯的病理過程而可以產生抗體。據香港大學 2004 年 2 月 12 日在《明報》上報導的研究結果推斷，這種情況在香港約有 3 萬人。這就是說，2003 年 SARS 在香港流行期間，SARS 病毒入侵人體之後，發病者僅占 5%，而沒有發病者占 95%。

其四，冠狀病毒入侵人體這一新環境，此人的體內正好具備了冠狀病毒生存、繁殖的良好條件，則此人非病無疑。經過一場大病之後，其人體內產生了免疫抗體。

其五，SARS 病毒入侵人體，這個人內在的免疫能力極度紊亂。此時，病毒正好遇到一個生存、繁殖的最佳環境。如果又治療不當，此人很可能因此而致命。

以上五種情況中，二、三是預防 SARS 時需要採取主動，力爭降低發病率的問題；四、五是治療時需要發揮中西醫的共同優勢，力爭縮短病程，提高治癒率的問題。可見，人在自然界異常、SARS 病毒猖獗的情況下，充分發揮自我防衛或免疫的潛力，是不容忽視的。以人為本，採取主動，最大地發揮人自身的潛能，完全可能使 0.025%的發病率，進一步降低。

三、預防必先從人做起

對於冠狀病毒來說，自然界和人體，都是與其生存攸關的外環境。在兩種不同的外環境下，SARS 病毒有藏伏、衰亡的時候，也有顯露、猖獗的時候。因此認識 SARS 病毒引發的 SARS，就不能不對 SARS 病毒生存攸關的兩種不同外環境，做出具體分析。

1｜人體可以免疫冠狀病毒

在外感病的發病、預防上，中醫與西醫的觀念相去甚遠。最主要的是，中醫強調多因素的相關性，西醫則強調外來致病因數的決定性。

香港大學 2 月 12 日的研究報導，表明 95%的 SARS 病毒感染者並不發病。這一事實同時說明：其一，SARS 病毒對於 SARS 的發病，並非決定性的關係。其二，人體自身的非特異性免疫機制，完全可以免疫掉（消滅其活性）進入機體的 SARS 病毒。其三，在西醫對 SARS 病毒引起的 SARS 病尚無特異性預防和治療藥物的今天，發揮中醫的優勢與特長，則勢在必行。

外感病的發病與預防，中醫必從天、人兩方面求其原因。一方面，自然氣候環境反常，病源微生物的致病能力則顯露或猖獗。在這種情況下，輕則為四時感冒，重則為暴發、流行的瘟疫之患。另一方面，「若人能養慎，不令邪風干忤經絡」（《金匱要略・第一》），依靠人體的自我防衛能力，也可以防病於未然。這就需要人對氣候環境的常與變有所了解，而且也要對自身的常與變有所感知。對於 SARS 預防，也是這樣。

2｜SARS 之外因

從中醫強調多因素的相關性來看，SARS 流行的外在因素，主要有以下幾點。

其一，2002 年冬季，中國北方嚴寒而多雪，南方則寒冷而乾燥。據有關報導，北京地區的降雪量是過去五十多年來最大的一年。所謂「重陰必陽，重陽必陰……冬傷於寒，春必病溫」（《素問・陰陽應象大論》）。人在嚴寒之中，或保暖太過，或多食辛熱，自然容易造成人們身體內「積熱」太甚的狀況，因而潛伏下了春季發生溫病的原因。

其二，2003 年是農曆的癸未之年，其主要特點為火運不及。加之前一年冬季的嚴寒，則形成了多年不遇的春寒太過現象。正所謂「至而不去」——冬寒依在；「至而未至」——春溫不臨。兩者相迭，太過上加太過，使「天地俱生，萬物以榮」，「生而勿殺」（《素問・四氣調神大論》）的春季時令的降臨大為推遲。春寒太過，則生發之氣不旺，使冬時蟄藏於體內的「積鬱之熱」，不能隨生發之時得以宣洩。

其三，由前一年的大寒至來年的春分，是一年六氣之首，即厥陰風木當令之時。此時陽氣欲升，需要疏洩；春寒太過，寒主收引，令陽氣欲升而不能。於是主運與主氣兩相衝突，使前一年厥陰風木當令的春季，呈現出多年不遇的「善行而數變」的氣候特點——天氣忽冷忽熱，大起大落。從大寒至穀雨，這種狀況在香港反反覆覆，達 5 次之多。這就大大增加了整個人群罹患外感病的機會。

自然氣候異常，是疫癘流行（也許病毒猖獗）的外在條件。所以，略知五運六氣常識，或留神氣候變化的中醫，對於 2003 年春季外感熱病在發病初期「外寒內熱」的病機特點，是應該有充分預知的。

3｜SARS 之內因

對於外感病，中醫固然關注外因，但更重視內因。儘管中醫無特異性免疫與非特異性免疫之說，但保持人體陰陽、氣血、五臟、六腑的「陰平陽秘」、「正氣存內」，正是西醫非特異性免疫之說的不可企及之處。

第一，中國人自古為農耕民族，歷來以植物性食物為其主要營養來源。其一，數十年內動物性食品在中國人飲食結構中的比例大增，種族體質可否適應？是否會因肉食太多而令體內酸鹼度失衡，導致酸性偏高而令體內「積濕留熱」太過呢？其二，SARS 集中於香港、廣州、北京等地，除人群居住集中外，這些地方都是世界有名的最愛吃、最會吃、吃的最貪婪、什麼也敢吃的地方。正所謂「以酒為漿，以妄為常」（《素問・上古天真論》），「膏粱之變，足生大疔」（《素問・生氣通天論》），是否有因貪食而令「濕熱內蘊」之弊呢？

第二，這些年，「白領」工人多於「藍領」；人人感到競爭激烈，壓力太大，勞心思慮，欲坑難平。身居都市，工作日日定時，不分春夏秋冬；自然界生長收藏、寒熱溫涼、風暑燥濕之變，自我休息、長養、道生、勞形、御神、生樂、藏精之度，今世之人多有不聞。這種狀況是否有違「陽氣者，煩勞則張」，「陽強不能秘，陰氣乃絕」，「藏於精者，春不病溫」（《素問·金匱真言論》）之戒，而令自身陰虛內熱之虞呢？

第三，中國人進補成癖。人參、黃耆、鹿茸、海馬、海狗腎、冬蟲夏草等補氣助陽之名貴藥材，許多人視為家常食品，恣意亂服。是否有花錢積熱、存禍，自我殘害之弊呢？SARS 期間，香港受不良訊息誤導，盲目進補以求防病的情況比以往更為普遍。是否有「火上澆油」之嫌呢？

以上三方面，構成了中醫意義上的 SARS 易感人群。

4｜內外相因，內因為本

對於外感的發生，中醫始終強調「內外因相互作用而為病」的原則；在內外因的相互關係上，中醫更強調「內因為本」的思想。比如《黃帝內經》中「正氣存內，邪不可干」（《靈樞·刺法論》），「風者，百病之始也，清靜則肉腠閉拒，雖有大風苛毒，弗能為害」（《素問·生氣通天論》），「邪之所湊，其氣必虛」（《素問·評熱論》）……講的都是這一精神。

SARS 病毒在 2003 年春季時令過度反常的情況下，經過變異，出現了極易形成 SARS 的致病特點。但是，相同的時令、氣候條件下，並非人人皆病。而且，不幸發病者，各自的病情也並非人人相同。

比如，2003 年的 SARS 病毒傳染性較強，醫院成為 SARS 的高發區，在病區工作的醫護人員發病比例顯著的高。儘管如此，同一環境下的發病者仍然是少數。

再如，2003 年香港醫護人員因患 SARS 而死亡的比例為 2%，但全香港 SARS 的平均死亡率卻高達 17%。這一事實說明：

其一，SARS 病房的病毒密度高，醫護人員與患者近距離頻頻接觸，令病房成為高危感染區。

其二，大部分醫護人員可能並非易感體質，這一點與整個人群的情況相同，所以染病之後病情輕，死亡率低。

其三，院外的患者不在高危感染區，而其病情重、死亡率高的原因，很可能因為其體質本來屬於中醫意義上的易感者。

又如，2004 年 3～4 月間北京、安徽的數例 SARS 患者，因為存放於實驗室的 2003 年的 SARS 病毒洩漏而染病。雖然 2003 年的病毒致病力較強，確診病例的病情較重，但是近距離密切接觸者，未必是 2003 年特殊氣候、環境條件下的易感人群，故而被傳染的人數相對較少。而 1～2 月間，廣東的 4 例患者因為感染的是 2004 年氣候、環境條件下的，與 2003 年病毒相比有一定變異的 SARS 病毒；其近距離密切接觸者也不同於 2003 年特殊氣候、環境條件下的易感人群。故確診病例者的病情輕，近距離密切接觸者無一人被傳染。

上述這些，正是中醫「內外因相互作用而為病」、「內因為本」的有力說明。

5｜SARS 期間的預防

基於上述內、外之因，2003 年 SARS 流行期間，筆者在向傳媒以及多次座談、講座中，反覆強調 8 點。

①節飲食：少吃膏粱厚味，勿使體內「積濕留熱」太

過。

②慎起居：勞逸適度，勿使陽氣煩勞，徒增內熱。

③適寒溫：適時增減衣服，減少感冒機會。

④戒瞋怒：保持心態平靜，以免引動內熱。

⑤多飲水：增強水液代謝，消除體內的積熱。

⑥通大便：防止大便秘結，令濕熱穢濁之邪，滯留不去。

⑦勿溫補、宜清涼：力戒亂補之弊，提倡清淡膳食。

⑧遠病毒、勿染病：配合西醫防護，做好個人衛生。

我深知香港人對藥物過分依賴的習慣。而且，當時已有許多，所謂預防 SARS 的苦寒清涼之品組合的「驗方」，在社會上廣為流傳。為此，應大家之要求，我在前面 8 條原則的基礎上，推出兩張用綠豆、白蘿蔔、雪梨、馬薺、蓮藕等清涼利氣之品，所組成的食療方。想必正合清淡之意。即便民眾多日服用，亦當順應時令，有益無害。

後來 SARS 在北方暴發，社會上廣為流傳的預防中藥方，多由辛涼苦寒、清熱解毒之類的藥物組成。雖然不甚貼切，但畢竟在清解體內的「積濕留熱」上，是有一定正面作用的。那時，故人函電交馳，索要預防之方。我所用的預防方是：葛根、柴胡、黃芩、僵蠶、蟬衣、竹葉、甘草等 7 味藥。並且限定只可服用 2～3 天，不得多用。

若論此方組成之理，無非辛溫升陽、宣透鬱熱、清利小便。進一步從此方取效的機理而言：其一，三焦通調，氣機疏利。其二，外無春寒之困，內無鬱熱之擾。其三，春氣得以生發，正氣由此旺盛。這是在 2003 年春季特定的時令條件下，寓扶正於通陽之中的預防思路。

如果遇到春季風溫或春溫大面積流行，作為預防風溫、春溫之類的溫熱性流行病，此方就不宜濫用了。

四、辨證治人的中醫優勢

2003 年初，SARS 在廣東首先爆發。廣州中醫藥大學第一附屬醫院收治 SARS 患者 45 人，無 1 例死亡。全體醫護人員中，無 1 人被感染。45 例中沒有使用過任何抗病毒西藥，其中僅有 4 例用過常規量（50ng）以下的類固醇。

全部治療以中藥為主，配合必要的西醫對症、營養支持療法。退熱快，痊癒快，住院費用低。這一事實，無可非議地體現了中醫治療 SARS 的優勢。

1｜剿滅病毒與扶人一把

在治療外感性疾病上，中醫與西醫的理念有很大的差異。西醫的基本理念是剿滅病毒，中醫的基本理念是扶人一把。

西醫從外因決定論出發，把治療的目標緊緊地盯在剿滅侵入人體的病源微生物上。中醫則從整體論出發，重視與疾病相關的包括天、地、人在內的諸多因素，把治療的目標緊緊地盯在疾病過程中邪正消長的關係上。

對於發熱，西醫與中醫的理解也明顯不同。西醫常常把發熱的輕重，視為感受病毒之輕重與病情之緩急的主要指標。這其實是很表淺的，尤其是把病中的「人」忽視了。中醫則把發熱視為疾病過程中，人身整體層次上邪正交爭的必然表現。進而從惡寒發熱、往來寒熱、蒸蒸而熱、日晡潮熱、真寒假熱、真熱假寒、厥熱勝復等方面，以察邪正關係，判斷病情輕重。所以在中醫看來，「三陽」階段的高熱未必可怕，「三陰」階段的低熱或無熱卻顯示了病情的危重。

西醫剿滅病源微生物，猶如在人體擺戰場——病源微生物被視為戰場的主體性敵人。而戰場裏的另一個主體，即整體的人，卻在一定程度上被邊緣化了。

中醫治療外感病，首先關注的是人，即疾病過程中反映在人身上的種種表現及其變化。進而根據種種表現及其變化，確定疾病過程中邪正雙方的消長關係，亦即病機的變化。然後看準病機，因勢利導，不失時機的扶人一把。達到以人為本的大前提之下，幫助病人調整邪正消長關係，使人處於以正勝邪的主動地位。從而依靠自身的正氣（或稱自我防衛機能），達到治癒疾病之目的。

2｜成功的外感病診療體系

在中醫發展史上，至今備受推崇的「四大經典」之中，《傷寒論》和《溫病學》占據了其中的一半。《傷寒論》從「內、外因相互作用而為病」的觀念出發，以「邪正消長關係」為重點，透過望、聞、問、切四診所獲知的全部病理狀態，在理性思維的前提下判斷出疾病演變的病因病機。從而在以人為本的高度上，擺脫了外因決定論的局限性，創立了外感病的六經辨證體系。熟悉中醫原理的人都會知道，兩千年來中醫在疾病治療上，之所以能夠從容地做到「以不變之理，應萬變之病」，根本原因就在這裏。這正是中醫成功的高明之處。

《傷寒論》全書以「保胃氣、存津液」為宗旨，理、法、方、藥，一脈相承。時至明清，隨著對外感病的認識與治療方法的進一步完善，在「存津液」的宗旨下，葉天士提出了衛、氣、營、血辨證，吳鞠通提出了三焦辨證。從而，進一步豐富和完善了中醫外感病學的科學體系。

3｜抓住三陽、治在太陽

按照《傷寒論》的表述，筆者在 2003 年初 SARS 肆虐時，提出了「抓住三陽、治在太陽」的治療原則。如果用溫病學的表述，則是抓住衛、氣，治在衛分。這其實是中醫治療外感病的一貫思想。

SARS 的嚴重、急性兩大特點，相當於《傷寒論》「三陽」病中太陽陽明合病、太陽少陽合病、三陽合病、太陽少陽並病、陽明直中等情況。亦與溫病學中的伏氣溫病相似，與衛氣同病、衛營同病、氣血兩燔等病情相當。所以完全可以用「三陽」病的有關理論來解釋。

僅以《傷寒論》和《溫病學》在「三陽」階段或「衛、氣」階段所記載的方藥來說，至今在中醫臨床中仍然廣泛使用。如麻黃湯、桂枝湯、葛根湯、大青龍湯、小青龍湯、越婢湯、麻杏石甘湯、小柴胡湯、大柴胡湯、柴胡桂枝湯、黃芩湯、葛根芩連湯、梔子豉湯、小陷胸湯、白虎湯、承氣湯、銀翹散、桑菊飲、三仁湯、新加香薷飲、藿香正氣散、升降散、雙解散、涼膈散、玉女煎、竹葉石膏湯、清瘟敗毒飲、普濟消毒飲等。回首 2003 年中醫治療 SARS 的相關報導，上述方劑也是大陸各地使用最多的。

「治在太陽」，就是要抓住發病初期這一關鍵階段。當 SARS 尚在太陽表證的階段，不失時機使用中藥，即可將 SARS 消滅在萌芽時期。為此，筆者在香港 SARS 暴發之初，提出了「三個第一」，希望發揮中醫的優勢，治療 SARS 於太陽表證之時。

「三個第一」是：把握好表證治療第一關；把握好散寒發汗、清熱宣透第一法；選好臨床起手第一方。只要這「三個第一」把握好了，治療 SARS 就變得如同治感冒一樣簡單。所以 2003 年在面向民眾的講座中，筆者反覆強調：預防 SARS 於感冒之前，治療於 SARS 感冒之初的觀點。

關鍵的一點是，在傷寒論、溫病學理論指導下，臨床治療起手第一方，能否真正的選準、用好，把握好這一點，達到或超過廣州中醫藥大學第一附屬醫院的結果，其實並不困難。

4｜立法、遣方的思路

2003 年在香港 SARS 流行期間，筆者參與了 SARS 疑似病、早期、晚期、恢復期、病後康復的治療，也參與了相關的理論與臨床研究。SARS 後的一年來，在諸多學術交流、討論和文獻研究中，又對照以往，進一步做了大量、反覆的回顧與思考。今天冷靜下來看，2003 年 SARS 防治思路、方法，不論是理論上還是臨床上，應該說完全符合中醫理、法、方、藥的基本原則。

針對 SARS 早期「外寒內熱」的病機特點，筆者以小柴胡湯重用葛根為立法、治療的基礎。按理說，「外寒內熱」的代表方劑，本應是大青龍湯，冬至前後用之最為相宜。而今以小柴胡湯重用葛根為立法基礎的根據是：

第一，SARS 之時的「外寒」不在嚴冬，而在早春。人腠理疏鬆，故不取麻黃、桂枝之大辛大熱以開腠發汗，重用葛根則更為貼切。

第二，早春之「內熱」，多源於冬季之積鬱，且積鬱之熱，常多兼濕。既熱且鬱，故不取辛寒之石膏；熱而兼濕用苦寒之清少陽、入肺經的黃芩，更覺恰當。

第三，本方依據小柴胡原方中柴胡八兩、黃芩三兩的比例關係，又加入楊栗山升降散中的僵蠶、蟬衣。這一配伍，其妙有三。它既可以增強葛根解肌發散之功，又可以應春季生發之時，以取宣透外寒、溫散衛氣之閉，同時由疏洩少陽氣機，收到宣暢三焦的功效。

在上述小柴胡湯重用葛根的立法基礎上，依「抓住三陽、治在太陽」的原則，結合病情由淺入深的次第特點，還可以進一步化裁出七個不同的方劑。

第一，若其病初起外寒偏重，發熱不甚，而表閉之證明顯者，用桂枝麻黃各半湯或加味香蘇飲。

第二，若其病表寒鬱閉而內熱亦甚者，用桂枝麻黃各半湯，去桂枝加柴胡、黃芩、葛根。

第三，若其病一開始即為典型的外寒內熱者，以柴胡桂枝湯去人參加葛根，並重用柴胡、葛根。

第四，若其病內熱偏重而又見三焦鬱閉不利者，於柴胡桂枝湯去桂枝、人參，加僵蠶、蟬衣、生石膏等。

第五，若其病見咳嗽、白痰、咳痰不利者，用小柴胡湯加茯苓、杏仁、葛根、僵蠶、蟬衣等。

第六，若其病熱壅於肺者，用小柴胡去人參合麻杏石甘湯、升降散。

第七，若其病痰黃黏、咳之不易、喘急者，於上方再合小陷胸湯；大便不暢者重用大黃瀉肺熱、通腸閉。

基於上述立法、遣方的思路，針對 SARS 病毒的變異，這裏需要強調說明：

第一，SARS 病毒對其生存的外環境，即自然界和所入侵的人體，表現得比較敏感，它的變異是自然界和人體直接作用下的結果。

第二，相對穩定、少有變異的麻疹、天花、皰疹、B 肝等病毒，與 SARS 病毒不同。即特異性免疫制劑，是預防前者的有效方法；非特異性免疫防治，是針對 SARS 病毒的基本出路。由此可以肯定，非特異性防治正是中醫的優勢所在。

第三，SARS 病毒以後是否還會變異，再變異之後是否還會出現 SARS，這一點用不著我們擔心。但是可以肯定，傷寒論和溫病學所確立的理論原則和辨證方法，將不會改變；而上述治法和方劑，不一定可以照搬。還應當肯定，中醫「四大經典」所確立的「以不變之理，應萬變之病」的醫學價值，應當是人類未來戰勝包括 SARS 在內的外感性疾病時，不可或缺的理論源泉。

五、上帝派病毒來，來醫治人們的忘記

SARS 的肆虐對中華民族來講，既是懲罰，也是啟示。總體上看，它是對當代中國人冷落民族傳統文化、科學的懲罰。因為不少當代中國人在中華民族歷代先哲面前，已經淪為不折不扣的不孝子孫了。進一步講，SARS 的肆虐對於實現中華民族的偉大復興；對於文化科學上的重新認識自我，繼承與弘揚傳統文化瑰寶；對於中國為人類醫學作出貢獻，並努力復興中醫，都將是一付清醒劑。

在 SARS 的防治中，暴露出當代中醫上不少問題，也使我們明確了解決中醫問題的方向與決心。就啟示而言，至少有以下幾點。

1｜關於潛龍勿用

「潛龍句用」一語出自《周易》。今天在這裏，可以理解為中醫的優勢被人們淡忘。2003 年 8 月 14 日，在 10 多位國際知名專家組成的「嚴重急性呼吸系統綜合徵專家委員會」召集的香港「醫護界團體討論大會」上，筆者提出：

世界衛生組織有關部門在預防 SARS 過程中「近代科學主義」的一些做法，與本會 56 屆大會通過的《傳統醫學戰略》的精神相違背。為此，應當就此問題向全世界醫學界做出檢討，並特別向中國、尤其是中國的中醫界道歉。因為他們來到中醫、西醫並列為主流醫學的中國，在 SARS 的防治中只重視「國際化」的「標準」，並沒有對中國醫療架構和中醫學給予應有的關注和尊重。客觀上給中醫參與 SARS 的防治，帶來了不便甚至「潛龍勿用」的遺憾。也使中國在 SARS 的防治上，蒙受了許多不應有的困難和損失。

2｜中醫非復興不可

香港與台灣的中醫至今不能進入主流醫學的地位。2003 年，香港 SARS 的死亡率為 17%，台灣為 12%，為高發病區之最高。SARS 在廣東流行時，由於大陸「中西醫並重」的醫療架構的優越性，除中醫院採取以中為主、中西配合的防治外，多數西醫院也一定程度地使用了中藥預治和治療。所以廣東省的 SARS 死亡率僅 3.6%，為高發病區之最低。

2003 年 3 月以後 SARS 在北京等地暴發，由於中醫參與防治受限，加之前期管理不力，曾經一度出現危機。後來，國家採取果斷措施，中醫廣泛介入治療，遂即很快控制了疫情蔓延，有效地提高了治癒率、降低了死亡率。所以，這場 SARS 明確地告訴了中國人：中醫不能丟，而且要儘快復興。

3｜學術素質令人擔憂

一百多年來，中華民族對自己的傳統文化的自卑感，以致我們在中醫學問題上出現了三方面重大的失誤。①我們在「中醫西醫化」的道路上越走越遠。②中醫學術在本土上的退化現象越來越突出。③在中國，尤其在香港，我們自己把中醫邊緣化了。所以，熟練掌握辨證論治理論與技能的高水準的中醫臨床人才越來越少，以致在 SARS 防治中表現得極為被動。

2005 年春「禽流感」發病期間，筆者在許多場合講過這樣一句話：「上帝派病毒來，來醫治人們的忘記。」以上幾點啟示若能引起中國人的廣泛認同和高度關注，也許正是今天對 SARS 進行理性思考的價值所在。

應記住：病毒正在醫治人們對中醫的冷落與忘記，病毒也正在喚起我國中醫學的復興與崛起。

第七節

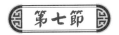

SARS 期間的相關體會

這裏收錄的六篇短文，有的是 SARS 在香港流行期間，筆者在不同場合向民眾所做的普及性演講稿，有的是寫給有關管理者、管理部門的意見或建議，有的是學生自發地將筆者的談話印出來在民間的傳播稿，有的是媒體上刊載的專題短文。雖然篇幅不長，卻各成專題，獨立成篇，而且是前六個內容中所沒有的。因為 2003 年這六篇短文都在不同側面，體現了中醫形上性的理論特性。這裏按照時間先後的順序，一並收錄於此，以為補充。

一、防治非典型肺炎五建議

香港非典型肺炎（SARS）肆虐，令人關切。筆者經過反覆研究有關資料，並結合中醫理論，提出一些看法，供參考。

1｜關於該病的診斷與統計

此次非典型肺炎流行，至今在病毒性質、傳播方式、易感人群等問題上說法不一。從「快速測試冠病毒基因方法」推出之時，正值香港九龍的淘大居民區染病人數暴升之日。據 3 月 25 日之後的發病人數統計，淘大居民區每日發病人數占全港 60%左右。另據 3 月 31 日淘大居民區統計：增加的 93 宗個案中，64 人證實感染，28 人懷疑感染。這裏的「懷疑感染」之說，值得質疑。另外，根據提出「快速測試法」的港大微生物系主任袁國勇教授所講：「現時小區很多人感冒傷風，其實都是新病毒引起，只是沒有發高燒或自行退燒。」同時，衛生署陳馮富珍署長也說：「快速測試的準確度只有七至八成。」因此可以說：

①「快速測試法」只能作為參考方法，要避免把「感冒傷風」的被懷疑者，誇大為「非典型肺炎」，以減少社會恐懼心理。

②對於該病的診斷和統計，應以臨床診斷（包括 X 光片）為準。

③對於一種尚未定論的「快速測試冠病毒基因方法」，判定其價值與使用皆須審慎，並隨時檢討，以防止病情判斷擴大化、非科學化。

2｜防、治、決策、傳媒應各守其位

從現代醫學的「病源」之說看，「副黏液病毒」與「冠病毒」兩者相去甚遠。在無定論的情況下，應重視中醫「時令外感病」的理論與防治特點，以補充現代醫學之不足。按照中醫流行性、時令性外感的觀點，這一階段的「感冒傷風」，其實不屬於「非典型肺炎」範疇。在中醫看來，又皆可視為「春季流行性感冒」。所以可以說：其一，對於民眾的預防，應提倡大家注意氣候變化，全力「預防感冒」。其二，對於醫院和醫護人士，提醒高度關注「非典型肺炎」的治療。其三，各種傳媒要區分社會問題與醫學科學問題的界限，在普及防病治病的科學知識上，應多下工夫。

與此同時，避免因為製造新聞熱點，而偏離防病治病的科學原則。各種傳媒應努力支持、配合決策與管理，齊心協力，尊重科學，共渡難關。

3｜重視中醫在防治上的作用

總體上看，西醫在病毒性疾病的防治上，遠不如在細菌性疾病防治上那樣成功。尤其是用藥上，至今仍在探索階段。而中醫從傷寒論到溫病學，從「六經辨證」到「衛氣營血辨證」，都已經形成了一整套理論與臨床上下貫通的，外感病防治學術體系。而且中醫外感病防治體系，在中國大陸有近兩千年的實踐、歷史檢驗。

只是香港一百多年來，社會上對真正的中醫科學原理底子薄，人才少。因此，建議組織有堅實理論與臨床素養的中醫，參與到非典型肺炎的預防與治療上來。

尤其需要選拔一些高水準的中醫，臨床上與西醫合作。這樣做，相信一定會有超出現有的臨床效果，在預防與治療非典型肺炎上，取得最大的主動。

4｜香港非「疫區」

截至 4 月 1 日的統計，香港非典型肺炎發病的人數為 685 人，占香港總人口的 0.01%。尤其在病毒性質、傳播方式、易感人群等問題認識不一的情況下，雖然有人把香港稱為「疫區」，其科學證據顯然不足。

從中醫「天人合一」的發病學角度來看，今年春季天氣忽冷忽熱，氣溫大起大落。這種現象從春節到今天，反覆 5 次之多。從中醫「天人相應」的觀點看，這是外感病發生的重要外在因素，千萬不可忽視。如果提醒民眾，以此為戒，並能做到節飲食、慎起居、適寒溫、戒嗔怒、多飲水、調二便，這對保持身體相對的健康穩定，對降低典型肺炎的發病率，相信是積極的，完全有可能的。

儘管今年春季「春寒」之象十分突出，但是自「春分」之後，氣溫大起大落之勢已明顯減弱。另外，結合中醫有關學說，清明前如果有一場大雨，清明後氣候將趨於穩定。因此，發病的機會將自然減少。再加上民眾自我預防意識的增強，預料非典型肺炎的發病，將趨向緩解。

為此建議：切勿將香港稱為「疫區」。否則，對香港，乃至對整個世界在這一疾病的防治上，都將是災難性的！

5｜對死亡患者做具體病歷分析

此次非典型肺炎疾病過程中，截至 4 月 1 日的統計，在香港死亡的人數為 16 人。與發病的總人數相比，在以往的流行性感冒過程中，也是有過的。為此，應抓緊對死亡病人的發病情況、既往疾病、固有體質、合併症、治療得當與否，以及年齡分布等，做綜合性分析。

從西醫的觀念上看，把死亡原因完合歸咎於並未定性的非典型肺炎病毒，是不嚴肅、不科學的。事實上，有些患者死亡的誘發原因可能是非典型肺炎，但是對個體的具體情況和原因，應當進行綜合性的，實事求是的科學分析。對於一種新出現的病毒性傳播病，這一點尤其不容疏忽。從醫學科學而言，這一工作必須做好，而且將結果公布於眾。這對於緩釋民眾盲目、恐慌，也是必要的。

二、防治「非典」不容忽視的幾個問題

截至 4 月 14 日的統計，香港非典型肺炎的發病人數持

續增加。醫護人員染病者竟達276人之多，這一點尤其令人痛心。一個月來，經過反覆思考與多方考察，今從公共衛生學的角度和中醫學的原則，就非典型肺炎的防治問題，談一些看法和建議。

1｜關於陽光

香港各大醫院的病房窗戶，許多是打不開的。只可以透光，不可以通風，形同一堵玻璃牆。

這層玻璃牆，恰恰把陽光中殺毒、滅菌力最強的紫外線，擋在了窗外。使得在熱帶強陽光下不易存活的病毒、病菌，潛藏在封閉的房間裏，得以苟活。

2｜關於空氣

香港的各大醫院，樓層高、跨度大。一層大樓裏，位於中間的房間往往只有門，沒有窗。所以病房內的空氣，完全依賴抽風機來調節。鑑於醫院的特殊需要，吸進來的空氣應當淨化處理，室內的空氣應當考慮消毒，抽風排氣的力度應當適度加強。如此，才能保證病人養病、康復，防止病毒、病菌的蔓延、擴散。

雖然醫院病房裏有供氧設備，但那是病人專用的。如果傳染病病房裏的抽風力度不強，受害的必然是醫護人員。這一點是否是非典型肺炎在醫護人員罹患比例獨高的原因，值得認真思考。

3｜關於溫度

香港地處亞熱帶地區，每年使用空調的時間長，溫度控制偏低。今年春季的「春寒」現象突出，氣溫起伏跌宕明顯，室內溫度常常在 20°C 以下。但是，香港多數醫院空調機從 3 月初便開始使用。有數據顯示，非典型肺炎的有關病毒，在 27°C 以上即不易存活。而利用空調把溫度恆定在 20°C 左右，是否有將不通風的房間，人為地變為病毒的庇護所呢？這一點，值得人們深思。

4｜關於治療

非典型肺炎的初期階段，臨床主要表現為寒戰、高熱、周身酸痛、喘急等。在中醫看來，其病機多係外寒內熱，其病位尚在表、在外、在肺經，其治療應當因勢利道，用中醫的汗法，令汗出、熱退、病解，不再深入發展為肺炎。

早在兩千多年前的《黃帝內經》中就強調：「體若燔炭，汗出而散。」意思是，高燒如同熾熱的火炭時，只要病在早期，皆可由辛溫或辛涼解表之藥劑，收到汗出病退之效。所以在熱性病的初期，當高熱不退時，中醫歷來反對西醫的物理降溫（即用酒精擦拭或身邊放置冰袋）法。因為中醫期望「開腠發汗」，使「病從汗解」，而物理降溫卻造成了人體汗腺「因寒而閉」的結果。反而導致汗不得出，病不得解，內陷入裏。

筆者早年與西醫配合治療肺炎、日本腦炎、中毒性痢疾、肺膿病、流行性腦脊髓膜炎、小兒麻疹內陷等病，在高熱不退時，也常加用氫化可的松 50～100mg。並同時使用中藥，往往迅速汗出熱退。

近日，筆者在數例非典型肺炎患者出院後的中醫調理治療中得知，他們在「深切治療部」十餘日，雖然每日使用氫化可的松 200mg 以上，但是從來沒有出汗。4 月 12 日下午，筆者受浸會大學中醫藥學院派遣，前往香港將軍澳醫院，為病危患者×××先生診病。發現患者進入「深切治療部」的 18 天裏，每日用氫化可的松高達 400mg，也未見過全身出汗。這是否因病室溫度太低，抑或還有其他原因，值得中、西醫進一步研究、思考。

5｜關於建議

基於上述，從中醫理論和臨床出發，並結合公共衛生學的問題常識，提出四點建議。

第一，在醫院病房的窗戶不便打開的情況下，建議在非典型肺炎病房內立即增加紫外線燈。每日定時使用，以增強室內殺毒滅菌的效果。居民區則提倡打開窗戶，通風透光。

第二，加大病區通風、抽風力度，並注意抽入空氣的淨化與消毒。以保病房通風良好，空氣品質高。

第三，合理使用空調。空調下的溫度，一般應保持在自然界氣溫高線以下 5°C～7°C 為宜。否則，人們經常出入於溫度懸殊的環境之中，極易造成鼻敏感甚至感冒高燒。尤其考慮到今年「春寒」，考慮到非典型肺炎病毒蔓延的具體特點，非典病房的溫度，更需要科學地加以控制。而且，寧可從高掌握溫度，甚至在保持通風良好的情況下，暫時不需要使用空調。

第四，流行性感冒一般多屬中醫的「表證」（亦即前面所稱的「在表」），非典型肺炎初期也必見表證。從流行性感冒與非典型肺炎的關係而言，在病毒感染的情況下，應重視「預防感冒於表證之前，治療非典於表證之時」的原則。

採取中、西醫配合，首先大力防治感冒，便可以穩定地保全絕大多數，防肺炎於未然。以發汗解表之法，辨證治療流行性感冒，中醫有獨具的優勢。尤其對「非典」的病源病毒認識不一，西醫又缺少有效治療的特異性藥物的情況下，放棄中醫的優勢而不用，是十分有害的，也是危險的。

在科學面前，需要的是棄絕偏見，擇善而從。在中、西醫兩種醫學科學的關係問題上，沒有「一國兩制」，只有中西醫並重、優勢互補。這一點不可混淆，不可彷徨！

三、非典呼喚中西醫配合

香港浸會大學中醫藥學會兩年前的一項社會調查表明：有 22%的香港市民患病後首先會找中醫，有近 70%的市民則同意接受中醫治療。這是「把香港建成國際中醫藥中心」的決定以來，令人可喜的事實。此次非典型肺炎流行之際，也表明了這一點。筆者一個月裏幾件有意思的經歷，也證明了這一事實。

4 月 12 日下午，浸會大學中醫藥學院兩位負責人告訴我，在將軍澳醫院「深切治療部」的患者×××病情嚴重，經該院同意，欲請中醫專家參與其治療。我立即放下手頭工作，與病人家屬前往醫院。

將軍澳的西醫主診醫生和護士們對我十分熱情。他們先抱來了病人的病歷記錄向我做了介紹，讓我從中醫角度再提問所需要的情況，並一一作了回答，接著給我看了病人自 3 月 17 日入院（3 月 25 日進入深切治療部）以來肺組織改變的計算機記錄。我為病人詳細診脈之後，大家共同交流了中醫對該病情的看法和治療思路，最後他們取出處方紙請我開下一張中藥方。

由於病情嚴重，已經進入到中醫傷寒論所講的厥陰病階段，所以在離開醫院前，我向護理人員講了中醫護理上應注意的幾點意見，並向他們提出病房內通風情況不夠好，提請大家多自珍重。作為香港地區非典肆虐中西醫配合的第一個病例，我對相互的真誠配合十分高興。

40 年的臨床經歷告訴我，該患者尚有可救之機。於是我帶著病人家屬在醫院附近找了一家信得過的老牌中藥店，親自看著抓好藥，又向家屬詳細交代煎服方法，然後離去。兩天後才知道，醫院並沒有讓患者服用煎好的中藥。

4 月 17 日下午，病人家屬急電稱：五天來病情未見好轉，這一次是醫院高層人士同意中醫會診。出於救人的急切心情，我再次前往。當我們到達醫院時，護士告知他們的高層人士正在室內等候。十分鐘後當我們進入病房時，被告知高層主管參加緊急會議去了。直覺使我明白：他們一定有難言之隱，我也明白其隱情為何。

在我們這次的交流中，該院主診醫生說明他們主張為病人換用免疫球蛋白 M，同時說明有人擔心用中藥會出現不可預知的副作用。

我回應說：「香港許多慢性病人既看西醫又看中醫，大陸 50 年來急危病中西藥並用，早已是普遍的事實。病人至少現在的肝、腎功能還好，其核心問題是肺組織損害嚴重，用中藥無須擔心。」

主診醫生解釋：「上一次我開的中藥沒有給病人服用，是因為他們上級醫院裏一位懂中藥的西醫生認為，處方中有一兩種藥可能會有過敏反應。」

我解釋說：「『過敏反應』是許多西藥容易出現的不良反應，中藥歷來無『過敏』之說；中藥在臨床上往往因為醫生辨證不準，會出現用藥不當的問題；那張處方出自《傷寒論》和《溫病學》，千百年來，屢用不爽。」

我當時表示，既然你們上級醫院有人懂中藥，現在救人要緊，你們內部中西配合更有利。於是我再診了一下病人的色脈，與該院醫護人員相互笑著告別。

病人於 4 月 18 日改用免疫球蛋白 M 制劑。4 月 20 日晚上 10 時病逝。這一次中西醫配合雖然未能落實在臨床上，但是中西醫配合的願望，應該是一致的、強烈的。

4 月 12 日晚上 12 點，一位姓陳的先生來電說：「其母住×××醫院，病情危重，徵得主診醫生同意，急欲請我診治。」由於深夜不便請示本校上級負責人。再者按照醫學交流合作的常規，本應由該院出據「會診邀請書」或相關手續，我即可連夜前往。然而十多分鐘後，該院主診醫生來電稱：「他們可以寫一張『不反對中醫來看病』的書面文字，但按照慣例，他們從來沒有請過中醫前來會診。」「不反對」，不就意味著在一般情況下是「反對」的嗎？既然政府的醫院不能在此特別情況下破「慣例」，那麼中醫參與的治病救人不就是「違犯慣例」，或者違法的了嗎？

我後來說：「大家治病救人的願望是一致的，能否寫一張同意中醫來看病的文字，並希望他們西醫在場，介紹和交流病情。」對方稱，須請示他們上層主管後再回覆我。結果，我在電話機旁坐等到凌晨兩點半而未有回答。兩天後，知道病人已經過世，不禁唏嘘不已。

5 月 3 日，我看到一位「非典」病人的家屬寫給聯合醫院的信。信中稱病人家屬欲請筆者為其親人診治，並申明由家屬筆者承擔其法律責任和一切後果。聯合醫院的負責人在信中簽了名，表示同意。按理說，醫院是在相關法律範圍內，決定病人應當採取什麼方法，用什麼藥物的責任者。怎麼能讓不懂醫學科學知識的病人家屬，來承擔他所不知的法律責任呢？

筆者早年在基層一所醫院擔任院長多年，按照我對責任者的一貫理解，若這樣做，我將是一名玩忽職守者。此時此刻我並無意去責怪任何人，不就是香港的中醫至今尚沒有進入醫院的法律保證這一點嗎？

就在5月3日的下午，我知道了廣東省中醫院兩位專家來港，交流中西醫配合治療「非典」的經驗，並參與「非典」的治療工作。對於香港有關當局在危難之時的這一果斷決策，感到由衷的高興！

我在香港浸會大學中醫藥學院執教、臨床三年多。近一年來面臨畢業的首屆大學生，常常憂心忡忡地對我說：「畢業後，哪裏是用武之地呢？」近來，我則安慰同學們說：「非典型肺炎已經把中醫和西醫，逼到了中西醫並重，中西醫配合這一條出路上來了。」儘管形上性的中醫與形下性的西醫，在學術上相互並重，在臨床上相互配合，這在香港還需要很長、很長的路。但是無論如何，「非典」為這一條路做了催化劑。

廣東省兩位專家來港參與「非典」治療，象徵著「中西醫配合」已經在香港邁出了歷史的第一步。或者可以說，這正是「非典」呼喚中西醫配合的結果。人常說，萬事開頭難。僅就這一點而言，就有了令人謹慎樂觀的理由。

四、中西醫配合的重心放在「非典」治療上

非典型肺炎肆虐香港，已近兩個月。在廣大民眾和社會各界的一再呼籲下，廣東省中醫院呼吸科兩名專家應香港醫院管理局邀請，於 5 月 3 日來港協助「中西醫配合」治療「非典」。5 月 7 日《香港商報》報導：經醫院管理局安排，兩位大陸醫治「非典」的專家進駐某研究服務中心，研究中西醫結合治療非典型肺炎的可行性。

當前，擺在香港社會面前首要的問題，即提高臨床療效，全力降低病死率。但是，所謂「中西醫結合」的「可行性」研究，是否本末倒置，捨近求遠呢？

第一，4 月中旬，浸會大學即邀請了廣東省中醫院呼吸科主任林琳，來港介紹中西醫治療「非典」的情況。林主任所講的廣東省中醫院今年 4 月修訂的「中西醫結合治療非典型肺炎」的總結，是該院自 1 月 7 日至 4 月 5 日，用血汗換來的結晶。而且，也是經過大陸最著名的鄧鐵濤、任繼學、焦樹德、晁恩祥、路志正、陸廣莘、顏德馨、周仲瑛、劉偉勝等多位中醫專家，共同論證後而通過的。與此同時，廣州中醫藥大學附屬一院在所收治的 45 名「非典」病人救治中，也採取中西醫配合的方法，取得了病人「零死亡」，醫護人員「零感染」的可喜成績。這些事實對於近在比鄰的香港醫學界來說，除了認真學習，迎頭趕上之外，沒有別的選擇。我不理解對中西醫配合治療的「可行性」，還有什麼值得懷疑，還有什麼重複「研究」的必要呢？尤其對中醫辨證論治知之甚少的香港西醫界，跨學科地研究廣東的中醫臨床成果，究竟會產生出什麼樣更高的成果呢？

第二，從醫學基礎理論開始，中醫與西醫就是兩個概念、範疇完全不同的醫學科學體系。用西醫的觀念和方法對中醫進行解釋和改造，是典型的「近代科學主義」的錯誤。早在 20 世紀初，大陸的西醫界就有人一直堅守「廢醫存藥」的態度，倡導「中醫科學化」。他們所持的科學標準，其實是以近代科學為基礎的西醫的學術標準。所以在近一個世紀裏，不僅收效甚微，而且嚴重滋長了「科學對科學的誤解，醫學對醫學的摧殘」這樣一種不良習慣，嚴重影響了中醫學術的自主發展。直到 20 世紀 80 年代，國家才在憲法中明確規定：「發展現代醫藥和我國傳統醫藥」；並在 90 年代，進一步把「中西醫並重」作為全國衛生工作總方針。為中、西醫兩種醫學的共同繁榮和自主發展奠定了法律基礎。

第三，關於「近代科學主義」，著名人類學專家費孝通先生從廣義的角度，將其稱之為「歐美文化中心論」。去年 12 月 17 日至 21 日，全球華人會集香港，召開了對中華文化復興頗有影響的「21 世紀中華文化論壇」大型學術會議。籌備委員會主席、香港浸會大學校長吳清輝在向與會者的致詞中強調，「文化自覺和社會進步」，是本次會議的主題。來自世界各地的近 200 名代表，圍繞著會議的主題進行了廣泛的交流。會議高度肯定了費孝通先生提出了「各美其美、美人之美、美美與共、和而不同」。並將這一提法譽之為人類文化多元共存，共同繁榮的新時代文化觀。應該說，文化科學多元發展，是當代世界的文化主流。所以從這個意義上講，香港的中西醫發展，決不能與世界文化科學的主流意識相脫離。而且，香港的中西醫之間，必須以「和而不同」的新時代文化觀為基礎。「非典」防治中，廣大民眾和社會各界要求引入中醫治療，正是這一新時代文化觀在中西醫關係上的反映。

第四，隨著「非典」發病情況的逐步抒緩，香港政府已經提出了一系列恢復社會、經濟的計畫。當前，必須把抗炎行動的重點，不失時機地放在「非典」的治療上。醫學界如能利用現有醫學資源，組合中西醫治療優勢，並通力合作，在兩周內基本結束「非典」之役，是完全有可能的。

具體安排是：①深切治療部以西醫為主，並借鑑廣州、深圳的經驗，最大限度地降低病死率。②普通病房採取中西配合的方法進行治療，發揮中醫專家的治療優勢，力爭縮短病程，爭取不再有病人進入深切治療部。③組合香港大學、中文大學、浸會大學的中醫專家與西醫配合，參與疑似病例和初發病例的治療，力爭不增加新病例。④進一步普及中醫自我養生與防護常識，杜絕疑似病例和初發病例的出現。

這場突如其來的非典型肺炎，給人類醫學留下了許許多多的謎，許許多多的反思。而當前的燃眉之急是，儘快組合中西醫專家，全力投入於臨床治療，爭分奪秒地治病救人。有關中西醫配合的更多研究，留待今後逐步開展，則更妥當，更明智。

五、防治「非典」兩難點

非典型肺炎的發病情況雖然明顯趨緩，但時至今日，仍有兩個難點值得人們深思。

1 | 中醫參與治療的問題

多方面報導表明，早期「非典」，中醫治療有優勢。但香港中醫界同仁多次呼籲，依然沒有結果。這裏僅舉 5 月 27 日「非典」的相關數字，或可得到一些啟示。

截至 5 月 27 日，全世界感染「非典」的總數為 8221 人，死亡者 735 人，病死率為 9%。其中，大陸感染總數 5322 人，死亡者 321 人，病死率為 5.9%；香港感染總數 1728 人，死亡者 269 人，病死率為 15.5%；台灣感染總數 596 人，死亡者 76 人，病死率為 12.9%。另外，有「非典」疫情的其他各國感染總數為 575 人，死亡 69 人，病死率為 12%。由此不難聯想到：

第一，上述有「非典」疫情的絕大多數國家、地區，醫療條件、設備普遍比大陸優越，而死亡比例高出一倍多。顯而易見的原因是，大陸有中醫中藥的預防與治療。4 月中旬北京疫情暴發之初，由於其他因素，造成了一度的防治危機。但隨著各方面措施的盡快到位，隨著中醫的逐步參與，時至 5 月上旬，發病人數與死亡率即迅速下降。根據北京以及整個華北地區「非典」防治的趨勢，估計這場疫情過後，大陸的病死率，不會超過目前國際上平均 9%這一比例。

第二，如果香港和台灣的中醫也能夠像大陸一樣，與西醫並重，皆處於主流醫學的地位。香港和台灣「非典」的病死率不應該是 15.5%和 12.9%。與香港相比鄰的廣東省相比，其病死率為 3.6%。如果香港能早一點學習，早一點趕上，相信也會有不亞於廣東的治療效果的。

第三，中醫和西醫是基礎理論不同的兩個醫學科學體系，「和而不同」應當是處理中西醫兩種醫學科學之間的關係時，彼此共同信守的原則。如果用西醫的觀念和標準可以解釋中醫的理論和臨床問題，那麼，大陸經過近 50 年驗證、解釋、改造的努力，中西醫結合或者中醫西醫化的目標，應當早已實現了。如果今天香港的西醫們繼續重複大陸走過的老路，即自己經過「研究」、「消化」大陸治療「非典」的成果之後，再用於臨床治療，這豈不是重蹈覆轍嗎？

2｜病區感染的問題

世界衛生組織解除對香港旅遊警告以後，5 天內有 6 人受感染。其中 5 人是在醫院感染。早在 2 月初廣東「非典」發病之時，醫學界即強調室內通風和透光，儘量不使用空調。由於香港醫院建設布局的特殊性，其樓層高，跨度大，故使通風與透光受限。加之溫度控制自成系統，臨時改造有一定難度。故 4 月 16 日筆者撰文，從公共衛生的角度提出建議：「非典」病房內應增加紫外線設備，以進一步做好殺毒滅菌；加大病房內抽風換氣的力度，並注意抽入空氣的淨化和消毒；合理使用空調，將病房內的溫度控制在自然界氣溫高線以下 5°C～7°C。希望多方面採取措施，儘量防止醫院成為病毒高密度區，以最大限度地降低醫護人員受感染的機會，減低病人在醫院感染的可能性。

看來，要早日使香港從疫區中除名，必須下決心從醫院自身的環境衛生上採取措施，以解決病區感染的問題。

六、香港 SARS 敏感點辨析

2003 年春季，香港無人隱瞞疫情。SARS 降臨之日起，從港區特首到各局、署官員，從醫護人員到全體民眾，雖頗感緊張，又十分理性。上下各盡職守，團結抗擊 SARS 的動人情景，至今記憶猶新。

1｜大惑不解的敏感點

2003 年 SARS 肆虐之後，香港對 SARS 的防治進行了長時間的檢討，而社會上至今仍有種種不同看法。

當年，大陸 SARS 的平均病死率為 6.6%，與香港毗鄰的廣東省為 3.6%，而廣州中醫藥大學第一附屬醫院收治的 45 位 SARS 病人，竟然收到了病人 0 死亡，醫護人員 0 感染的驚人效果。但是，香港發病總人數為 1755 人，死亡 299 人，死亡率為 17%，屬世界範圍之最高。

如此之大的反差，不論在事實上，還是在心理上，都令香港人難以接受。所以，香港 SARS 的發病率、死亡率太高，這一點就是社會上種種不同看法背後真正的敏感點，或稱為共同的心結。

2｜敏感點背後的醫學原因

如何解開香港人共同的心結，需要從影響 SARS 防治效果的五方面，從醫學角度做分析，找原因。

第一，香港是在廣州 SARS 大面積發病的一個多月之後，才開始流行的。廣州防治 SARS 中，通風、透光、紫外線室內消毒，儘量不使用空調機降溫等經驗。儘管業界從一開始就有人呼籲，但香港在預防上遲遲沒有採納。

第二，大陸受中醫學術的熏陶，在傳染病流行時有許多「天人相應、順乎自然」的預防思想和方法。其中，服用中藥以平衡身體機能，消除體內積熱，是常用的有效方法之一。儘管大陸 SARS 發病之初，曾一度出現過濫用預防中藥的現象。但是總體上看，中藥預防的有效性是不容懷疑的。

香港如能採取正面、積極的態度，組織好中藥預防的實施，對降低 SARS 發病率，肯定是有益的。

第三，SARS 之初，在香港中醫界便大聲疾呼，要求進入第一線，參與 SARS 的早期治療。浸會大學在 SARS 發病高峰的 4 月初，專門成立了「抗炎行動小組」。聯合在港中醫界，聯絡廣州中醫界，全力推進中醫治療工作。但醫界管理部門，對此反應冷淡。後來幾經努力，直到 5 月 4 日廣東省中醫專家來港參與治療時，本港 SARS 的流行，其實已經接近了尾聲。

第四，眾所周知，西醫對 SARS 的治療，沒有特異性有效藥物可用。而香港自始至終堅持用西藥利巴偉林、類固醇，而且超大劑量使用。據去年 4 月初報導，美國、加拿大對該藥的療效持否定觀點，廣州中醫藥大學附屬醫院基本不使用該藥。接著到 4 月下旬，大陸和香港醫學界也對該藥的毒副作用提出了廣泛的質疑。而香港醫學界的有關決策者，仍然固執地堅持原來的用藥方案，不肯改變。

第五，對於中西醫配合治療，香港醫學界管理者始終存有疑慮。其理由是擔心中藥對西藥可能產生不利的干擾，故堅持先研究，再推廣。其實在香港，市民有病之後，既服用西藥又服用中藥，早已是不爭的事實。而且平時用中藥煲湯，更是香港人的傳統習俗。在大陸，中西藥並用是幾十年來 13 億國民長期、普遍的治療方式。在 SARS 防治中，大陸中西醫配合治療 SARS，已經取得了現成經驗的情況下，香港需要的是果斷、明智地把現成的經驗，拿到臨床防治上來。疑慮和擔心，以及先研究、再推廣的做法，從突發事件的應變處理來講，更顯得保守和多餘。5 月 4 日香港採取中西醫配合治療 SARS 之後的事實，也證明了這一點。

香港 SARS 流行時，上述五個問題如能及時、圓滿地得到解決，死亡率降低到國內的平均水準，並不是沒有可能。

3｜醫學原因背後的原因

在香港，從 1998 年董建華特首在施治報告中提出把香港「建成國際中醫藥港」，到去年已經整整 5 年了。過去的 5 年中，如果醫學界能夠初步建立起「中西醫並重」前提下，中西醫配合的醫療機制，相信不會因 SARS 流行而出現今天這樣的被動。

再者，SARS 之後的香港社會，按理說應該認識到「中西醫並重」的重要性了。遺憾的是，一年後的今天，香港對中西醫配合醫療機制的置後問題，並沒有表現出應有的關注。儘管香港號稱東西方文化交匯的大都會，然而至今並未真正、深刻認識中醫學，也未為中醫學提供應有的發展空間。以致在吃盡 SARS 苦頭之後的今天，依然故我。其實，這才是需要檢討的真正重點。

4｜當今需要解決的兩個老問題

今天，香港醫學面前，擺著兩個值得高度關注的老問題。

第一，香港目前的醫療架構是「西醫在朝、中醫在野」，這是不合理的。香港西醫界在政策、管理、學術三方面，算得上是一流水準。但是這與西醫界應當正視西醫學術自身的局限性，是完全不同的兩回事。在病毒性疾病的治療上，西醫尚處於探索階段，處於對症治療、經驗性治療的水準上。關於西醫學術的局限性問題，社會上對其認識模糊，人們可以理解。而醫學界缺乏實事求是的科學態度，顯然落後於世界醫學潮流。

第二，當前中醫的真正困難，不是中醫學術自身的科學價問題，而是中醫隊伍內部的人才問題。香港必須努力培養、造就一批合格、正統的中醫臨床人才。只有這樣，才能使中醫的理論優勢，透過辨證論治的臨床實踐，充分發揮出來。

透過檢討 SARS 的防治，上述兩個問題，應當引起香港人們的普遍關注。需要痛下決心，儘快建立中西醫配合的醫療架構，建立和完善中醫的醫療、教育、管理體制。

否則，以後病毒性傳染病若要再降臨，今天的危機仍然可能再發生。

第二章

教學臨床的形上特性舉隅

在兩種醫學並存的近代中國，影響人們對中醫學準確、公正認識的一個重要原因，是人們頭腦裏固有的已知對未知領域的排斥。這種存在於一個人頭腦裏的排斥，是當代分析科學的潮流所掩蓋、所決定的。本質上講，是從先入為主的「形下類」科學的理念出發，在對「形上類」科學理解不深的情況下，所形成的一種偏執性的抗拒心理。一旦一個人先學習了「形而下」的西醫生理、解剖知識，再學習中醫時，固有的已知總是頑固而又不自覺地詮釋、修改甚至排斥「形而上」的中醫。然而，正是思維科學中的這一常識性問題，被人們普遍地疏忽了。尤其在民族文化心理失衡，在哲學、科學方法論處於貧困的情況下，「中醫西醫化」幾乎成為一百年來社會上對待中醫學的潮流性偏見。

——引自《中醫復興論》

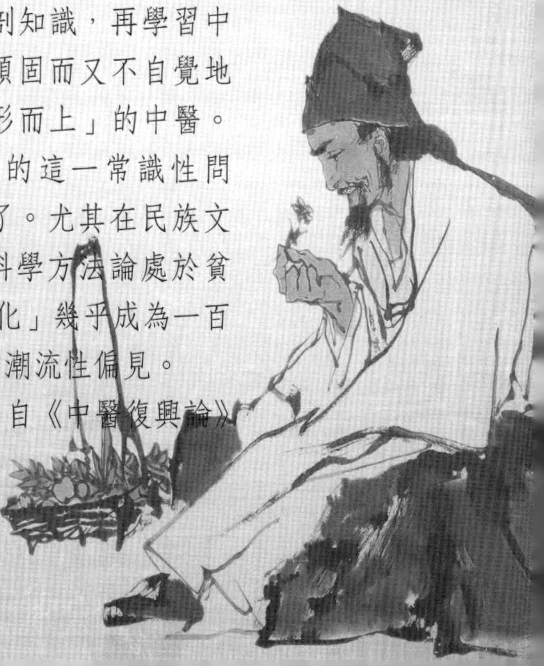

第一節

中醫防治腫瘤的理論思考

中醫藥學在治療惡性腫瘤上有獨特的思路與方法。然而在中、西醫學並存的現實中，由於受西醫學術觀念的影響，長期以來，人們熱衷於從中醫藥中尋求治療腫瘤的特效方藥，卻有意無意地忽視了運用中醫理論防治腫瘤的理性思考。雖然付出了巨大的代價，卻因找不到融合點，因而至今收效甚微。

筆者雖從事中醫理論與臨床工作四十餘年，但並非專門防治腫瘤的專科大夫。在長期的臨床實踐中，以辨證論治的原則為指導，對腫瘤的防治，也形成了一些認識。

一、「見瘤不治瘤」

在運用中醫辨證論治的原則防治腫瘤的實踐過程中，為了發揮中醫優勢，突出中醫特色，也為了時時提醒自己，避免受西醫觀念的影響而干擾臨床上的中醫理論思維，故將防治腫瘤的思路概括為一句話，即「見瘤不治瘤」。

所謂「見瘤」之「瘤」，是指經過 CT、超音波、核磁共振等影像學方法和細胞、分子生物學方法診斷的西醫意義上的腫瘤。

其實從中醫辨證論治的角度來看，不論中醫是講的症瘕、積聚、瘰癧（淋巴腺結核）、癭瘤（甲狀腺腫瘤），還是西醫講的良性腫瘤、惡性腫瘤，中醫既承認它的存在，卻更關心自身的望、聞、問、切。

因為中醫研究的對象是整體層次上的機體反應狀態及其運動、變化，即證候及證候的變化；西醫研究的是構成人體的組織、器官、細胞、分子的結構與功能。

具體的講，中醫是在不打開人體「黑箱」、不干擾活的生命過程的條件下，把人作為一個整體，並與自然、社會聯繫起來進行考察。著重研究生命過程中自然流露的，依靠望、聞、問、切四診所獲取的脈象、舌象、神色形態，以及病人所表述的種種現象，合而稱之為證候。從證候及其運動變化的過程中，總結、認識疾病的發生、發展的機理。

西醫則以解剖分析的方法，著重研究構成人體的各個組織、器官、細胞以及分子的結構與功能變化，從而認識發生在局部的生理和病理變化。

所以，西醫所見的腫瘤是存在於局部組織、器官、細胞以及分子病理意義上的腫瘤；而中醫所見的腫瘤則著重是腫瘤發生、發展過程中表現在整體層次上的證候及其證候的運動變化。因此，見到腫瘤細胞而未見臨床證候，西醫認為是瘤；見到臨床證候而未見腫瘤實體，西醫不認為是瘤。同樣，見到腫瘤實體而未見到從望、聞、問、切所獲取的脈象、舌象、神色形態，以及病人所表述的種種現象，中醫則無從辨證立法，難以確定具體的防治措施。

與西醫對腫瘤的認識和診斷相比，中醫的主要特點和優勢有兩方面。

第一，中醫從望、聞、問、切四診中所獲取的脈象、舌象、神色形態，以及病人表述的種種現象，與西醫所講的症狀、體徵，其內容和醫學意義不同。它是在自然、社會、心理、生物諸多因素作用下表現在人身整體層次上的機體反應狀態。腫瘤過程中的這些狀態，也是患者陰陽消長、邪正盛衰、臟腑虛實總的結果。

中醫所看到的這個總結果，與著眼於局部病灶及細胞生理、生化的檢驗指標相比，應該說是從生命的更高層次上，更客觀、更真實地把握了腫瘤的表現及其發生、發展的全過程。所以在西醫臨床劃分的「出現症狀期」，中醫對腫瘤的「有證可辨」；在腫瘤病的「臨床前期」（即無臨床症狀期），中醫仍然可能透過四診，從整體層次上看到腫瘤早期的病理表現，因而同樣「有證可辨」。因此這就為腫瘤病的早期治療，提供了優於西醫的理論和臨床基礎。

第二，對於腫瘤，中醫看見的內容、形式，與西醫不同。故由此所見到的病機，也與西醫腫瘤的病理不同。中醫透過辨證而認識的病理機制，是在四診的基礎上，以及與之相關的既往疾病、體質特點、心理情緒、生活習慣、社會環境、自然氣候等因素在內的疾病機制的總判斷。這種「總判斷」包含了中醫對腫瘤形成的生物、心理、自然、社會諸多相關因素的認識。

因為中醫學本身即是一種包括生物醫學、心理醫學、社會醫學在內的綜合性醫學。而西醫對腫瘤的研究至今仍著重於局部，著重於生物醫學範疇（當然與中醫在生物醫學範疇研究的層次也不同）探究問題。其生物醫學模式本身對社會與心理範疇的因素，在理論上尚缺乏有機的包融。儘管中醫不可能像西醫那樣在影像學、細胞生物學水準上把握腫瘤的微觀真實，但是它卻在整體層次及其相互聯繫上，更真實、更客觀地把握了腫瘤病的總機制。這一點也為腫瘤病的綜合性防治提供了更全面、更優於西醫的理論與方法。

所謂「不治瘤」，意在強調中醫辨證論治的重要性。

按照中醫的觀點，疾病是一個在時間上無數的異時連續的因果關係，在空間上無數的相互依存關係，相互交織的無限變化的病理過程。如果把一個腫瘤病的全過程看作一根鏈條，那麼辨證就是要洞察在這一根鏈條上的每一個鏈環的具體病機究竟是什麼。因為中醫治病是著眼於一個個「鏈環」，辨證求因、審因論治的。因此在腫瘤疾病過程中，由於邪正盛衰、陰陽消長的情況千變萬化，故同一病人不同階段的病機則因時而異，錯綜複雜。

在病情上，由於每一個發病者的內在條件與外部因素各不相同，故各個病人表現的病理特點也因人而異、千差萬別。在西醫看來相對不變的病理，在中醫看來卻是時時變化著的病機。這就是中醫的優勢。

基於上述，只有時時掌握腫瘤病人的證候，然後「揆度奇恆」、「辨證求因」，就可「謹守病機，各司其屬」、「審因論治」。所以中醫防治腫瘤的基本思路和顯著特點不是「不治瘤」，而是「治證以治瘤」。或更具體的講，是「辨證以求機，審機以治瘤」。這就是中醫治療腫瘤的思想靈魂，或者最核心的臨床思路。

與西醫的切除病灶、消除腫瘤細胞為「靶點」的治療思路相比，中醫的「治證以治瘤」則著重於產生腫瘤病灶（或細胞）的內在與外在因素，而不僅僅是病灶本身。

這種針對腫瘤產生的因素而採取的整體綜合性調節，應該說是更積極、更有效、更徹底、更靈活的防治思路。這才是形上性中醫在防治形下性腫瘤上，最基本的思路，萬萬不可疏忽。

二、西醫防治腫瘤思路的發展

近年來，隨著腫瘤防治工作的不斷進展，許多從事西醫的學者也開始認識到腫瘤發生是多病因參與多階段的過程。大多數學者將致病因素分為病因、環境和宿主三大因，認為機體對環境致癌物的代謝轉化能力，DNA 修復酶系的功能，染色體結構的穩定性，免疫監護系統的完善與否及其他一些尚未探明機理的因素（如神經體液類型和許多單基因決定的綜合徵）等是形成個體易感性的主要原因。與此同時，還進一步提出了「人體大多數腫瘤是由環境因素作用於遺傳物質的結果」的學說。

在治療方面，除以往的手術、放療、化療「三大法寶」之外，開始更多地考慮腫瘤產生的生物學手段行為及宿主的防禦功能以及消除潛在的亞臨床病灶。

這些情況充分說明，西醫已經注意到腫瘤發病機制的整體性、綜合性研究。並且在環境因素、體質特點以及宿主的防禦功能的認識上，有了一定的進展。儘管這些認識在中醫看來，尚屬粗淺的、不成熟的，但在西醫來說，畢竟是一種進步，而且出現了與中醫相近的研究視角。雖然西醫尚無「見瘤不治瘤」、「治證以治瘤」的治療思路，但上述進展已經預示了中、西醫從不同層次、不同角度在防治腫瘤的專題上相互合作、相互配合的廣闊前景，預示了中、西醫配合防治腫瘤的可行性和必然性。

三、「捨己之長、就人之短」的防治思路

人們習慣把西醫的切除病灶、消除腫瘤細胞的治療方

法，稱為特異性治療或特效療法。這些特異性治療，尤其是針對腫瘤細胞而採取的化學藥物療法，和同位素放射療法的毒副作用，卻使人望而生畏。所以，習慣稱之為「既鋤草又除苗」的毀滅性戰術，或者「治病不治人」的治療方法。

中醫的療法是以藥物為主的，包括針灸、推拿、氣功、外治等在內的整體綜合性調節。進而言之，中醫透過綜合運用多樣的治療方法，來調節人體陰陽、氣血、邪正、臟腑的病理狀態，使之達到整體水準上的平衡與協調，疾病也就自然痊癒了。因為生命過程在整體水準上達到平衡與協調，這就意味著形成疾病的自然、社會、心理、生物因素的消失。所以從理論上講，如果腫瘤發生、發展的內因與外因不存在，腫瘤便一定會得到有效的控制。這種治療，就是「治人以治瘤」的方法。它與西醫化療、放療的「治病不治人」的方法相比，無疑是一大優勢。

在東西方文化交匯的當代，中醫藥界往往既不能正確認識中醫針對腫瘤產生的因素而採取整體綜合性調節的治療優勢，又沒有看到西醫對腫瘤發病機制整體性、綜合性研究的新趨勢。一種「捨己之長，就人之短」的傾向，至今籠罩著中醫對腫瘤的治療。分析其表現，大體如下：

第一，熱心於尋找和篩選特效方藥

中醫所講的證候，是疾病過程中陰陽消長、邪正盛衰、臟腑虛實等綜合的、不斷變化的病理機制的外部表現。所以嚴格地講，按照「治證以治瘤」的思路，一切因中醫的具體病機而設的方藥，都是特異性治療，都是特效的方藥。也就是說，放療、化療是西醫意義上的，針對腫瘤細胞的特異性治療；整體綜合性調節，才是針對中醫意義上的具體機制的特異性治療。所以只承認西醫的特性，或者用西醫的標準、觀念代替中醫的理論，代替中醫的原則，是不可取的。應該說，在一個腫瘤病的全過程中，出現過多少不同的病機，便會用多少個特效的方劑來治療。

固然，中醫在骨傷、五官、皮外等局部病變為主要特點的疾病的防治上，確實有不少針對局部病灶的特效專方、專藥。但是，治療腫瘤，不能困循、固守這種思路。腫瘤的產生或形成，是多因素綜合作用下的最後結果。簡單地從手術切除所見的腫物來看，它似乎與骨傷、五官、皮外等局部病變有相似之處。但是它的綜合性原因太多、太複雜。

我們寧可將腫瘤視為慢性複雜的內科病，或者老年慢性複雜的外科病，也不要將它視為一種簡單的外科疾病。必須意識到，治療腫瘤的核心是治因，而不是治果。要把視野集中在長期的、複雜的、心身交融的、形上性的發病原因上，這才是中醫的特點與優勢。

對於涉及自然、社會、心理、生物等諸多因素，使全身臟腑、經絡、氣血、陰陽發生巨大病理改變的多種腫瘤病來說，設想尋找一個包治各種腫瘤的專方、專藥，與中醫辨證論治的特點和優勢完全相悖。

西醫的化療，藥物毒副作用較大，其主要原因就是「見瘤治瘤而不顧人」。也就是說，它只重視了實驗室內對腫瘤細胞的生物效應，而難以權衡藥物對人身體的綜合性生物效應，甚至常常把藥物對腫瘤細胞的作用，等同於對腫瘤病人的作用。如果中醫重蹈西醫之轍，不關心腫瘤患者整體性證候的寒熱虛實，一味尋求或使用攻瘤、化瘤、消瘤的特效方藥，則可能導致包括中醫、西醫在內的整個醫學，在防治腫瘤上極有前途的思路與方法的夭折。既然腫瘤是多病因參與和多階段的過程，是在自然、社會、心理、生物諸多因素作用下的……總結果，那麼不論西醫或中醫，企圖簡單地尋求專病專藥的任何努力，都是不明智和不全面的。

第二，由替換概念的邏輯錯誤到臨床方藥的雜投

長期以來中醫在腫瘤防治上，形成了廣泛使用清熱解毒、活血化瘀、軟堅散結三類藥物的習慣。這些習慣，主要是在兩種醫學理論之間，不自覺的替換概念的邏輯錯誤所形成的。

比如，西醫對腫瘤藥物的篩選，強調藥物「對腫瘤細胞的毒性作用」。當代以西藥的藥理學標準而設計的一些實驗研究，也曾經發現某些草藥（如半邊蓮、白花蛇舌草、蚤休、龍葵等）對腫瘤細胞有一定的抑制作用。然而，這些中草藥從其性味、歸經、功效上講，多係中藥裏清熱解毒類藥物。於是，「發明者」把中醫的「清熱解毒」之「毒」，理解為西醫的「毒性反應」之「毒」。從而不問有無熱毒熾盛之證，廣為用之。這便形成了腫瘤治療中大量清熱解毒類中草藥雜投的狀況。

又如，中醫臨床中所謂的「堅」，多指症瘕積聚、瘰癧癭瘤、癰疽疔瘡等疾病中出現的堅硬如石，或推按不移的證候。其病機主要是氣、血、痰、火、濕、食、邪毒等原因造成的壅滯。中藥裏所謂軟堅散結的藥物（如海浮石、牡蠣、貝母、昆布、海藻、海蛤殼、瓦楞子、白芥子等）多具有化痰散結之功，常用於治療瘰癧癭瘤等痰氣結滯之證。

不顧邏輯學中概念同一性的原則，把中醫意義上的瘰癧癭瘤與西醫意義上的惡性腫瘤等同起來，進而將中醫的軟堅散結藥直接用於西醫惡性腫瘤治療之中，這顯然是替換概念之後的錯誤推理。

再如，中醫所言之「血」、「氣」相對而存在。實為概括人體陰陽消長過程的一個方面的功能模型，它與西醫的「血液」含義完全不同。中醫認為血，「生於心」、「藏於肝」；血屬陰，氣屬陽，血在氣的作用下，布散於全身。故臨床血瘀之證，多關乎心、肝二經，往往為邪氣壅滯所致。進一步就「邪氣壅滯」這一總的病機而言，有氣滯肝鬱而為瘀，有邪熱壅滯而為瘀，有痰濁壅阻而為瘀，有濕邪留戀而為瘀，有陽虛寒凝而為瘀，有氣虛血滯而為瘀……，常見於多種疼痛性疾病（如胸、脅、脘、腹、腰、膝痛及痛經、閉經等）和神志類疾病（如中風、癲狂、痙厥、怔忡、心悸、健忘、不眠等）。然而，人們往往用西醫血液流變學的理論，來曲解中醫之「血」。以為「血為有形之物」，瘀則產生有形之體；進而以為腫瘤是有形之體，腫瘤便是中醫的血瘀之證。

中醫治療腫瘤的臨床上，一些病人出現血瘀之證時，當然要使用活血化瘀藥物。但是若據上述穿鑿附會而一概用之，則有失中醫「辨證求因求機」、「審因審機論治」的精髓了。應當特別值得一提的是，當今對「活血化瘀」法的濫用，絕非腫瘤一病。而且大有「無病不瘀血、無證不瘀血、無方不活血化瘀」之勢。

對於這一類因為理論概念混亂，進而產生的臨床醫學思維混亂的現象，中西醫學術界切切不可等閒視之。

所以，我們強調「見瘤不治瘤」、「治證以治瘤」，主要是針對中、西醫並存的環境裏，在中醫防治腫瘤實踐中的種種混亂狀況而言的。我們不排除從中藥中尋求特效方藥的嘗試，也不反對中西醫配合的臨床中，這種「西醫診斷、中醫辨證分型」的初級經驗性做法。但是，不要丟掉中醫的主體思路與方法，即「中醫理論基礎上的辨證論治」，在腫瘤防治中的地位和作用。

四、臨床病例分析

總結多年來按照「見瘤不治瘤」、「治證以治瘤」的思路防治惡性腫瘤的經驗，一言以蔽之為：「有常道、無常法、無定方」。茲舉醫案二則，以示一斑。

案例 1

李××，男，58 歲。發病前數年內常心情不暢，每每飲食無味，大便秘結，腹部及右脅脹滿，胸悶，心煩，時有頭暈失眠。因病情加重，1981 年 12 月 23 日經石家莊白求恩國際和平醫院檢查，診斷為晚期肝癌。住院治療近一個月後，未見好轉，並出現腹水。於 1982 年 2 月 19 日起，與劉銀洲大夫配合進行治療。

經檢查，患者脈弦數代，舌質紅、苔黃、邊見瘀斑，面色青黃。並見發熱而頭汗出、身無汗，午後潮熱，皮膚發黃，大便乾燥，小便不利，口乾欲飲，大腹脹滿，納呆，頭暈，胸悶，心煩，腹水明顯，雙下肢浮腫，左下肢尤甚，全身乏力，右脅劇痛，可觸及包塊。

脈弦數代，主風熱之邪阻塞氣機；舌質紅、苔黃、邊見瘀斑，主熱邪傷陰；面色青黃，主肝木乘脾；發熱頭汗出、身無汗、全身潮熱、皮膚發黃，主陽明濕熱鬱結在裏；口乾欲飲、大腹脹滿、納呆、雙下肢浮腫、頭暈、胸悶、心煩，主熱邪傷其陰液，脾胃不和，肝氣犯胃；右脅痛可觸及包塊系邪結厥陰，氣血瘀積，脾失運化，肝失疏洩所致。

證屬肝鬱脾濕、濕熱阻滯、陰津耗傷，治宜清熱利濕、理脾和胃、舒肝解鬱。方用茵陳蒿湯加味：茵陳、山梔子、川大黃、廣藿香、茅蒼朮、川厚朴、廣陳皮、廣木香、夏枯草、白花蛇舌草、雞內金、生薏米、冬瓜皮、川鬱金、川楝子。30劑，每日1劑，水煎服。

1982年3月20日二診。脈象、舌象似前，頭汗出、身無汗、潮熱，皮膚發黃明顯減輕，口乾多飲、腹脹脅痛好轉，頭暈、胸悶、心煩及食慾似前。上方加炒棗仁、焦三仙，繼服30劑。

1982年4月23日三診。脈弦滑，舌質淡紅、苔薄白微黃，頭汗出、身無汗、潮熱，皮膚發黃基本消失；口乾多飲、腹脹滿、頭暈、胸悶、右脅疼痛明顯減輕；飲食增加、睡眠較佳、精神好轉；仍見左腹發脹、右脅隱痛，時有頭暈、胸悶、心煩、手足心熱、全身乏力。為陽明濕熱已退，肝脾陰虛挾濕，氣血鬱結之證。

上方改為一貫煎加減：生地黃、北沙參、川楝子、枸杞子、粉丹皮、川鬱金、黑元參、夏枯草、生牡蠣、雞內金、白花蛇舌草、茅蒼朮、龜板、炙鱉甲、生薏米、麥門冬、蘇葉。30劑，每日1劑，水煎服。

1982年5月25日四診。脈平、舌淨、諸證消失。上方隔日1劑，再服兩個多月後，恢復健康，並能下地勞動，騎自行車30餘里不感疲勞。1982年7月16日來北京，經中國中醫研究院廣安門醫院全面檢查，肝功正常，腫瘤消失。後隨訪3年未見反覆。

案例 2

郭××，男，45 歲，研究員。患者於 1984 年 12 月在上海出差期間，因右脅下不適，經上海市腫瘤醫院診為肝臟血管瘤、不除外原發肝癌。經北京鐵路總醫院、北京協和醫院、解放軍 301 醫院多次檢查，確診為原發性肝癌（4.5cm×4cm）。因其夫人為解放軍 301 醫院職員，故住進該院病房，施行化療。由於胃腸功能驟然紊亂，血象各指標銳降，精神、體力急劇衰退而停止化療。遂於 1985 年 3 月 18 日求診，改以中藥治療。

患者脈寸微、關沉、尺濡，舌體胖、舌質紅、邊見瘀斑、苔白黃膩，面色青黃，發熱惡寒、身熱無汗、口乾不欲飲、腹滿、陣痛、自利而嘔、右脅劇痛、雙下肢酸痛、腳腫、面目浮腫、消瘦等。

脈寸微關沉尺濡，主陽虛寒濕；舌體胖質紅、邊見瘀斑、苔白黃膩，乃寒濕化熱；面色青黃，主肝木乘脾；發熱惡寒、身熱無汗、口乾不欲飲，主濕熱鬱結表裏，津液不化；腹滿、陣痛、嘔吐而利、右脅劇痛、納呆，為太陽病不解內傳太陰，脾胃虛寒、肝氣犯胃、脾失運化之證。總之，本證為表邪不解，寒濕化熱入裏，臟腑失調，經絡不通，氣機不暢，邪結在肝所致。

治宜解表清裏，散寒利濕，疏肝散結。方用桂枝二越婢一湯加味，藥用生石膏、麻黃、桂枝、茅蒼朮、生薏米、藿香、炙甘草、川鬱金、川楝子、赤白芍、片薑黃、雞內金、生牡蠣、陳皮、大腹皮、大紅棗、生薑。上方 7 劑，水煎服，每日 1 劑。

1985 年 3 月 26 日二診。脈沉而細弱，面色略紅潤，發熱惡寒及嘔利已除，方用柴胡桂枝湯加實脾疏肝之品，藥用：桂枝、白芍、柴胡、黄芩、半夏、炙甘草、黨參、蒼朮、白朮、生薏米、片薑黄、川楝子、生牡蠣、生薑、大棗。15 劑，水煎服，每日 1 劑。

1985 年 4 月 12 日三診。脈沉而細、按之有力，舌紅、苔白而潤，右脅疼痛緩解，食慾有進、體力漸復、面不浮腫，偶感寒涼後大便溏薄，午後下肢沉重。以四逆散合香砂異功散加味，續服 30 劑後，體力大增，身如常人，開始恢復半天工作。上方服至 7 月初，患者形神俱佳，恢復全日制工作。經解放軍 301 醫院「超音波」檢查，腫塊縮小為 3cm×3cm。

自 1985 年 7 月至 1991 年 7 月的六年裏，患者除原發病灶外， 脈舌、形神如常人，肝功能指標一直正常，甲胎蛋白陰性。其間，每星期堅持服中藥 1～2 劑。大抵不外乎四逆散、逍遙散、小柴胡湯、桂枝湯、香砂六君子湯、半夏瀉心湯、黄連湯等方劑。隨季節變化與脈症情況，適當選用不同方劑，加減化裁。

1991 年 8 月經人推薦，患者在 301 醫院行腫瘤基底血管堵塞術。一個月之後，雖原發病灶略有縮小，但肝內出現四個繼發腫塊，並迅速增大，胎甲球強陽性。在住院期間，以西醫營養支持療法配合活血化瘀、消症散結的中藥治療。因病情持續惡化，於 1992 年 1 月，出現肺轉移病灶與腹水，救治無效而歿。

以上兩例說明，只要按照「治證以治瘤」的思路，完整、準確地運用中醫理論，嚴密辨證，把握病機，依機立法，依法遣藥，是發揚中醫優勢以防治惡性腫瘤的明智、正確的出路。

五、臨床體會

1｜從醫患溝通，到醫患合作

當代的人們對西醫的名詞術語容易接受，而對中醫的道理則所知甚少。臨床上應注意把中醫的治療特色與優勢，用通俗的語言介紹給病人。

比如，「見瘤不治瘤」的道理，自然、社會、心理、生物諸多因素致病的道理，整體綜合性調節的道理，「治人以治瘤」的道理等。如此，方可取得病人的理解與信任，進而在治療上得到病人的可靠配合。

在此基礎上，我們儘可能不用或少用西醫的化學藥物療法和同位素放射療法。這樣做，則有利於爭取到發揮中醫整體綜合性調節優勢的機會。

從因果律上講，中醫的優勢不是「見果治果」，而是「見果治因」的思想和方法。

2｜要中西醫配合，不要中西醫混淆

在中、西醫兩種醫學體系並存的現實情況下，兩者之間還有許多理論問題尚待深入研究。而社會上對中、西醫各自的理論進行對號入座的曲解，又幾乎是現實中一種普遍現象。這就形成了中、西醫理論上諸多偷換概念的錯誤，使中醫理論失真和扭曲，使辨證論治的水準嚴重下降。

筆者主張在學習中醫和中醫臨床中，應有意識地給自己

頭腦中「裝上一個雙向開關」。其意思在於，當你用中醫的方法治病時，你先把頭腦裏原有的西醫知識暫且關起來，原原本本、完完整整地按照中醫的理論原則思考問題。

這當然只是一種自我提示而已，要害是避免產生「以西代中」、「非西非中」的模糊思維，以保證中醫辨證論治的高水準和準確性。

3｜中醫四診固難，醫者務求全面、仔細、守道、善悟

證候是中醫研究的對象，故臨床四診，務求認真全面仔細。中醫望診、切診的臨床意義很大，但是在近代的中醫臨床中卻被嚴重地丟失了，望診丟失尤其嚴重。

早年，先師柴浩然先生曾多次教導說：「要無時無刻觀察常人與病人的神色形態，日積月累，反覆領悟，久而久之，方可把握望診的精髓。」就望診而言，病人的面部，就像一部讀不盡、悟不透的經書。所以對於望診，第一要仔細，第二要守道，第三要善悟。此三者，缺一不可。

病人的喜怒哀樂，其實都寫在面部；病人陰陽氣血的盛衰消長，五臟六腑的寒熱虛實、生剋乘侮，也都寫在面部。多讀多悟，才見神奇。

在一定程度上脈診也是這樣。常說，「胸中了了，指下難明」，正因為脈診其理高深，所以才其意難明。因此，或因診法難而不深研細究，或因醫者愚而棄之不用，僅靠問診所得，是很難把握病機之樞紐的。

4｜讀好看家的經典醫著，養成嫻熟的理性思維

要重視理論對臨床的指導作用。欲提高臨床療效，必先

讀好「看家書」，這就是經典醫著。中醫的經典著作，如《黃帝內經》、《神農本草經》、《傷寒論》、《金匱要略》、《溫病學》等有關著作，以及歷代出於臨床家之手的代表著作，都應熟讀精思。

岳美中先生曾說過，他從事臨床工作以來，每年的第一季度始終是他復習經典醫著固定安排。邊讀邊用，常讀常新，數十寒暑，不曾間斷。先生對經典醫著如此重視，是因為中醫的根本源頭，全在經典醫著裏。

臨床中對證候的識別與把握，既是一個實踐問題，更是一個嚴肅的理論問題。中醫的臨床診斷過程，就是運用中醫基礎理論，展開臨床理性思維的過程。哲學上講到感性認識與理性認識的關係時常說：「感覺到了的東西我們不能立即理解它，只有理解了的東西才能深刻地感覺它。」因此，堅實的理論基礎，是聯繫感官與理性的橋樑，是中醫臨床理性思維的根據。

在中醫臨床上，從全面地把握臨床證候，到正確地認識疾病病機，就是靠以中醫基礎理論為指導的理性思維來完成的。從這個意義上講，不懂得中醫基礎理論為指導的理性思維，就算不得是一個合格的臨床中醫。

5｜中西醫相互尊重，才會有優勢互補

中西醫配合治療腫瘤，是當代腫瘤臨床上的普遍形式。或手術後的康復階段，或化療與放療過程中，人們常常希望配合中醫治療，以求提高療效，減少毒副作用。

中醫的精髓是辨證論治，哪怕作為西醫治療中的輔助療法，也應當堅守辨證論治的規矩繩範。因此，中西醫配合治

療腫瘤，必當辨別寒熱虛實，標本緩急。即使身體虛弱，也當辨別氣虛、血虛、陰虛、陽虛，辨別虛在何經、何絡、何臟、何腑。

中醫藥學中找不出一張包治百病的藥方，在腫瘤患者的康復治療上自然也找不出包治百病的專方。從這個意義上講，濫用中藥保健品是極不恰當的。

6｜治病也要會養病，養病首先要養心

《金匱要略》上說:「若五臟元真通暢，人即安和。」保持良好的心態，對維持「五臟元真通暢」來說，是至關重要的。心理上連綿不斷的矛盾衝突，常常是腫瘤發病的前奏。而腫瘤的出現，往往又加劇了患者的精神壓力。

如果一個人時時處處，都能夠做到站在矛盾之上看矛盾，立於是非之外處是非，自然可以心明似鏡，心平如水。既明且平，何病之有。

對於腫瘤患者來說，不只是要簡單地掌握幾條心理調節的方法、技術，而是要在整體上提升患者的心理素質。這就是說，醫者應當引導病人適時順勢地開蒙啟閉，明心了悟，把握心身愉悅的「生生之道」。

這是十分重要的養病大道，萬萬不可忽視。因為其中所涉及的是心理學之道，而非平常的心理學之術。須知道大於術，術從屬道，所以才說其重要。

中國的儒、釋、道中，蘊藏著充滿智慧的至理明言，應當視為防治腫瘤的又一張良方。因人而異地運用儒、釋、道的道理，提高腫瘤患者的心理素質，與其說可以提高生存品質，倒不如說不可或缺的重要防治措施。

第二節

當代產婦缺乳的中醫理辨

在全社會越來越重視母乳餵養，為什麼我國新產婦女，缺乳、無乳者越來越多呢？尤其一般人頗難理解的是，當人民生活貧困時，新產婦女中，缺乳、無缺乳者尚少。而今生活富裕了，營養豐富了，為什麼缺乳和無乳者反而逐年增多了呢？

我們認為，出現這種情況的關鍵原因有兩個。一方面是當代人們對於人自身的形上本性，忽視和忘記得太多。另一方面是社會上對形上性中醫理論知識，重視和理解得太少。可以說，人們有意無意地淡忘了中醫在產婦調護和治療的優勢與方法，是造成當代缺乳、無乳者越來越多的直接原因。因此，這裏首先要從一些理論認識上講起。

一、產婦生理、病理變化的兩大特點

中醫對產婦生理與病理變化，有其獨到的認識。概括起來，主要表現在兩個「驟然轉變」上。

1｜由正常的孕婦驟然轉變為多虛多瘀的產婦

從十月懷胎至臨產，作為一名孕婦，在一般情況下多數人的生理功能，應該說是健康的。隨著胎兒呱呱一聲落地，從中醫病理機制而言，健康的孕婦則在頃刻之間，變成了「易虛易瘀」、「多虛多瘀」的產婦。大多數產婦容易出現虛證，主要表現為兩個方面。

第一，陰血和津液多虛。產婦大量失血，故陰血驟然損傷，自不待言。《金匱要略・婦人產後病脈證治》第一條云：「新產婦人有三病，一者病痙，二者病鬱冒，三者大便難……新產血虛，多汗出，喜中風，故令病痙；亡血復汗，寒多，故令鬱冒；亡津液胃燥，故大便難。」可見產婦最容易發生的三種病，或因「多汗出」，或因「亡血復汗」，或因「亡津液胃燥」，其共同之處皆是陰血與津液大量耗傷。究其汗多之由，如《金匱要略》所言：「亡陰血虛，陽氣獨盛，故當汗出，陰陽乃復。」這種陰陽自和之汗，從產婦自我調節的生理機制來看是正常的。然而，汗多必然耗傷津液。這種汗，宜補不宜止，更不可減去衣被，令其涼遏。倘若此時給產婦補充大量津液，使陽氣不「獨盛」，應當是更主動、更積極，促使陰陽自和的有效方法。從「津血同源」的關係講，津液是血的化生之源，所以大量、及時補充水分，則是防治新產婦女陰血和津液多虛的第一要義。

第二，產婦每多氣虛。隨著胎兒驟然娩出，從西醫常識而言，由於腹腔壓力驟然降低，產婦血壓下降，大腦供血相對不足，有的甚至出現休克。這種現象即中醫稱為氣虛欲脫。另外，或因分娩中強力努責而傷氣，或因產婦素體陽虛氣弱，故氣虛亦是產後多虛的又一常見現象。氣虛則汗不能固守，故氣愈虛則汗愈多，汗愈多則氣愈虛。與此同時，津液亦因此耗傷。

不過，就產後津血虛與氣虛兩者相比言而，津血虛為主，氣虛為次。就是說，津血虛是產後多虛的主要方面。津液是乳汁的主要成分，津液既虧，自然難以生成乳汁。所以臨床常用的催乳方，不論虛證所用的益氣通乳湯（黨參、黃耆、當歸、麥冬、王不留行、穿山甲、天花粉、陳皮、通草），還是實證所用的下乳湧泉散（當歸、白芍、川芎、生地黃、柴胡、青皮、天花粉、漏蘆、通草、橘梗、白芷、穿山甲、王不留行、甘草），其方劑中皆有生津養液的生地黃、麥冬、天花粉之類，足見防治缺乳，必先填充津液。

關於多瘀的問題，中醫的理論與臨床認識是：產後陰道排出的血水，中醫稱之為「惡漏」。之所以言其「惡」，即不潔、瘀滯，當促其排出體外之意。因為離經之血即是瘀血。如果產後將息得宜，外無淫邪入侵，內無肝鬱氣滯，隨著離經之血的逐步排出，瘀血去則新血生，產婦隨之漸趨康復。否則，既有惡露在先，極易因故而成產後瘀血之證。血化生於脾，歸藏於肝。若肝鬱氣滯，亦可導致血瘀；既成血瘀，必然影響肝之疏洩條達，使一身氣機失調。

前人治療產後瘀證，輕者用當歸、川芎、桃仁、益母草、紅糖之屬，重者用五靈脂、蒲黃之類。最有代表的方劑，是清代傅青主的生化湯。我國民間常在婦女分娩之前，預備一二劑生化湯，待分娩後立即煎服。這是對產後易瘀、多瘀情況下，極好的預防之法。

產後乳絡不通，亦可稱之為瘀。在治療缺乳的方劑中皆有王不留行、穿山甲兩藥。在藥物學上，這兩種藥，皆為活血化瘀、散結通絡之品，與桃仁、五靈脂、蒲黃等同屬一類。倘若以藥測證，可知產後缺乳、無乳，與產後多瘀有其內在聯繫。瘀則乳絡難以啟閉，無瘀則乳絡自然暢通，故缺乳與血瘀，病異而機同。

所以，中醫主張產後大量服紅糖，或者服一二劑生化湯，對於促使乳絡啟閉，亦不無益處。

2｜由「以血養胎」驟然轉變為「以乳養嬰」

從「以血養胎」到「以乳養嬰」，是孕婦到產婦的又一巨大而又緊迫的轉變。所謂「巨大」，是指長期（甚至有生以來）一直未曾啟閉的乳絡，將立即開閉並產出足夠的乳汁。所謂「緊迫」，是指這一轉變必須在 12～24 小時內得以完成。從營養的角度看，不論「養胎」還是「養嬰」，母體在對營養物質的輸出這一點上，沒有本質的不同。所不同的是產婦從第一天起，即要同時輸出數百乃至上千毫升體液（津液），與嬰兒所需之營養物質，一起化作乳汁。為此，產婦的體液代謝必須在數小時內，達到前所未有的最高水準，並在以後的哺乳階段保持這種體液代謝的特點。可以說，產婦自身代謝的這一轉變，是實現「以血養胎」到「以乳養嬰」轉變的先決條件。

《黃帝內經・經脈別論》說：「飲入於胃，游溢精氣，上輸於脾，脾氣散精，上歸於肺，通調水道，下輸膀胱。水精四布，五行並行，合於四時五臟陰陽，揆度以為常也。」這段話的意思是，水液進入胃以後，把其中的精微部分化生為津液，傳輸到脾；接著，脾經由運化轉輸的作用，傳輸到肺；肺透過其治節的作用，把津液送到全身各處；最後將多餘的廢液由膀胱氣化的作用，排出體外。如此，就像唐代王冰注釋的那樣：「水精布，經氣行，筋骨成，血氣順，配合四時寒暑，證符五臟陰陽，揆度盈虛，用為常道。」這就是中醫形上性的體液代謝過程。按照中醫體液代謝的理論，聯繫到產婦「以乳養嬰」的驟然轉化，還需要進一步闡明中醫防治缺乳、無乳的三個觀點：

(1) 多攝入和多排出，是高水準體液代謝的辨證統一

「飲入於胃」是體液代謝的開始，多飲則津液充盈。除此之外，如果膀胱氣化功能不足，多餘的水液排出不利，代謝則失去平衡。只有在多攝入的同時，並注意到多排出，才能保持健康、旺盛的體液代謝。所以，中醫的催乳方劑中，都有一組對立而又統一的藥。

例如，增液生津的麥冬、天花粉，與利水（通乳）的木通、通草、蘆漏等相互配伍。尤其耐人尋味的是，利水的藥，往往又是通乳的藥。究其作用，即在於促使體液多排出。利水的同時，乳汁也自然而下。

(2) 五臟功能協調、平衡，則體液代謝正常

在中醫看來，體液代謝雖然與肺、脾、腎三臟關係密切。但與肝的疏洩條達，與心所主之神明，亦有一定關係。尤其是多虛多瘀之產婦，或為外邪所侵，或為情志所傷，均可使五臟功能失調而影響乳汁的分泌。

臨床上常常見到許多哺乳期婦女，或因悲哀傷肺，或因思慮傷脾，或因暴怒氣逆傷肝，或因神明散亂傷心，乳汁即驟然減少。所以中醫主張產婦勿受驚恐，戒瞋、戒怒，並且要求產房光線較弱，安定寧靜，以保持愉悅的心理環境。這對於保持「水精四布，五經並行」和乳汁的正常分泌，也是十分重要的。這些觀念，在形下性西醫生物醫學中是沒有的，也是不可思議的。

(3) 氣血津液，溫則流暢，寒則凝澀

欲使乳汁分泌正常，應特別注意宜溫熱，忌寒涼。人的生命，以陽氣為本。所以《黃帝內經・生氣通天論》說：「陽氣者，若天與日，失其所，則折壽而不彰。」

新產之人，氣血俱虛，不耐風寒。在同樣的氣候條件下，需要比常人多加衣被，注意保暖。倘若產房溫度偏低，或偶受風寒邪氣，若使已虛之陽氣復傷，則氣血津液凝澀，亦必影響乳汁分泌。

中國南北在新產婦人的飲食作息上，有許多良好的習慣。比如，嬰兒一落地，立即給產婦沖一大碗紅糖水，而且要求趁燙口時服下。然後是小米粥、米酒、開水沖雞蛋等。並在以後數週內，仍然以上述流食為主。需知，一大碗紅糖熱水，功兼化瘀、養津、通陽之三長，堪稱通乳第一方。

臨床上治療缺乳，往往在服催乳藥後，並大量飲用熱湯，令產婦覆被而臥，使其周身 汗出，乳房即逐漸脹滿，乳汁隨之自下。可見溫經通陽，不可忽視。

綜合上述中醫防治產後缺乳、無乳的思路，歸納起來，可概括為五方面：

一曰補虛，二曰多飲，三曰化瘀，四曰溫陽，五曰悅神。五者兼顧，相輔相成，才可能順利完成「以血養胎」到「以乳養嬰」的驟然轉變。

二、當前防治缺乳存在的問題

據一些城市醫院產科的介紹，產後缺乳、無乳者占20%～30%，個別地區甚至更高。而農村產科不健全或者居家分娩者，卻遠遠低於這一比例。產生這種情況的原因，是在東西方文化交匯的環境中，人們有意無意地忽視了中醫在產科病防治上的特色和優勢。

現在，大城市婦產醫院和綜合醫院產科病房，中、西醫合作的臨床制度尚未形成。從護理到治療，幾乎見不到中醫防治產後病的理論觀念與臨床特色，甚至使中醫完全排出於產科領域之外。

具體表現，有以下幾方面。

第一，初步取得溫飽或小康，而又生活在都市的人們，由於往日的強烈印記，對「營養」二字有一種近於變態的盲目追求心理。由於片面強調產婦飲食的高營養，因而雞鴨魚肉及一切膏粱厚味，一擁而上。這樣一來，反致食積熱鬱，耗氣傷津，不利於乳汁的分泌。

第二，產婦產後一兩天內，進水量嚴重不足，在體液代謝上，遠未達到「最高水準」。儘管醫院也給產婦一定量的靜脈輸液，但輸入冰涼的葡萄糖鹽水，與大量飲用熱湯相比，一者涼遏，一者通陽，其生物效應相差甚遠。

第三，大陸現有產科病房，設備條件與普通病房無多大區別。室內光線強，保溫意識差，產房欠寧靜。未能為產婦提供一個安定、寧靜、溫暖、和諧的生活條件與心理環境。

第四，中醫在產婦生理與病理上「兩種驟然轉變」的理論，以及補虛、多飲、化瘀、溫陽、悅神等一整套防護治療方法，長期被忽視，被排除，沒有得到應有的繼承。有的連紅糖也不主張用，認為「含雜質太多」，而被限制飲用。這也是醫療條件相對優越的都市裏，缺乳、無乳的產婦反而多於農村的主要原因之一。

三、改進防治方法

針對缺乳者數量增加的現實和中醫在產科病防治上的特色與優勢，當前對婦產醫院和綜合醫院產科改進的重點是：建立中西醫合作的產科臨床制度，打破西醫學術獨占產科的格局。同時抓緊培養兼通中、西兩長的產科醫生，開設家庭產科病床，提倡居家分娩。

另外，提倡自然分娩，最大限度地減少剖宮產手術。儘量減少因手術給產婦帶來的心理與生理影響，而不利由「以血養胎」到「以乳養嬰」的順利轉變。

臨床上除了按中醫的理論，改進和充實產科護理及飲食配給外，筆者積數十年之體會，認為在治療上應不失時機地抓緊兩個環節。

第一，抓緊產後一兩日的攝水量，儘早達到體液代謝的最高水準，以促使自然產乳。臨床觀察的主要標準，一是小便通利，保持一兩個小時即排小便一次；二是飲用熱湯後即見縶縶汗出，說明氣血津液通暢，營衛調和。

第二，產後無問瘀之輕重，先服小劑量生化湯 1 劑，不效再服。若 24 小時還未見初乳，則立即憑脈辨證，服用相應的催乳劑。服用催乳藥，要注意越早越好的原則。超過一週再服催乳藥，大多數效果不理想。

筆者常用加味生化湯，其組成為：當歸 15～45 克、川芎 6～10 克、桃仁泥 10 克、炮薑 3 克、炙甘草 6 克、紅糖 120 克、益母草 30～100 克。

氣虛者再加黃耆 20～30 克；小腹疼痛較甚者再加炒五靈脂 20～30 克；炒蒲黃 10～15 克。

催乳方的使用，可在養血與活血，生津與利水兩組藥的基礎上，按照臨床辨證，適當加入益氣或者疏肝類藥物即可。

第三節

傷寒和溫病體系的同一性

清代以來，隨著溫病學的形成和發展，中醫界圍繞著對溫病學的評價及其與傷寒論的關係展開了爭論。傷寒學派的基本觀點是：傷寒是一切外感熱病的總稱，溫病自屬其中。而溫病學派的認識是：溫病與傷寒是外感熱病的兩大類別。有的甚至沿襲「傷寒宗仲景，溫病崇河間」的說法，持「古方今病不相能也」的觀點，把傷寒與溫病對立起來。

20 世紀 70 年代，大陸曾立倡「寒溫統一論」，但是至今並未形成學術界的共識。對於傷寒和溫病的關係，下面講三點看法，供學習中參考。

一、關於古方今病

金元時期，劉河間針對熱病初起不可純用辛溫解表之法，更不宜投麻、桂辛溫大熱之劑，而設立了雙解散、涼膈散等表裏雙解劑。據此，他提出了「古方今病不相能也」之說。這個說法後來成為「傷寒與溫病病因病機截然不同，治療上必須嚴格區別」的理論依據，這是值得討論的。

「古方今病」，這裏有兩個字我們需要注意：一是「方」，一是「病」。既然過去的方治不了現在的病，那麼不是方不宜，就是病有變。

1 ｜ 病變了嗎

從簡單的歷史角度來看。整個人類進化的歷史，是以億年為單位來計的。從《內經》、《傷寒論》那個時期算起到現在，也不過兩千年左右。兩千年對於人類的遺傳、變異或者發展、變化來說，應該是很有限的一瞬間。在這期間，儘管人類疾病發生的病可能會有變化，但是就外感溫熱病的發病原因、病理機制、體質因素、病情特點來說，不可能有本質的改變。

先看《內經》。《內經》關於溫熱病的看法，這裏舉兩個例子。《素問・熱論篇》裏提到：「今夫熱病者，皆傷寒之類也」。它對傷寒的命名，實際上指的就是熱病。那時候，文人雅士通常稱外感熱病為傷寒，所以傷寒一詞是著書立說時對外感熱病普遍使用的一個名詞。因此《內經》所說的熱病和傷寒是一回事。《素問・熱論篇》裏的六經辨證，重點論述的是六經的熱證及其演變過程。從這個意義講，《素問・熱論》六經辨證所討論的內容，講的就是溫熱病，也就是傷寒。關於外感溫熱病，應該說在《內經》時期已經有明確地論述了。

再看《難經》。《難經》上說：「傷寒有五：有中風，有傷寒，有濕溫，有熱病，有溫病。」這五個方面很顯然指的是廣義傷寒。那麼「有五」中間的傷寒，它可能是相當於張仲景在《傷寒論・太陽病篇》相對於太陽中風的太陽傷寒，稱之為狹義的傷寒。而「傷寒有五」中的濕溫、熱病和溫病，恰恰是溫病學所討論的問題。可見《難經》時期對溫病也有全面的認識了。這當然不能說《難經》時期的溫病到金元時期就變了。

《傷寒論》有沒有討論今天我們所講的溫病呢？肯定討論了！

第一，張仲景在《傷寒雜病論》原序中講：「余宗族素多，向餘二百，建安紀年以來，猶未十稔，其死亡者，三分有二，傷寒十居其七。感往昔之淪喪，傷橫夭之莫救，乃勤求古訓，博採眾方，撰用《素問》、《九卷》、《八十一難》、《陰陽大論》、《胎臚藥錄》，並《平脈辨證》，為《傷寒雜病論》。」十年裏，張仲景家族的二百多人死於傷寒的竟達一百四五十人。如果把《傷寒論》中的傷寒，理解為狹義的傷寒，即風寒外感的太陽病初起，會造成這麼慘痛的結果嗎？可以說，張仲景整個宗族的三分之二死於傷寒，是死於廣義的傷寒，當然包括我們今天說的溫病在內的傷寒。

第二，《傷寒論・太陽病篇》的第六條：「太陽病，發熱而渴，不惡寒者為溫病。若發汗已，身灼熱者，名風溫。風溫為病，脈陰陽俱浮，自汗出，身重，多眠睡，鼻息必鼾，語言難出。」並且還提到其治療禁忌：「若被下者，小便不利，直視失溲。若被火者，微發黃色，劇則如驚癇，時瘛瘲。若火燻之，一逆尚引日，再逆促命期。」可見他講的太陽溫病和風溫，指的就是溫熱病。

第三，傷寒論有一段集中討論火逆的經文（明・趙開美本 110～119 條）。在第 119 條裏專門討論了類似於現在溫熱病的疾病演變。「微數之脈，慎不可灸，因火為邪，則為煩逆，追虛逐實，血散脈中，火氣雖微，內攻有力，焦骨傷筋，血難復也。」

這裏所謂的「焦骨傷筋」，骨屬腎，筋屬肝，即指傷其肝腎，傷其精血之意。如果說在熱病過程中出現傷其精血的情況，它一定是進入了營分和血分。「微數之脈，慎不可灸」，就是指病人的脈既微弱又急數。微弱為裏虛，急數為裏熱，在陰虛內熱的情況下，再用火灸的方法逼其發汗，因此「兩陽相熏灼」，造成了耗傷精血，使病一步進入下焦，或者營分、血分。這裏也可以表明，張仲景在寫《傷寒論》的時候，一定遇到了以溫熱為主的大量外感病。

第四，我們還可以聯繫到《傷寒論》在《少陽病篇》所講的用小柴胡湯證。該證的主要病機是少陽樞機不利，邪熱內鬱。這也應該說，相當於現在的溫病氣分範疇。再從二陽合病用的葛根證，到白虎湯證；從陽明的經熱證，到腑實已成的「三承氣證」。這些也是溫熱證。因此，我們把陽明病那個階段，稱為正盛邪實的甚極階段，應該說，這是最典型的溫熱病。後面，《少陰病篇》的少陰熱證，《厥陰病篇》用白虎、承氣治療的熱厥證，其實也是溫熱病。特別是在《傷寒論》裏，陽明篇提到了「三急下」，少陰篇也提到了「三急下」。陽明、少陰「三急下」，都用一個方——大承氣湯。大承氣湯在陽明篇使用的理論依據，以及在陽明的「三急下」和少陰的「三急下」所應用的道理，其針對的也是溫熱病。《傷寒論》最後關於「勞復」，用了竹葉石膏湯。而竹葉石膏湯，現在也廣泛地應用於溫熱病的恢復期，或者溫熱病氣分證的時候。

順便聯繫一下《金匱》。《金匱》是講內傷雜病的，當然《金匱》也有兩篇講到了和外感病相關的內容。最典型的是《痙濕暍篇》。暍病，實際上就是中暑，暑天得的熱病。「太陽中熱者，暍是也，汗出惡寒，身熱而渴，白虎加人參湯主之」。所以中暑、暑溫，本來是溫病學的主要內容。關於痙病，「痙為病，胸滿，口噤，臥不著席，腳攣急，必齒，可予大承氣湯」。這裏講的，即壯熱抽風的時候，也用大承氣。從大承氣洩實熱來說，這時的痙，當然也是溫熱而引起的。

所以聯繫到《內經》、《難經》、《傷寒論》、《金匱》，說明溫熱病的「病」，古今並沒有變。那麼病沒有變，我們說「古方今病不相能也」，是不是「方」不適宜呢？

2｜方不宜嗎

我們不妨把傷寒和溫病，做一個比較。首先，從《傷寒論》來看。太陽病篇有幾個方：大青龍湯、麻杏石甘湯、越婢湯、葛根湯，其實都是治療在外感病初期，邪熱或者內熱偏盛的情況下，所用的方。尤其是大青龍湯和麻杏石甘湯，都是典型的辛涼解表的方。《傷寒論》說：「太陽中風脈浮緊，發熱惡寒身疼痛，不汗出而煩躁者用大青龍湯。」它是典型的辛涼解表方，同劉河間「雙解散」相似，也寓有表裏兩解之意在其中。麻黃和石膏相配，功在發越鬱陽。

所謂發越鬱陽，即把因衛氣鬱閉，使陽氣鬱滯在裏的熱，發散出來的意思。若裏熱偏盛，是因為表鬱所致，將其發出來，所以熱退身涼表解。

《傷寒論》太陽病篇的辨證裏，講到的大黃黃連瀉心湯、半夏瀉心湯、生薑瀉心湯、甘草瀉心湯，都是針對溫熱或者濕熱的。半夏瀉心湯用辛開苦降的原理，是針對濕熱鬱於中焦，造成升降不利而用的方。而這個方在後世的《溫病條辨》裏多次用到。

再往後，講到下焦蓄血的時候，抵擋湯、桃仁承氣湯，都是在邪熱和血相互搏結的情況下而使用的。這些方，也是今天溫病裏常用的方。

陽明病篇這方面的方和藥就更多。從太陽陽明合病的葛根湯，到陽明經熱盛的白虎湯、白虎加人參湯，再到「三承氣」湯，都是現在溫病常用的方劑。至於少陰病篇，雖然治療溫熱這方面的內容，相形之下不占主流。但是黃連阿膠雞子黃湯，從其方的苦寒堅陰、鹹寒斂陰來看，顯然它是針對邪熱耗傷精血，所造成的陰虛內熱病而設的。至於說少陰熱證，最後用大承氣急下存陰，事實上是瀉熱而存陰的有效辦法。再說到厥陰篇，其中治療熱厥證的白虎湯、承氣湯，也是溫病在痙、厥、神昏時的常用方劑。

現在從《傷寒論》，回過頭來比較一下溫病。吳鞠通在《溫病條辨》裏，把辛涼解表的方劑分為三類：辛涼輕劑、辛涼平劑、辛涼重劑。他把桑菊飲作為辛涼輕劑，銀翹散作為辛涼平劑，白虎湯作為辛涼重劑。

這個劃分到底怎麼樣，我們先不作評說。但是從吳鞠通把桑菊飲、銀翹散和白虎湯放在「辛涼」這一相同的層面來看，已經說明了它們之間的內在聯繫。說明了這些方在溫病的治療過程中，是有著古今內在的傳承關係的。有人曾經對葉天士《臨證指南醫案》的用方做過統計。他直接或在加減基礎上用《傷寒論》方的，占 60%以上。因此，「古方今病莫相能也」這句話，我看不一定成立。問題的關鍵，在於用方的合理與否，而不在於古今。如果以「古方今病」之說，作為傷寒和溫病的鑑別理由，恐怕在學術上難以服人。

二、古今相爭之由

既然「古方今病」這個說法不一定恰當。那麼，長期以來「古今」相爭的原因，到底出在哪裏？

1｜狹義、廣義之傷寒相混

為什麼會出現「古方今病莫相能也」的說法，為什麼把傷寒和溫病對立起來，我想可以概括為兩個原因：

第一，就是把狹義傷寒和廣義傷寒的界限（概念）搞混淆了。比如，王安道曾經提到過「世以溫病熱病混稱傷寒，用溫熱之藥。若此者，因名亂實，而戕人之生。」同時他還提到過「溫病不得混於傷寒」。在這裏他所說的「不得混」，是指麻黃湯、桂枝湯治療溫熱病的初期不相宜這樣一種情況。他顯然是把狹義的傷寒，當做廣義的傷寒了。

同樣的觀點，在宋代和金元時期也有。比如，著名醫家朱弘也提出：「風溫、濕溫等溫病，誤作傷寒發汗者，十死無一生。」其實這裏也是把狹義的傷寒，視為廣義的傷寒。這顯然是概念理解上的錯誤，而不是疾病本質上的不同。

第二，按照《難經》的說法：「傷寒有五：有中風，有傷寒，有濕溫，有熱病，有溫病。」前面講的中風和傷寒，是指狹義傷寒裏太陽病初期的桂枝證和麻黃證。把《難經》裏狹義的傷寒和整個溫熱病對立起來，那顯然也是不合適的。把狹義的傷寒錯位為《傷寒論》的討論範疇，那就更不恰當了。把這種觀點拿到《傷寒論》中，就更加解釋不通了。

剛才提到《傷寒論》第 6 條講的：「太陽病，發熱而渴，不惡寒者，為溫病。」在這裏，張仲景並沒有講可以用麻黃湯、桂枝湯來治療。既然張仲景沒有提出用麻、桂治療溫病，後世關於《傷寒論》的「傷寒」屬狹義的傷寒，顯然就沒有道理了。而且張仲景在《傷寒論》太陽病篇火逆病的相關論述中，也已經指出，火逆病是民間治療外感病的一些方法，用溫針或者用火灸的方法逼人出汗而造成熱盛陰傷的一種危象。

張仲景雖然對火逆病沒有提出治療的好方法，但也絕對沒有在火逆病中用桂枝湯或者麻黃湯。把麻、桂等溫熱藥治療溫病的錯誤，歸咎於傷寒論，也是沒有道理的。所以，「古方今病莫相能也」是把廣義的傷寒誤解為狹義的傷寒之後，而產生的一種偏見。其背後真正的理由，就在於後世對《傷寒論》的深意，理解得不準確。當然，還有後世一些人膠柱鼓瑟，不合理用藥，將這一錯誤也加在對《傷寒論》理解的問題上。從公而論，作為狹義的太陽病傷寒，當然應該用麻黃湯。如果遇到的是廣義傷寒的溫熱病，你為什麼不用大青龍湯不用麻杏石甘湯，不用葛根湯呢？而要把這種不合理用藥的錯誤歸咎於《傷寒論》，這合理嗎？

2｜《傷寒論》治療方法之局限性

關於溫熱病的治療，《傷寒論》在具體用方用藥上，的確有其局限性。這一點我們必須理直氣壯地把問題指出來。我想可以舉三個方面的例子：

第一，《傷寒論》第 6 條提到的風溫。張仲景沒有提出方劑，而且他在火逆病中也沒有提出方劑，這說明一個什麼問題呢？說明張仲景在治療溫熱病時，在具體的選方用藥上，有一定的局限性，或不足之處。

第二，大承氣湯的使用。《傷寒論》治療陽明的熱證用白虎湯，治療陽明的腑實證用承氣湯，這是常法、大法。

張仲景在出現腑實證，在使用承氣湯上，表現得非常小心，特別是用大承氣湯。要求痞、滿、燥、實、堅，這五方面特徵俱全時才可使用。而且在使用小承氣湯，或大承氣湯時，還不厭其詳地提醒人們要觀察熱潮不潮，小便利不利，矢氣轉不轉，能不能食等。最後確認腑實已成，才一鼓作氣用大承氣湯推蕩實邪。陽明病的腑實證，張仲景運用承氣湯如此之小心，這是需要我們認真效仿的。

但是，當病情發展到陽明病的第 212 條，臨床上見到「不大便五六日，上至十餘日，日晡所發潮熱，不惡寒，獨語如見鬼狀，若劇者，發則不識人，循衣摸床，惕而不安，微喘直視」等。這些表現時，從溫病的角度來看，熱病已經到了神昏譫語的時候，病已經進入營分、血分階段了。

那麼，熱病進入營分、血分，張仲景還用大承氣湯，這是為什麼？在 212 條之後，張仲景又提出了陽明的「三急下」。最值得注意的是，當病到了少陰病熱證的時候，還有一個「三急下」，仍然用承氣湯。如果說，陽明病相當於溫病氣分證的話，那麼從 212 條出現神識昏迷的時候，病已開始進入營分了。往後的陽明「三急下」，少陰「三急下」，實際上就相當於溫病的營分和血分證。

張仲景在氣分、營分、血分三個不同的病程階段、不同的臨床表現、不同的病理機制的情況下，都用一個大承氣湯。這顯然與人們推崇他理、法、方、藥，絲絲入扣，為「辨證論治之鼻祖」的說法，不相符合。

由此再推，他在《金匱》裏，治療痙病抽風用大承氣湯，在《傷寒論》裏治療熱厥也用大承氣湯。這麼廣泛的、複雜的情況下都用一個大承氣湯，那不是他用藥的局限性，又是什麼呢？尤其痙、厥、神昏，都是溫病邪入營分、血分的時候最常見的表現。

其實，張仲景都用大承氣湯，當然其中也有一定的道理。

第三，葉天士有一段話，講得很嚴謹，在這裏也很重要。他在《外感溫熱論》裏說：「在衛汗之可以，到氣方可清氣，入營猶可透熱轉氣，入血就恐耗血動血，直須涼血散血。」這是對溫病的衛、氣、營、血四個不同階段，葉天士確立的治療原則。

葉天士講的「入營猶可透熱轉氣」的意思是：病在氣分，正盛邪實，熱勢很高，由於邪熱不減，因此在氣分階段耗傷津液很嚴重。當邪熱進一步發展到耗傷營血的時候，病就進入了營分階段。所以葉天士「透熱轉氣」的真正意思，是說病到營分之後，你還可以從氣分來治。當你把氣分的邪熱完完全全清除掉以後，邪熱便不再耗傷營血津液了，營血津液就得到了保護，得到了生機。病也就隨之轉輕，不再內陷了。這就是入營猶可透熱轉氣的全部含意。其中這個「猶」字，用得特別傳神——它帶有商量的口氣，讓你想一想。其實讓你想，既是提醒，更是強調。他要你一定不要忽視清氣分邪熱這一關鍵性治療原則。

理解清楚這句話後，返回頭來再看《傷寒論》張仲景用大承氣的道理。事實上，張仲景在 212 條用大承氣湯治神昏到陽明的「三急下」，少陰的「三急下」，都是按照所謂透熱轉氣的意思，把氣分的邪熱先清掉，於是營血就不再耗傷，也就相對的保了津液和營血。

以上是從治療原則上講的。但是不管怎樣，張仲景在治療整個熱病過程中，在使用具體方藥上，的的確確有他不可回避的局限性。如果拿溫病的治療方法相比照，那麼後世的溫病學家就會列出一大堆方劑：如白虎湯、「三承氣」湯、清營湯、犀角地黃湯、「三寶」、「三甲復脈」、大定風珠、小定風珠等。由此可見，那時候的張仲景，還不善於或者不會使用清營涼血、清心開竅、熄風鎮驚之類方藥。所以，歷史上關於「古方今病莫相能也」的爭論，恐怕也是因為這些問題而引起的。

必須指出，張仲景用藥的局限性，並不表現在太陽和少陽篇，也不表現在陽明篇，而是表現在陽明病往後的營分和血分階段。即相當於傷寒論的少陰熱證和厥陰的熱厥。還必須指出，這不是理論上的重大失誤，也不是治療原則上的重大缺陷，而是具體治療方法和用藥上的局限性。所以，弄清楚這個問題的時候，我們就能正確的理解後世溫病學說產生的必要性了。

三、如何看傷寒與溫病的同一性

怎麼樣正確理解傷寒論和溫病學的關係呢？

1｜從總體上看

傷寒論和溫病學的理論體系，本身沒有太大的毛病。再從兩者治療宗旨來看：傷寒論在治療外感病的過程中，貫穿了兩個宗旨，即「保胃氣、存津液」。所謂的保胃氣，是針對寒邪傷陽講的；所謂的存津液，是針對熱邪傷陰講的。因為在整個外感病的過程中，不是耗傷陽氣，就是耗傷陰津。因此保胃氣、存津液是整個傷寒論在外感病過程中治療的兩個根本宗旨。那麼溫病呢？清代醫家曹炳章在他的《增補評注溫病條辨》一書中說，溫病治療的基本宗旨就是「存津液」。從這個意義上講，傷寒論的治療宗旨是針對廣義傷寒的，而溫病以「存津液」作為宗旨，它實際上是針對狹義傷寒的。這個狹義的傷寒，就是《難經》的「傷寒有五」裏的濕溫、熱病和溫病三者。

既然我們已經說過，「傷寒有五」裏的中風和傷寒是狹義的傷寒，同樣濕熱、熱病和溫病它也是狹義的傷寒。所以在理論體系的角度來看，傷寒論講的是廣義的傷寒，溫病學針對的是狹義傷寒中的溫病。

傷寒論與溫病學相比，溫病學的真正貢獻或者重點，是補充了傷寒論治療溫熱病的用方用藥的部分。這方面的補充當然是十分必要的，也是非常有益的。

所以，正確理解傷寒論和溫病學的關係，一定要正確對待狹義傷寒和廣義傷寒的概念。這樣，就便於在整體上正確對待傷寒論和溫病學的關係了。

2｜從三種辨證體系的關係上看

傷寒論的六經辨證和溫病學的衛氣營血辨證以及三焦辨證體系，是什麼關係呢？這裏需要強調的是用「大體」這個詞。對於傷寒論的六經辨證和溫病的衛氣營血辨證，從 20 世紀 70 年代，就已經有幾位很有影響的中醫學家，在研究「寒溫統一」問題，並試圖把傷寒論和溫病學的體系統一起來。從上面講的一些觀點和對這些問題的分析來看，恐怕要真正形成一個完整的理論，或者對這方面的學術發展起一個促進，還需要在學術上再做工作。

不過在這個前提下，對於傷寒論的六經辨證，溫病學的衛氣營血辨證和三焦辨證，初步做一個歸納，也是可取的。這就是我強調「大體」的意思。就是說，傷寒論的六經辨證體系，與溫病學衛氣營血、三焦辨證體系之間，大體上是相通或相當的。

(1) 關於六經辨證與衛氣營血辨證

傷寒論的太陽病，大體相當於溫病衛氣營血辨證裏的衛分證。

傷寒論的少陽病和陽明病，大體相當於溫病衛氣營血辨證裏的氣分證，以邪熱為主。

傷寒論的少陰和厥陰的熱證，大體相當於溫病衛氣營血辨證裏的營分證和血分證。

(2) 關於六經辨證與三焦辨證

傷寒論的太陽病，大體相當於吳鞠通的《溫病條辨》上焦病篇的一些內容，或者說太陽病和上焦病篇相關性比較明顯。

傷寒論的少陽、陽明與太陰病這部分內容，大體與吳鞠通所講的中焦病篇相關。

傷寒論後面所講到的少陰的熱證和厥陰的熱證，與吳鞠通所講的下焦病篇大體相關。

這裏講傷寒論和溫病學體系的同一性，主要是從辨證體系這一角度上討論的。有了這一基礎，學習傷寒論和溫病學就會概念清楚，少走彎路。傷寒和溫病辨證體系的同一性搞清楚了，以後臨床上的問題也就容易解決了。

至於六經辨證、衛氣營血辨證、三焦辨證體系的真正統一，其中還有許多具體的學術問題，需要今後進一步研究。不過，有了這一基礎，以後的研究就會容易得多。

第四節

新感、伏邪析疑

在外感溫熱病的過程中，有一部分溫熱病是從衛分或上焦階段開始的，然後才一個層次、一個層次向前演進。另一部分，溫病一開始就表現出一派裏實熱證，救治不及時往往立轉危殆。

這到底是什麼原因，又應如何對待呢？為此，出於對溫病發病原因和病情轉歸的解釋，便產生了新感與伏邪之說。

一、新感和伏邪之說產生的原因

提出新感與伏邪的第一個原因，是「**非其時而有其病**」。在一般情況下，按照風、寒、暑、濕、燥、火六淫外邪，或者從「四時各有所主之氣」的觀點來說，春季多風病，夏季多暑病，長夏多濕病，秋季多燥病，冬季多風寒。但在溫病裏，如吳鞠通「九種溫病」中的伏暑、冬溫，就不是出現在暑期或者夏季裏的。冬季本來應該出現以寒氣為主，或以風寒為主的外感病，反而出現以溫熱為主要特徵的外感病。伏暑類同暑溫，不管它以濕證為主，或以熱證為主，其出現在冬季這一點，從四時主氣和病因上講，不免令人困惑。

提出新感與伏邪的第二個原因，是**病情演變的緩與急**。以春溫為例，它起病急，傳變快，而且病情重，在很短的時間內，危象四起，痙、厥、神昏，諸象並見，甚至頃刻斃命。從它的病機演變來說，最容易傷津化燥，進一步傷及營血或陰精。

所以，對這些防不勝防、危機四起的病情驟變，人們不免會問：「究竟為什麼會這麼快？」

導致新感伏邪說的第三個原因，是**關於疫癘之氣的思辨**。這裏所講的思辨，指缺乏客觀依據的主觀想象。疫癘之氣引發的瘟疫，有廣泛的傳染性和流行性，「無問大小，病狀相似，不及救療」。所以人們意識到，很可能有一種致病的特殊東西存在。這一點，的確是難能可貴的。

對照西醫的致病因子，我們知道有病毒、細菌等，但是溫病中所講的疫癘之氣究竟是什麼呢？能像西醫說的細菌、病毒那樣，在顯微鏡下，在試管中看得見、摸得著嗎？當然不能。

固然，中醫對於疫癘之氣所引致的瘟疫，在辨證和治療上，還是按照衛氣營血和三焦的理論和方法來對待的。但是談到瘟疫的發病問題，疫癘之氣和風、寒、暑、濕、燥、火六淫外邪，兩者之間的確有明顯的分別。六淫在發病上一般表現為「相關性」的特點；疫癘之氣的傳染則與西醫致病因子相似，有一定的「決定性」。因此，人們為了尋求「決定性」的解釋，於是有了伏邪之說。

伏邪之說的意思是：人早就感染了疫癘之氣並已伏藏在體內，到了一定的時候，才突然暴發而為病。因此在治療的時候，要針對伏邪用藥，才能解決問題。況且聯繫到整個溫病的發展過程，有的來勢比較快，有的來勢比較慢，有的先從衛分開始，有的剛發病便表現為氣分或營分。

因此，為了解釋諸多溫病的病因、發病、病情、轉歸等問題，便逐步出現了新感和伏邪這樣兩種說法。

二、立論的質疑

對於新感和伏邪之說，到底有多大的客觀合理性。我們從三方面討論。

1｜邪伏何處

要談邪伏何處，先要問所伏之邪到底是什麼？前面說過，伏邪是人們看不見、摸不到的。既然看不見、摸不到，那麼關於伏邪藏匿部位的說法，就不能不令人質疑。

比如：晉代的王叔和認為伏邪在皮膚、肌肉間；隋代的巢元方認為伏邪在肌肉和筋骨裏；明代的吳又可提出伏邪在膜原；清代的柳寶貽提出伏邪在少陰。這四種說法，其實都難以令人信服。

另外，進一步分析一下吳又可所說的膜原。他是從頗似解剖學的意義上提出膜原之說的，但沒把膜原的具體部位講清楚。於是，引起後來醫家，紛紛對膜原提出了種種解釋。有的說，膜原在腹之內、腸之外；有的說，膜原在肥肉之裏，瘦肉之外；還有的說，膜原在皮之下、肉之外。上述種種說法似乎都含有西醫解剖學的影子，但是今天人們從解剖的角度看到了沒有，答案是：沒有。可見，關於邪伏何處之說，關於膜原之說，原來都是由主觀思辨而來的。也可以說，是在缺乏解剖學根據的一種頗似解剖意義的猜想。這當然也是站不住腳的。

再分析一下柳寶貽所講的邪伏少陰問題。柳寶貽的說法，其意源於《內經》。《內經》曾提到「冬傷於寒，春必病溫」，亦講過「藏於精者，春不病溫」。

先看「冬傷於寒，春必病溫」。這句話的意思是，冬季寒氣當令，氣候寒冷，對於辛苦勞役之人或生活貧困之人來說，由於食不裹腹，衣不蔽體，則易造成寒傷陽氣。在整個冬季，又要消耗了大量的精血以禦寒，於是到了春季，他已是一個氣血陰陽俱虛之體了。春季風氣當令，陽氣升發之時，其人容易感受外邪而為溫病。對於膏粱厚味的富貴之人來說，由於冬季衣被厚裹，圍爐近火，並嗜食辛熱補益，以求禦寒，因而使體內積熱太重。到了春季，內熱加上外感，兩陽相合，因此發為溫病。

再看「藏於精者，春不病溫」。這句話的意思是，冬季寒氣當令，萬物都處在封蟄狀態，人當然也要固秘，要藏精。反之，冬季恣情縱慾，陰精大傷，致陰虛而內熱，到了春季，自然容易因時而發為溫病。可見，「邪伏少陰」之說其實是對《內經》原意的曲解。而「內外相因相互作用而為病」，這才是《內經》關於溫病發病原因的正確解釋。

可見，關於伏邪或邪伏之處的說法，顯然是由思辨而來的想像。

2｜何緣化熱

談到伏邪如何化熱，會想到劉河間「六淫皆可化火」的說法。從發病的角度上講，中醫歷來強調疾病是內因和外因相互作用的結果。就內因和外因的關係來說，內因是起決定作用的，外因則是發病的一方面條件。

仍以上面提到的《內經》兩句話為例：若一個人在冬季不過分的圍爐近火，不過分的膏粱厚味，則不致造成身體內陽熱太盛，積熱太重。若一個人又能緊守封蟄之本，不過分耗損陰精，也不會在春季易感溫病。所以說，內因是發病的根據，外因是發病的條件，外因是由內因而起作用的。這是中醫發病學的基本觀念。如果在分析發病的時候忽視了內因，單從外因方面按圖索驥、刻舟求劍，這就自己把自己困擾在脫離客觀的思辨裏去了。可見「六淫皆可化火」的「化」，如果忽視了內因，那就是「外因絕對決論」的思辨。這就不符合中醫的思想了。

後世有許多人碰到傷寒論少陰寒病、熱病時，習慣於用「寒化證」或「熱化證」這些說法來解釋。事實上，寒化證、熱化證，就是少陰病的寒證、熱證。要講寒化、熱化，當然離不開對病人腎陰、腎陽的準確辨識。一個真陽虛衰的人，由於陽虛則生內寒，病至少陰，自然容易演變為寒證；而一個真陰虛弱的人，陰虛則生內熱，病至少陰，自然多演變為熱證。這本來是非常簡單的問題，人們卻以一個「化」字，繞了一個大彎，忽視了內因為本的思想。所以，在「何緣化熱」的問題上，如果片面強調外因論，這個「緣」和「化」，不是講不通，就是講偏了。

為了進一步說明內、外因相互作用而為病的道理，這裏不妨請大家再想一個問題。如果講溫病只從外來邪氣立論，那麼夏季暑熱之邪，或者遇到一個陽虛寒盛之人，或者遇到一個陰陽平衡之人，或者遇到一個陰虛內熱之人，三者發病以後的臨床表現，會一樣嗎？

所以，如果放棄了對病人體質特點的基本考查，只從單純的外來邪氣去解釋，則「六淫皆可以化熱」這個說法，無論如何也講不明白。因為「六淫皆可以化為熱」，必須以病人內在的體質特點為根據。

3｜病急之由

為什麼有時候溫病的病情變化會那麼急？過去人們習慣的說法，是因為伏邪的緣故。但是，對於所伏的邪是什麼邪，伏在何處，為什麼會伏，這三個問題說不清楚，要解釋發病快、病情急的道理，就難以自圓其說了。要理解病情為什麼急，應當考慮到三個方面：

第一，個人的體質和內因的問題。如果某人是陽熱偏勝的體質，或體內有鬱熱，那麼他可能在感受外界溫熱時，就會立即暴發為溫病。

第二，誤治的問題。臨床上很多病都是大夫「送給」病人的。前幾天看一個報導，說大陸一些醫院誤治率（診斷差錯率）竟達40%。果真如此，因醫生「誤治」而造成的病情逆轉，一定也多得可怕。《傷寒論》第111條說：「太陽病中風，以火劫發汗，邪風被火熱，血氣流溢，失其常度。兩陽相熏灼，其身發黃。陽盛則欲衄，陰虛小便難。陰陽俱虛竭，身體則枯燥……」這一條所講的，就是那個治太陽病中風用火劫發汗的醫生，造成了臨床上的「壞病」。

第三，病人感邪的輕重。若外來的邪氣太重，當然是導致病情危急的重要原因之一。

綜合以上所說，對一個病的考慮，要注意到人的體質，即內在因素，同時要注意到外來邪氣的輕重和醫生的誤治等因素。

如果我們不從這幾個方面去找原因，而是藉著伏邪的思辨，在「外因決定論」中兜圈子，是不能理解溫病「何源化熱」和「病急之由」的。這些都不是中醫的觀點。

三、結論和啟示

講到這裏，對於新感與伏邪之說，似乎應該做出結論了。這裏初步概括為三點，供思考。

(1) 關於伏邪之說及其評議

伏邪溫病與新感溫病所不同的是，伏邪溫病從起病時，往往隨即出現氣分證或中焦證，甚至直接出現營分證、血分證。所以病情重，傳變快。

其實，所謂的伏邪溫病，與《傷寒論》所講的太陽陽明合病、太陽少陽合病、三陽合病、陽明直中以及太少兩感病等，就其發病特點來說，本來就是一回事。而且，不論從理論上講，還是從實踐上看，《傷寒論》「合病」、「直中」、「兩感」之說，比後世「伏邪」之說講得早，也講得準。所以「伏邪」之說，顯然是畫蛇添足，自造混亂。

(2) 不必囿於伏邪之說，自誤誤人

只要把握住溫病衛氣營血辨證和三焦辨證的基本精神，以內、外因相互作用而為病的原則認識發病，以上述辨證體系來判斷其病機，以臨床表現來預測病情轉歸，就可把握溫病全過程的各個方面。

《傷寒論》、《溫病條辨》、《外感溫熱論》均已立繩範在先，因此不必再囿於伏邪之說，而自誤誤人了。

(3) 用上條的觀點，重新規範今後溫病教材的編寫

早在高等中醫院校第二版的溫病教材裏，已經不提伏邪溫病這一說法了。時隔 30 年後，在「普通高等教育中醫藥類規劃教材」中，又用大量篇幅重提這一問題。這其實是理論認識上的一種倒退。其最大的弊端還在於，人為地製造了傷寒論和溫病學之間的矛盾，造成了學生認識上的混亂。因此我們認為，新感與伏邪之說，取不如捨——應當把這些思辨性的東西，從溫病學教材中刪除。

透過以上的討論，我認為還可以從中領悟出三點啟示。這似乎對中醫的理論研究，更有益處。

(1) 用哲學的觀念與方法統領中醫學術

對待歷史，我們要站在哲學的高度上看；對不同階段的學說，要有歷史的、客觀的態度。在讀書做學問上，有兩種方法：一種是爬在書本上讀，另一種是站在書本上讀。也有人比喻為蚯蚓式的讀書法和蜜蜂式的讀書法。所謂蚯蚓式讀法，即吃進去的是泥土，排出來的是土粒。這相當於我們中醫裏所講的「完穀不化」。而蜜蜂式讀法，即博採百花，釀出蜂蜜來。站在書本上讀書，是強調分析，強調消化。爬在書本上讀，自然是食而不化，人云亦云了。這兩點，都很重要。讀中醫歷代醫家的書，從其歷史跨度而言，可謂上下三千年；從其著作浩繁而言，可謂汗牛充棟。沒有站在書本上的哲學境界，沒有蜜蜂的精神和方法，是不行的。

(2) 要用科學觀和方法論來決定取捨

運用科學觀和方法論對於我們理解中醫來說，是十分重要的。中醫研究人的整體運動狀態，西醫研究人的結構形態。這一點，一定要認識清楚。從古到今，伏邪為何物，邪伏於何處，這不是中醫病因學所要研究的問題。用西醫「致病因子」之說，比如細菌、病毒的觀念來理解中醫的病因學理論，那叫科學觀念的錯位。要想使中醫從西醫的框框裏走出來，只有從中、西醫學的科學觀和方法論著手，在比較中加以鑑別。研究細菌的結構形態時，不能離開解剖、分析，不能沒有物理學、化學方法，否則只會一籌莫展。

研究中醫的病因，不能離開中醫的觀念和理論思維，不能沒有系統科學方法，否則也將無所適從。從根本上講，中醫是研究人的形上特性的醫學，西醫是研究人的形下特性的醫學。所以，中醫學的名詞術語多屬於類比概念，類比概念也稱之為抽象概念；西醫學的名詞術語多屬於具體概念，具體概念也稱之為實體概念。伏邪是類比概念，強調了過其時而發病，非其時而發病的意思。而不需從形下的角度去回答邪伏何處的問題。伏邪的問題從明清時期說到今天，實際上是醫學觀念錯位，是概念混淆的產物。

以西醫的觀念來思考中醫的病因問題，所以使這一思辨糾纏了人們數百年。數百年裏，不知道白白地浪費了多少代，多少人，多少億萬個腦細胞。難道不值得覺醒嗎？應該說，這是因為科學觀和方法論的貧困，而形成的歷史教訓，值得我們特別注意。醫學是研究健康和長壽的學問，因為科學觀和方法論的貧困而浪費醫學工作者的生命，與我們自己所從事的學科精神相悖，實在既可笑，又可悲。

(3) 中醫的書其實並不難讀

孔子說過：「學而不思則罔，思而不學則殆。」讀書做學問，不能滿足於當錄音機、筆記本。要學會獨立思考，要在讀書中善於質疑。科學研究就是理性思維。故思考和質疑，是讀書做學問最可寶貴的基本的素質。這就要求我們今天的年輕人必須努力訓練和提高自己獨立思考的能力。

我多次講過，中醫的書其實並不難讀。我從醫四十多年來，如果要我講體會，想講的可能很多很多。但這句話是我想講的第一條體會。只是我們要儘早地訓練出學習、研究中醫而必須的思維習慣或思維方法，就不會把自己困到西醫的胡同裏出不來。到那時候，你們同樣會體會到：中醫的書其實並不難讀。

透過新感和伏邪問題的討論，如能從中得到這樣一些啟示，對於年輕人學習來說，應該說更為重要。

第五節

溫病病因的釐正

《溫病學》講義（普通高等教育中醫藥類規劃教材）在討論溫病病因的時候，介紹了七方面的溫邪：風熱病邪、暑熱病邪、濕熱病邪、燥熱病邪、溫熱病邪、溫毒病邪、癘氣。對這些病邪如果再換一個角度去看，我們會發現，《溫病學》講義在病邪問題上所講的，恰恰是吳鞠通在《溫病條辨》中關於九種溫病的病情、病機和疾病轉歸的內容。那麼，怎樣看待溫邪和溫病的關係呢？

明清以來，由於傷寒和溫病、《傷寒論》和《溫病學》中的若干理論問題，一直沒有真正釐清楚。所以常常有一種習慣的說法：傷寒論討論的是風寒邪氣引起的外感病，溫病學討論的是溫熱邪氣引起的外感病。

筆者不能認同這種習慣的說法。因為它完全是站在邪氣的角度，對傷寒和溫病作區別的。今天我們從中醫病因、發病和病機的基本觀點出發，對這個問題做一些討論。為此，這裏講三點認識：

一、從概念性病因到辨證求因

1｜概念性的病因

所謂概念性的病因，是指中醫診斷學從初學中醫者入門階段所講的，與病機分割為二的病因。因為是入門階段，所以要從簡單入手，講病因只講概念性的病因。因為要使學生容易了解和記憶概念，所以不去講病因與病機融為一體的關係。概念性病因，我們也把它稱之為抽象性或表面性病因。

但是真正進入臨床，討論臨床辨證、臨床病機的時候，我們則常常講辨證求因。其實，臨床中辨證求因的因，是與病機融為一體的，決定疾病屬性和轉歸的具體臨床原因。這種原因是具體的，而不是抽象的、表面的、概念性的。它是具體因果關係中的因，與亞里斯多德《形而上學》「因果律」所講的精神、原則完全一致。中醫學是形上性的醫學，所以臨床辨證求因的因，自然也是形上性的。這一方面，我們在後面還要進一步講，這裏只簡單提一下。

我們還是回到概念性病因上來。大家知道，在《中醫診斷學》、《中醫基礎理論》裏，都講到病因。一個人病了，必然有引起疾病產生的原因，我們習慣把它分成內因、外因和不內外因。當然，不內外因是一種特殊情況下的特殊原因。因此常見的病因，就是內因和外因兩方面。

在講內因和外因時，要首先區分「常和變」的問題，或者說「常和邪」的問題。《金匱要略》說：「夫人稟五常，因風氣而生長，風氣雖能生萬物，亦能害萬物，如水能浮舟，亦能覆舟。」這裏所講的「五常」，指天地間的五行；「風氣」，指四時風、寒、暑、濕、燥、火六氣。正常情況下的五行變化和六氣循環更復，是人的生生之本。因為是其常，故曰「水能浮舟」。而五行的異常變化或六氣的太過與不及，是人的致病原因，因為是其變，故曰「水能覆舟」。所以講病因的六淫邪氣，就是指四時之氣的太過或不及。

同樣，在《金匱要略》裏也提到：「有未至而至，有至而不至，有至而不去，有至而太過。」說的也是六氣的太過或不及。太過或不及，都容易造成病。因此，不管外因的風、寒、暑、濕、燥、火，或者是內因的喜、怒、憂、思、悲、恐、驚，以及飲食勞倦，只要有太過和不及，就是致病的原因。

以上這些，是從概念性病因的角度來講的。或者說是理論學習過程中，理解病因概念時的說法。

如果用概念性病因來看發病，在《中醫診斷學》裏講：人的疾病是內因和外因相互作用於人以後，所產生的結果。拿外感病來說，它是風、寒、暑、濕、燥、火六淫作用於人，再結合人的七情喜、怒、憂、思、悲、恐、驚以及飲食、勞倦、體質特點等。

這兩方面相互作用之下，才導致人為病。這是從概念性病因的基礎上，看病因和發病的關係的。

2 臨床上的辨證求因

臨床上的辨證求因，與書本上講的病因與發病有所不同。在臨床上，病人首先呈現給我們的是臨床的表現，即證候。證候，有病人的主訴和醫生問診所知道的內容，當然也包含醫生望、切、聞診所得到的臨床表現。在臨床上，見到證候，並不等於見到原因。因此臨床的第二步，需要辨證。

所謂辨證，就是運用中醫的藏象經絡、病因病機學說，對臨床上所見到的證候，由淺到深，由表及裏，取精去粗，去偽存真地進行理性分析。臨床的第三步，即在理性分析的基礎上，確定形成疾病的本質，即病機。這才算達到了辨證目的。

關於中醫的病機，大體包括三個方面：一是造成疾病的原因（包括內因和外因兩方面）；二是疾病的屬性（屬虛還是屬實，屬寒還是屬熱）；三是在明確原因和屬性的情況下，結合病程的特點，對病的發展趨勢做出的判斷。

所以在抓住疾病的原因和屬性的情況下，治療則是針對疾病未來的趨勢而採取的「治未病的」調控措施。換句話說，當知道疾病的原因和屬性的時候，醫生就可以判斷出如果不採取治療，發展下去明天將會是什麼樣子。所以，這時候所認識到的原因，是病機的重要因素，也是與疾病發展趨勢緊密聯結在一起的。「因果關係」中的因，與前面講到的概念性病因，意義大不相同。如果要問中醫臨床治療的特點是什麼？那就是，針對疾病明天可能會發生變化的種種原因，用藥物搶在疾病變化之前，改變根據原因所判斷的疾病演變趨勢，從而達到預期、理想的治療目標。

3｜中醫外感病病因的特點

認識和理解中醫外感病病因的特點，應該從以下四個方面來理解：

(1) 中醫臨床上對病因的認識，在辨證之後

這與概念性病因中所講的內、外因相互作用而為病的說法正相反。概念性病因是講發病道理的，所以強調內因和外因在先。臨床上對病因的認識是辨證的問題，即認識疾病病機的思維過程，所以到最後才確定了形成疾病內因和外因。這一點，務必要留意。

(2) 中醫對病因的認識，離不開臨床證候

換句話說，後者講的是必須完完全全的依靠臨床證候。因為離開了臨床證候的完整性和真實性，中醫的辨證就可能出現失誤。因為證侯不完整、不真實，病機便認識不清楚、不準確。病機不清楚、不準確，當然也包括病因不準確、不清楚在內。

(3) 中醫對於外感病病因的確定，源於對病機的分析

認識到病機，中醫對病人感受的外邪，其身體內在的特點以及造成疾病的各方面原因，就有了一個清楚的認識。只有這時候，對於該病的原因是什麼，才會有真正的把握。

(4) 中醫的病因是理性的模型

具體而言，是在對病人的證候進行辨證分析的過程中，在病機認識的基礎上，對疾病的發生、發展、變化的原因所做的理性總結。就是說，病機是在中醫臨床辨證思維中產生的，病因是病機認識基礎上進一步的理性認識。所以病因看不見也摸不著，它在理性思維中產生，是構成病機理論模型的基本要素。

可見，「六氣」和「六淫」的分別，只有在臨床上才有意義，才可能把握。離開了臨床去講病因（或者「邪氣」），這個病因（或者「邪氣」）就是無所為有，無所為無的了。這就是形上性病因的最大特點。因此，要把概念性的病因和

辨證求因的「因」區別開來；要把臨床上追尋病因的過程和書本上所講的概念性病因區別開來。

二、決定性與相關性

1｜西醫外感病診斷的大體過程

西醫在外感病過程中，它的診斷過程大體分三個環節。

第一個環節是，病人來了以後先聽病人的訴說。比如，病人說他頭痛、發燒、咳嗽，大夫會想到他可能患感冒，或者可能患上呼吸道感染。至於是細菌性的還是病毒性的，需要做進一步的檢查。西醫在外感病診斷過程中的第二個環節，就是找該病的致病因子，以及進行相關的、醫生設想範圍以內的病理檢查。比如病人講他有頭痛、發燒、咳嗽，那就化驗他的痰，看看痰裏有沒有什麼病毒或細菌。然後再做一些病理檢查，或者配合做 X 光透視，看看你的病灶部位有什麼變化。最後在第三個環節，根據已知的致病因子和病理檢查，做出西醫意義上的診斷。這是西醫在臨床上對外感病診斷的大體過程。

與中醫對外感病的辨證求因作對比：第一個環節中、西醫同樣遇到病人所講的症狀證候。在第二個環節，中醫是用他的理論思維去辨證，西醫則要找其致病因子和病理學指標。在第三個環節，中醫的診斷在於求得中醫意義上的病機，但西醫的診斷則落在西醫意義的病理上。所以，中醫在認識到病機以後，才可能知道造成這一疾病的內因和外因；西醫認識病理因子，則早於他的病理診斷。這一點，也請人們務必留意。

2｜西醫外來致病因子的特點

第一，西醫是形下性的醫學，所以其病因學說也是形下性的具體物質。故西醫對外來致病因子的認識在診斷之前，而中醫則在病機診斷之後。

第二，西醫對致病因子的認識不是依靠臨床症狀，症狀只是西醫對疾病進行診斷時的向導。中醫則相反，必須以全面、真實地把握臨床證候為根本前提，才可能進一步正確認識病因。

第三，西醫對致病因子的確認須依靠實驗室檢查的結果，而中醫病因的認識則依靠其臨床辨證思維。

第四，西醫的致病因子是實體性的物質，而中醫的病因則是一種理論性模型。如果離開了臨床，離開了具體的病人，中醫不會像西醫那樣，拿不到一瓶風溫病毒，拿不到一瓶燥素，也抓不住一把暑濕邪氣。

3｜從外感病的發病比較中、西醫之病因

經由以上中西醫病因特點的比較，我們從外感病的發病上，對中、西醫的病因再做一些比較。

第一，中醫的病因對疾病的發生來說是相關性的，而西醫的病因則是決定性的。

中醫始終認為，疾病是內因和外因相互作用的結果。「邪之所湊，其氣必虛」，講的就是這個道理。所以不論內因還是外因，都是相關性的。西醫上的致病因子，不論是外感病過程中的病毒還是細菌，它對疾病的發生都是決定性的。當痰中檢出肺炎雙球菌，你就是肺炎雙球菌引起的肺

炎；若從血中檢出 B 肝病毒，你肯定是 B 型肝炎，或潛在的 B 型肝炎患者。

第二，中醫始終重視疾病過程中內、外因相互作用下的邪、正消長關係，西醫則對人的正氣關注不夠。

比如，春季到了，人多春溫，但是陽虛寒盛之人和陰虛熱盛之人，所表現的病情是完全不一樣的。必須對每個人的春溫進行綜合性的分析，才可能對這個春溫病人的病機、病情和病程的演變，做到全面的判斷。但是，西醫在外感病過程中著重外來的致病因子，相形之下卻忽略了人體的內在因素。也就是說，西醫在外感病上，外因決定論的思想表現得非常典型。對於細菌性或者病毒性疾病的治療，西醫最關注的是藥物抗菌（毒）力的強弱。所以，殺傷或消滅細菌或病毒，也是外因決定論觀點的突出特點。

因此我們常說：「中醫治病是扶人一把，西醫治病是殺敵一簇。」這個說法，其實是對中、西醫兩種不同病因觀、治療觀，最形象、最恰當的概括。

三、對溫病病因學說的理解

前面講了概念性的病因和辨證求因，講了決定性和相關性兩種不同的病因觀。講這些的目的是什麼呢？就是希望能夠正確地對待和理解溫病學中的病因問題。在這裏，重點講四個總結性的看法。

第一，正確看待傷寒論和溫病學的關係。我們在《傷寒和溫病體系的同一性》一節中反覆講過，明清時期一些溫病醫家，在沒有搞清楚溫病和傷寒臨床辨證體系的同一性時，主觀認為傷寒論主要講風寒外感病的，溫病則是講風熱外感病。這個影響一直到今天還沒有徹底澄清。

第二，消除溫病學在病因問題上存在的外邪決定性論的錯誤觀點。要說外邪的決定論，恐怕只有在「癘氣」之說裏，似乎帶有其影子。下面的風熱病邪、暑熱病邪、濕熱病邪、燥熱病邪、溫熱病邪、溫毒病邪此六者，從其本質上講，只是從外來病因講的，更談不上外因的決定性了。

第三，一定要嚴格區別西醫的致病因子和中醫的理論模型性病因的特點。就是說，中醫對病因的認識一定不能離開臨床，不能離開辨證論治的全過程。只有透過辨證求機、求因，才可能對疾病的內、外因，做出真正合理的判斷。

第四，正確對待《溫病學》中關於病因的表述，這是學習溫病時至關重要的一個問題。《溫病學》講義中對病因的表述，實際上是對各種溫病的發病、病情以及病機特點的總概括。所以，作為七種病因來理解，是不妥當的。《溫病學講義》（第六版大專院校教材）在總論第三章關於「病因與發病」中所講的「病因」，舉凡風熱病邪、暑熱病邪、濕熱病邪、燥熱病邪、溫熱病邪、溫毒病邪、癘氣等，從其內容來看，實際上完全是風濕、暑溫、濕溫、秋燥、春溫、溫毒、溫疫等七種常見溫病，在發病、病情、病機演變的基本特點。作為「病因」的內容來表述，不僅違背了中醫內、外因相互作用而為病的發病學觀點，而且也不符合內、外因相互作用下邪正消長的病機學觀點。尤其將外因決定論置於不恰當的地位，是對中醫病因學基本理論的一大歪曲。

這方面的問題，我們前面在「傷寒和溫病體系的同一性」、「新感、伏邪析疑」兩節中，都有論述，可以相互參照，加以理解。

附 文

六淫與癘氣

為了進一步說明溫病學病因的問題，這裏就溫病教學中人們關於「六淫」與「癘氣」關係的質疑，再談一些個人的看法。謹此作為對前面「溫病病因的釐正」一節的一點補充。

「六淫」之說，源於《黃帝內經》。自然界一年四季氣候的循環往復中，隨季節正常變化的風、寒、暑、濕、燥、火，稱為人賴以生存的六氣；反之，即六氣的太過或不及，中醫謂之六淫。六氣的太過或不及，皆易致人於病，故將其稱之為六淫，即與內因七情相對的六種外因。「癘氣」，後世也稱「疫氣」、「疫毒」。相似的說法，亦見於《黃帝內經》。該書《素問・六元正紀大論》中有「民以癘，溫病乃作」、「其病溫癘大行，遠近咸若」等記載。《素問・刺法論》謂：「五疫之至，皆相染易，無問大小，病狀相似。」可見當時對癘或疫，主要是對其病情的傳染性、流行性而言的。

中醫界公認的，奠定了中醫辨證論治原則與規範的張仲景，在其外感病專著《傷寒論》中沒有提到癘氣之說。而在論述內傷雜病的《金匱要略》也沒有討論到癘氣。只是在後世編次、校訂後，該書「血痺虛勞脈證並治第六篇」的「附方」部分，有「肘後」獺肝散一方。獺肝散出自《肘後方》，非張仲景之方，是用以治療勞瘵，即鬼疰（相當於今之肺結核病）的方劑。該方注云：「治冷勞，又主鬼疫一門相染。」清代徐忠可在其《金匱要略論注》中注云：「鬼疰累年積月，漸就頃滯，以致於死，死後復傳旁人，乃至滅門。」顯而易見，這是對勞瘵這一類內傷雜病的傳染性、流行性而言的。

明末吳又可的《瘟疫論》，在外感病中把癘氣之說提到一個新的高度。他提出：「瘟疫之為病，非風，非寒，非暑，非濕，乃天地間另有一種異氣所感」，即他所說的癘氣。並從感邪途徑的角度上，提出：「疫者感天地之癘氣……邪從口鼻而入。」對於疫病的傳染性、流行性，吳又可講的更形象：「疫者，以其延門闔戶，又如徭役之役，眾人皆等之謂也」，「無問老少強弱觸之者皆病」。

所以，癘氣所致之疫病，其發病急、傳變快、病情重、流行廣、傳染性強，這些都屬於病情表現上的特點，本是無可異議的。然而，回到中醫外感病上來看，以下問題則需要再研究。

第一，中醫的外感病，亦即時令病。而所謂時令病，即有因四時不同而發的特點，這即包含著流行或傳染之意。

第二，疫、癘在吳又可說來不同於六淫，在沒顯微鏡的明代，我們沒有理由猜測疫、癘可能是「細菌」、「病毒」，或別的病源微生物。吳又可既然認為非風、非寒、非暑、非濕，但他又未對其做出陰陽、表裏、寒熱、虛實的定性。吳又可提出「邪伏膜原」之說，在解剖學如此發達的現代，也無從查找「膜原」為何物、在何處。足以說明這些說法，只不過是吳又可的一種推測而已。故後來者不必拘泥於其句下，再作遐想。

第三，所謂「口鼻而入」，吳又可是憑藉推理，還是現代檢驗呢？中醫歷來認為肺合皮毛、開竅於鼻。在古今一脈相承的基礎理論上，吳氏之說有何本質性的意義呢？

第四，吳又可治療瘟疫，察病不出望、聞、問、切四診，辨證不越病因病機，他筆者並未因為病情的「流行性」、「傳染性」，便不經過辨證論治，直接以疫、癘為治療依據而遣方用藥。吳又可的「達原飲」是治療濕熱內伏的名方，其用方的根據仍然以「濕」與「熱」鬱遏形勢而定，即是明證。

其五，縱觀《瘟疫論》全書，吳又可對於溫熱病、濕熱病、寒濕疫、暑燥疫、風溫、春溫、秋燥、冬溫等各種溫病的診斷和治療，仍然一如既往，靠的還是中醫藏象經絡、病因病機、診法治則等基礎理論。與《傷寒論》和清代崛起的溫病學派相比，在中醫理論體系這一本質屬性上，並無本質性差異。

其六，《傷寒論》中的「直中陽明」、「太少兩感、「神昏譫語」、「厥熱勝復」；《溫病學》春溫中的「衛氣同病」、「衛營同病」、「氣血兩燔」、「暑風」、「暑痫」以及熱入營血，還有濕溫中的「濕邪留連三焦」、「困阻中焦」等，其實就是疫、癘「發病急、傳變快、病情重、流行廣、傳染性強」的實例，所以沒有必要節外生枝，把疫氣、癘氣之說與中醫病因的六淫並列，甚至對立起來。

此次非典型肺炎流行過程中，又一次暴露了西醫在其現代發展中，已經陷入了機械唯物論、外因決定論的死胡同——只見病毒不見人、不知天，把人體視為剿滅病毒的戰場。超常劑量使用抗病毒藥物，簡直到了「如入無人之地」的程度，就是最有力的證明。這在很大程度上，其實已經偏離了醫學科學的任務與使命，陷入了醫學發展的新誤區。中醫為什麼步西醫之後塵而相曲自己呢？這方面進一步的討論，筆者將作為專題，在適當時候加以闡明。

第六節

香港和台灣的中醫教育評議

20 世紀 90 年代末，香港和台灣的中醫教育發展很快。香港浸會大學、香港大學、香港中文大學和台灣長庚大學的中醫大學教育，都是在這一時期相繼開辦的。五年來，筆者一直在香港浸會大學中醫藥學院執教。2003 年 5 月應台灣長庚大學之邀，出席了防治 SARS 經驗交流研討會。會議期間，在與台灣有關學者以及長庚大學中醫學系師生的廣泛交流中，增進了我對台灣中醫教育的了解。

為此，這裏就香港和台灣的中醫教育談一些個人看法，以與同仁們討論。

一、研究型還是臨床型

當今的大學教育，有的偏於研究型，有的偏於應用型。個人認為，中醫大學本科教育的方向，應以臨床應用型為主。

第一，五十年來，中國大陸中醫的研究方向，基本上是以西醫的觀念和方法，對中醫進行驗證、解釋和改造性的研究。這種研究方向，習慣稱之為「中醫科學化」、「中醫西醫化」的研究。雖然社會上為此投入的人力、物力、財力甚巨，但收效甚微，而且對中醫學術發展的負面影響頗大。這一問題，近年來受到內地學術界的廣泛質疑，並進行深刻的反思。

設在台中的中國醫藥大學和大陸多數中醫大學一樣——

中國傳統文化的教學內容明顯不足，中醫基礎理論的課程相對薄弱，與此同時卻把大量西醫基礎醫學的課程，作為學生主要的必修課。這是「中醫科學化」、「中醫西醫化」思想影響下，表現在中醫大學教育方向上的一個大問題。筆者在《為中醫教育診脈處方》、《中醫教育的三個重要環節》等論述中，對產生這些問題的根源進行了剖析。

台中中國醫藥大學的歷屆畢業生中，註冊從業中醫的比例遠遠達不到 10%。除了相關管理法規不合理的因素外，自己培養的學生中醫信念不牢固，專業基礎不堅實，也許是不容忽視的原因。

第二，中醫教育應當把「具有堅實中醫理論基礎和一定西醫學常識的，具有良好辨證論治技能的，合格中醫臨床人才」，作為本科教育的根本方向。尤其在中醫受到近代科學主義衝擊和西醫嚴峻挑戰的當代，更應當保持、發揚中醫的特色與優勢，在潮流性的困難面前不猶豫、不動搖。

據香港浸會大學中醫藥學會幾年前的民意調查顯示：香港有 26%的民眾生病後首先選擇中醫，68%的民眾願意接受中、西兩種治療。這說明民眾對中醫的認同、需求，與西醫大體接近。但是，香港和台灣「西醫在朝、中醫在野」的格局，使中醫長期處於「自生自滅」的生存窘境之中。而以往的許多執業者缺乏正規、系統的教育背景，加之沒有獨立的中醫院，缺少救治急、危、重、難病症的機會。久而久之，形成了中醫隊伍學術水準參差的狀況，造成了人們以為「中醫只能治療慢性病」的錯覺。這種狀況與錯覺，也加深了西醫對中醫科學本質的懷疑或誤解，影響了中醫與西醫在平等、並重基礎上的溝通與配合。

面對以上歷史的困惑，中醫教育更應當以培養合格、正統的中醫臨床型人才為己任，切莫隨波逐流，再次陷入「中醫科學化」、「中醫西醫化」的誤區。

第三，按照人才成長的一般規律，一個人大學畢業後，還需要在上一級專家的帶領下經過 5～10 年的學術熏陶，才能成長為合格的專業人才。而年輕中醫的臨床工作，更是其加深理論理解、消化的必然階段。所以大學本科階段的教育以臨床應用型的目標為主，畢業後經過 2～3 年的臨床訓練，再從中選拔優秀者進行碩士、博士之培養，是造就中醫研究型人才的理想途徑。

中醫的知識體系十分龐大，一個「上知天文、下知地理，中知人事」、「近取諸身、遠取諸物」、「通神明之德」、「類萬物之情」、「備良相之才」的大醫，才稱得上真正、合格的研究者。中醫學的自身特點，注定了推動其學術發展的研究者，必須是這樣的「大醫」。

然而對於絕大多數人來說，只要能夠熟練運用辨證論治的理論、原則、方法，成就為一個精於防病治病的中醫臨床家，即已足矣。這既是社會的基本需求，也是絕大多數人可以達到的目標。

基於上述，筆者認為中醫大學本科教育的方向，必須鎖定在「合格、正統的中醫臨床型人才」這一點上。過去如此，現在如此，今後亦應如此。

二、社會需求與人才結構

由於大陸中醫本科教育起步時，教育方向與學術定位都不夠恰當，所以半個世紀以來，這方面的教訓很多。1996

年北京中醫藥大學應屆畢業生所做的一份《調查報告》中指出：現行的大學教育使學生「中醫沒有學好，西醫沒有學到」。1997 年出版的《中醫沉思錄》也提到，中醫大學培養出來的學生「是兩個中專水準，或者中醫大專、西醫中專水準」。2001 年 8 月 10 日中國大陸的《現代教育報》上，發表了著名老中醫鄧鐵濤、焦樹德教授《幾十年來沒有培養出真正的中醫》的專題文章，明確提出「中醫學院還能培養出合格的中醫嗎」的尖銳質疑。

大學本科教育是造就專業人才的基礎。中醫大學本科教育這一基礎打好之後，才能根據防病治病和學術發展的客觀需求，進一步形成結構合理的中醫專業隊伍。

第一，中醫不得開西藥，西醫不得開中藥，是香港和台灣中、西醫管理的一大特點。這是符合科學的嚴肅性原則的，是對病人負責任的規定。這就要求大學本科教育必須培養出高水準的中醫臨床人才，才能承擔起常見病、多發病的防治，以適應基層小區或中醫院的臨床需求。

第二，經過一定的臨床鍛鍊，再從臨床中選拔優秀者，以培養臨床碩士、博士的形式，造就一批臨床過硬的「辨證論治之醫」和「陰陽會通之醫」。以這類人才作為中醫院的中堅力量，才能真正辦出體現中醫理論特色、臨床優勢的中醫院來。

第三，在以上基礎上，開展高層次的中、西醫工作者的相互合作，共同研究中、西醫兩者臨床優勢的有機互補與配合。鑑於中、西醫兩個醫學科學體系相互之間的「不可通約性」，互補與配合應當以兩個隊伍合作、兩種學術配合為基本模式，方可最大限度地組合醫學科學資源，最大可能地提高防病治病效果。

三、是「二」還是「一」

回憶半個世紀以來中醫教育走過的路，羈絆中醫教育的根本性問題，仍然是起步的第一個學術問題——即什麼叫中醫學？圓滿的回答這一問題，就必須對中醫學和西醫學加以比較，首先真正釐清楚中國現存的醫學科學體系，究竟是中、西醫兩種，還是只有西醫一家。

中醫與西醫一者為形上性醫學，一者為形下性醫學。兩者各自都包括科學、技術、經驗三個層面，而且各自都具有十分龐大、複雜的知識內容。其中經驗是初級的醫學知識；技術既是經驗基礎上的昇華，也是中醫科學理論在臨床方面的延伸與應用。所以要對中醫與西醫進行比較時，核心是對中、西基礎理論的比較，即各自在科學理論層面上的比較。

從科學理論層面來講，中、西醫兩者的研究對象，研究方法各不相同，所以兩者所形成的概念、範疇不僅是完全不同的兩種科學體系，而且是不可通約、不可相互代替的。這一認識，現在已經是結論了，此不重複論述。

遺憾的是，這一根本性的學科定位問題，長期以來常常被近代科學或事業發展的功利因素所掩蓋，沒有成為中醫教育界的基本出發點。然而，中醫教育的「第一個學術問題」，畢竟是不可回避、不可超越的。不明白中、西醫在科學理論層面上的區別，自以為在「科學化」，到頭來卻是「西醫化」—— 使中醫的後繼人才在學科理論上徹底地倒向了西醫。面對長期以來的歷史教訓，香港和台灣同仁切切不可彷徨。

幾十年來，中醫和西醫究竟是一個醫學科學體系，還是不同的兩個體系，中醫教育中常常自我矛盾。如果不承認中醫的科學性，那麼只需用西醫的理論對中醫的技術、經驗加以解釋，根本無須開辦什麼中醫大學教育。同理，既然認為中、西醫是兩個不同的醫學科學體系，為什麼在中醫大學裏不首先加強中醫基礎課程，而要把西醫基礎醫學課程放在主要位置上呢？

近二十年來，這方面的問題國內一直在議論之中，而且已經出現了許多改進中醫教育的新思維。只是因為大陸中醫教育上的歷史包袱和體制模式，制約了中醫教育的改進。香港和台灣中醫大學教育剛剛起步，歷史的包袱和體制的制約比較少，這是香港和台灣的一大優勢。

如能從科學層面上首先清醒地認識中、西醫是兩個完全不同的醫學科學體系，接下來的辦學方向、結構規模、課程設置、教材編寫、師資配備、教學方法、學生來源、實習安排、行政管理以及西醫課程開設的比例、先後等，自然會有清晰的思路和明確的標準可循。反之，搞不清醫學體系是「二」還是「一」，香港和台灣的中醫教育重蹈覆轍的命運，將無可倖免。

四、實習與臨床基地

臨床實習是醫學教育的重要一環，為此配合基礎教學，香港和台灣應當儘快建立自己的中醫院，以作為中醫教育必不可少的臨床基地。

受「中醫科學化」、「中醫西醫化」的誤導，大陸中醫院「西化」傾向日趨突出。因此「臨床教學西代中」的問題，嚴重困擾著中醫大學的臨床實習教育。針對中醫院的「西化」傾向，早在二十年前不少有識之士就提出，中醫院應堅持「能中不西、先中後西、中西配合」的根本原則。這個原則的核心是「能中不西」，目的是要突出和發揚中醫的特色與優勢。只是在中醫治療有一定困難和必要的情況下，再考慮「中西配合」。如果實習醫院也「西化」了，當然不可能培養出合格、正統的中醫來。

當前，香港和台灣的中醫院發展置後，中醫院校畢業生的就業前景暗淡。這一方面是社會管理問題，即社會上對中醫存在著一定的歧視或誤解，因而在醫療衛生資源的使用分配上忽視了中醫。另一方面是中醫教育自身的問題，即中醫教育必須儘快培養出一大批合格、正統的中醫臨床人才，重新樹立中醫的社會形象。

只要香港和台灣有一批這樣的人才，相信任何歧視或誤解，都將迅速冰釋。所以，香港和台灣中醫教育眼前的困難在這裏，長遠的出路也在這裏。這是擺在香港和台灣中醫教育上的雙重戰略任務，後退是沒有出路的。

五、勿走彎路

人們常說：萬事開頭難。之所以開頭難，主要難在人們必須有長遠的眼光，全局的高度，戰略的思維，科學的睿智。攻破了「開頭難」， 就可以少走彎路，捷足邁向成功。「先上馬、後備鞍」，急於求成，繞開「第一個學術問題」，難免要「自制夾生飯」的。

當今，人類醫學發展上有三種大趨勢，這是開辦中醫教育時不容忽視的戰略性前提。

第一，20 世紀，西醫在長足發展的過程中，越來越清楚地認識到自身的局限性。自 70 年代起，首先從西方傳來了「回歸自然」、「重視傳統醫學」的呼聲。進入 21 世紀，這種呼聲越來越高。

第二，在世界各地的傳統醫學中，中醫的理論體系最成熟，治療方法最豐富，臨床療效最可靠。來自西方的「重視傳統醫學」， 明智的理解則首先是重視中醫。進入 21 世紀，這一點正在逐步形成廣泛的共識。

第三，五十年來，中國人一直執著地用西醫的觀念、方法，對中醫實行表面上叫「科學化」，實質上是「西醫化」的改造。使中醫學的概念（範疇）不斷異化、解體，辨證論治的水準不斷下降，臨床治療的領域（病種）不斷縮小。中醫教育上的失誤和今天面臨的困惑，皆源於此。進入 21 世紀，越來越多的人對此正在反思，並從反思中醒悟。

筆者認為，復興中醫不僅是中醫的需要，也是中國的需要，是世界人民的需要。為此在中國，首先要擺脫中醫「科學化」、「西醫化」 的困擾。香港和台灣的中醫教育如能從此起步，想必會少走彎路，直接步入坦途。

第二章

中西醫配合形上沉思

按照列寧的解釋：「物質是標誌客觀實在的哲學範疇，這種客觀實在是人們由感覺感知的，它不依賴於我們的感覺而存在，為我們的感覺所複寫、攝影、反映。」這個「客觀實在」，與亞里斯多德說的「萬有」之「有」，與老子論「有無相生」之「有」，尤其與佛陀說的色、受、想、行、識之「五蘊」，並無本質的區別。所指的都是「物質」關於「客觀實在」這一基本屬性的範疇。偏偏在近代的中醫學界，「物質」這一概念被物理學、化學中關於結構、形態學說的含義取代了。這樣以來，不僅中醫學賴以形成的方法論「不科學」了，而且作為中醫學研究對象的「證候」，也在物理學、化學的標準下，被剝去了「客觀實在」這一物質的根本屬性。處在這樣一個特殊年代的中醫學，受歧視、被摧殘的命運則在劫難逃了。

——引自《中醫復興論》

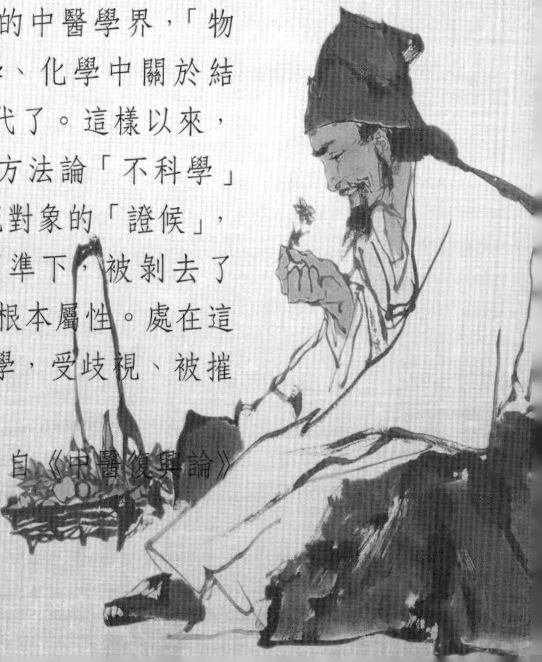

第一節

中醫百年興衰起伏透視

《中醫復興論》，是筆者二十年來在中醫科學學、軟科學領域若干專題研究的匯集。儘管出版時一些內容不得不忍痛割愛，然而讓我最感安慰的是，中醫「百年困惑」的原因及其軌跡，我終於搞明白了。

二十年的科學學、軟科學研究生涯，有時代的逼迫，有思考的孤獨，偶爾也有以哀兵之勢在夾縫中孤軍奮鬥的悲憤情懷。而今，《中醫復興論》出版了，但思考仍在繼續。這一篇文字，稱之為《中醫復興論》緒餘，也算是繼續思考的一個開頭。

一、人類需要復興中醫

僅就學術而言，作為中華民族優秀文化瑰寶的中醫學，今天的的確確又一次面臨著興衰存亡的危急時刻。危急主要的標誌是，中醫學在不斷的「西化」中，其學術水準與功能正在日趨「退化」。拯救中醫於既倒，並使其逐步走向復興，事不可緩，而且意義重大。

第一，在世界範圍內，除了經濟領域外，文化領域將是全球化的另一個主要戰場。中華民族優秀文化的復興，對我們和我們所處的這個時代，無疑是至關重要的。

第二，中醫的復興是中華民族優秀傳統文化復興的突破口，同時也是「實現中華民族偉大復興」的重要組成部分。

第三，中醫與西醫是兩個完全不同的醫學科學體系。在

《憲法》關於「發展現代醫藥和我國傳統醫藥」的基礎上，我國把中醫與西醫作為兩個並列的主流醫學，是完全正確的。這是中國獨有的優勢，也是世界上至今最為先進的醫療衛生模式。2003 年通過的《世界衛生組織傳統醫學戰略》，也證明了這一點。

第四，西醫理論上不可逆轉的嚴重的結構性缺陷，在諸多疾病治療上無法自我克服的局限性，使西方社會經過不斷反思，從 20 世紀 70 年代以來「回歸自然」、「重視傳統醫學」的呼聲愈來愈高漲。中國的中醫在人類傳統醫學中，理論體系最成熟，醫療方法最豐富，臨床療效最可靠。中醫在國際傳播中如果策略、方法得當，「中西醫並重」可望成為整個人類醫學未來發展的大趨勢。這將是中國為人類作出貢獻的一個重要方面。

第五，中醫藥是中國可持續發展的、最有潛力的，在國際上最具特色、無可取代的知識經濟產業。如果規劃、管理得宜，中醫藥可望成為中國獨有的、足以與我國工農業並駕齊驅的最大的知識經濟產業。

第六，對於中醫的問題，我們的面前明顯地擺著兩條路：不去勇敢地擔當振興中醫的歷史使命，那就只好去做歷史的罪人。當前至關重要的是，中國人首先必須把自己中醫的事情辦好。

二、學術現狀不容樂觀

2002 年筆者在《即將消亡的邊沿，新的突破的前夜》一文中。曾概括地列舉了中國中醫發展中存在的十個問題：一是民族虛無主義；二是「近代科學主義」；三是方法論的扭曲與貧困；四是具體做法與大政方針相悖；五是「亦西亦中」的中醫教育；六是「西體中用」的中醫科研；七是「日趨西化」的中醫臨床；八是「以西代中」的中醫管理；九是固步自封的自我保護；十是草菅人命的拜金狂潮。這些問題導致的最大苦果是，中醫學術滑坡，人才匱乏。

其實，早在20世紀50年代，那時候不少老中醫（包括健在的鄧鐵濤先生）就頻頻發出「一代完人」的驚呼。擔心在他們之後，能夠運用中醫辨證論治的理論、技能來看病的中醫將越來越少。中醫學由理論醫學衰落為一種治病的經驗之後，科學意義上的、可以與西醫並重的中醫也就「完了」。 直到今天，仍然有不少中國人只覺得或者只承認中醫是一種治病的經驗，而不認識其理論的科學性。這正是上述驚呼背後的真正原因。

20世紀80年代筆者在中華全國中醫學會工作期間，當時擔任學會主要職務的衛生部部長崔月犁、副部長胡熙明等人都曾向我們交代：要注意考察、發現、造就一批熟練掌握中醫辨證論治理論與技能的中年臨床家。那時候在北京，如劉志明、王綿之、方藥中等人，屬於老一輩臨床家裏的少壯派；而我們視野之內的55歲以下的臨床家，如劉銀洲、薛伯壽、何紹奇等人，在當時的中年人裏所占的比例不大。這一些人才，因為現行的中醫院管理的「西化」傾向，後來陸續從中醫臨床第一線邊緣化或者流失到境外。當今，這樣的人才更可謂鳳毛麟角、屈指難數了。

2003年的非典型肺炎（簡稱「非典」，英文簡稱SRAS），給我們留下了同樣的啟示：中醫學的科學性、真理性不容置疑，中醫隊伍辨證論治的水準令人擔憂。2003年1月「非典」爆發之初，廣東省中醫界的學術反應是不到位的。88 歲的鄧鐵濤老先生親臨一線並坐陣指導，才迅速轉為主動。後來「非典」傳到北京，預防「非典」的中藥「驗方」一夜之間滿天橫飛，但第一位向中央請纓參與治療的，竟然是 90 歲高齡的呂炳奎老先生。3 月至 5 月初，中醫界反應平平，治療上乏善舉措。直到 5 月 8 日國務院吳儀副總理代表中央召開中醫參與「非典」治療的座談會後，北京的中醫才活躍了起來。

20 世紀 50 年代，中國中醫研究院劉志明先生前往北京、潘陽、浙江治療「日本腦炎」、「病毒性肺炎」時，年僅 30 歲出頭。在中醫大學林立的今天，「非典」肆瘧首都北京，有多少位敢於橫刀立馬的年輕的劉志明呢！

僅以近代西方傳染病史為例：17～18 世紀歐洲死於天花者 1.5 億多人，1918 年死於西班牙流感大流行者 2500 多萬人。據《中國疫病史鑑》記載：從西漢以後的兩千多年裏，中國發生過 321 次疫病流行；正是由於中醫的有效預防與治療，往往都在有限的範圍與時間內，有效地控制了疫情的蔓延。即使像天花、痳疹、鼠疫、梅毒這一類惡性瘟疫，在中國的歷史上也從未出現過像西班牙流感大流行那樣，造成數千萬人的重大死亡。因為中華民族的興旺歷史，始終有著中醫學的伴隨。所以現在的中國仍然是，中醫不能丟。

當代中醫問題的重點在於學術。「雖有大樓，缺少大師；表面繁榮，學術萎縮；說中不中，似西非西」。「非典」中，老專家上陣、請纓的「佘太君掛帥」現象，既是當今中醫界的一曲壯歌，也是中醫後繼乏人的真實寫照。造成這種狀況的根源在於中醫學術的「百年困惑」，這當然與中國近代傳統文化科學曲折、坎坷的歷史是分不開的。

三、鑄成「西化」中醫不歸路的過程

中國中醫的衰落，與明治維新時期居於日本主流醫學地位一千兩百多年的漢醫（即中醫）所遭受的命運，十分相似。甚至連中國「廢止」、「改造」中醫的辦法，也幾乎是從日本後生省負責人長與專齋先生那裏照搬來的。然而這其中有一個事實，因為投鼠忌器，長期諱莫如深。這就是困擾中醫發展四十多年之久的「10・11 批示」。

「10・11 批示」在中醫工作中出現，經過了一個複雜、曲折或者頗有戲劇性色彩的過程。

1929 年，從日本留學西醫回國的余云岫，向當時的中國政府提交了「廢止舊醫以掃除醫事衛生障礙案」。全國中醫界函電交馳、請願集會、墨誅筆伐，「廢止」案未敢通過。失敗後，余云岫又於 1950 年在「全國衛生工作會議」期間，提出了與當年日本的做法完全相同的「改造舊醫實施步驟草案」。「草案」的核心仍然從「近代科學主義」的觀點出發——即用西方近代物理學、化學的觀念和方法，作為評判中醫的標準，認為西醫科學而中醫不科學，中醫有經驗而無理論。當時衛生部王斌、賀誠兩位副部長採納了這個「草案」的精神，並於 1952 年起在全國實施。他們把「改造」換成了「中醫科學化」，照樣用大量西醫基礎醫學的課程，來訓練、考試（實為改造）當時的中醫開業人員。在中醫界一致反對聲中，1954 毛澤東主席說話了。

今天看來，如果當初毛澤東懂得中醫和西醫有著各自不同的科學標準，能夠從學術的角度審視問題，那就好了。當時，毛澤東從行政角度出發，把「改造」中醫的做法視之為西醫人員的一種「宗派主義」傾向。所以他認為，今後首先要西醫學習中醫，就可以把中西醫界限取消。最終，採取了行政措施，以撤銷王斌、賀誠的副部長職務，宣告了「中醫科學化」的收場。

可是，醫學領域的「近代科學主義」思潮，並沒有因此而收場。1958 年 11 月，衛生部將一份「關於組織西醫離職學習中醫班總結報告」送到毛澤東的手中。這一次，毛澤東看不到西醫的「宗派主義」問題了，但他不會知道其背後仍然是「近代科學主義」思潮——本質上還是「改造」、「科學化」那一套，只是形式不同而已。毛澤東對這一「報告」全面肯定，動筆寫下了長達 200 多字的指令性「批示」（即上面所稱的「10·11 批示」，全文是：「今後舉辦西醫離職學習中醫的學習班，由各省、市、自治區黨委領導負責辦理。我看如能在 1958 年每個省、自治區各辦七八十人的西醫離職學習班，以兩年為期，則在 1960 年冬或 1961 年春，我們就有大約 2000 名這樣的中西醫結合的高級醫生，其中可能出幾個高明的理論家。此事情與徐運北同志一商，替中央寫一個簡短的指示，將衛生部的報告發給地方黨委，請他們加以研究，遵照辦理。指示中要指出這是一件大事，不可等閒視之。中國醫藥學是一個偉大的寶庫，應當努力發掘，加以提高。指示和附件發出後，可在人民日報發表。」）

無可諱言，我懂得中醫，不大懂政治，這裏也絕非就專業學科問題，苛求一位政治上的偉人。但是，在「批示」這一點上，不論毛澤東好心辦錯事，還是被「近代科學主義」所迷惑，而勝於雄辯的是，他錯了。這一「批示」，客觀上成為「近代科學主義」的「上方寶劍」，使余云岫、王斌、賀誠等人要做的事，可以放心的付諸實踐了。但是，與前兩次的「廢止」、「科學化」不同，這一次中醫界除了「歡呼」，再沒有別的聲音了。

實事求是講，「批示」的錯誤和危害在於：

第一，「10・11 批示」講到，中國醫藥學是一個偉大的寶庫。作為領袖人物的「指導性」的號召，這一句話向來為中醫界所擁護。但是，「批示」卻把「發掘、提高」這一「偉大的寶庫」的任務，全部交給了他所認定的「中西醫結合的高級醫生」。而且規定之細，措施之嚴，具有不容討論的「指令性」。

這樣一來，無疑將 50 萬大軍的中醫隊伍，從發展中醫的使命中，徹底邊緣化了。其中的名老中醫變成了被研究、整理、提高的對象，中醫學置身於被解釋、驗證、改造的困境。據我所知，大多數對中醫學達到心領神會、融會貫通的中醫專家們，內心深處從來不認同這種做法。

第二，「批示」設想兩年後的 1960 年或 1961 年春，全國就會有一大批中西醫結合的高級醫生，而且其中可能出幾個高明的理論家。然而到今天，20 多個「兩年」過去，「高明的理論家」何在，中西醫結合的「新醫學新藥學」又何在！而其負面影響還在於，50 年代「改造」開業中醫人員的「大量西醫基礎醫學課程」，無可爭辯地成為中醫大學前期教育的必修課。

因而從大學教育一開始，便動搖了青年學生的中醫專業思想。使學生處於兩種醫學思維方式的衝突和困惑中，到頭來卻沒有把中醫的科學真諦和臨床技能真正學到手。

第三，「批示」造成了中醫界在繼承與發揚關係問題上的長期困擾和無休止的爭論。60年代出現的「繼承靠中醫，發揚靠西醫」的論調，即是把繼承與發揚的關係割裂、對立起來之後，在中醫學發展上的一種奇談怪論。而今在中醫科研工作上流行的「傳統方法」與「現代方法」割裂、對立的提法，同樣是這一奇談怪論的翻板。

繼承與發揚、傳統與現代，在科學發展中本來是一個統一體。任何一門學科的發展，都是內在於傳統的歷史性的演進。問題的真正症結在於：在整個科學研究的方法上，本來就包括兩大類——既有分析（還原），也有綜合（系統）。西醫靠的是「分析方法」，中醫靠的是「綜合方法」，因此中醫與西醫兩者，各自繼承與發揚、傳統與現代的含義，壓根兒各不相同。

「批示」要以西醫的現代分析方法把中醫統一過去，中醫當然不會認同。中醫的科學規律所認同的，只能是現代綜合方法，而非現代分析方法。

人類科學是多元性的，而科學方面的是非，也不是按歷史的先與後來做評判的。中西醫各自按照自身的規律發展，繼承與發揚、傳統與現代的「爭論」本來不應出現。況且，人是世界上物質屬性最複雜的動物，所以人類醫學也不能是一家之言、一個標準。

第四，「批示」是在毛澤東個人權威的巔峰時期，以「遵照辦理」、「不可等閒視之」的指令性、強制性形式，由各省、市、自治區黨委領導負責辦理的。它不僅迅速成為中醫醫療、教學、科研、管理的指令性原則，而且從管理體制上，即機構、領導、人事、組織、管理、制度等方面，全方位的固定了下來。它不是《憲法》卻超過了《憲法》，像鐵板上釘釘子，徹底把中醫學術逼上了「西化」的不歸路。

1965 年，毛澤東在衛生工作的「6·26 指示」中針對中醫教育說：「醫學教育用不著收什麼初中生、高中生，高小畢業學三年就夠了……書讀得越多越蠢。」接著在 1966 年開始的「文化大革命」中，又持續了多年的「自採、自種、自製、自用」的「中草藥群眾運動」。從而進一步把中醫推向了後繼乏人、乏術的崩潰邊緣，成為「十年文化大革命」有名的「重災區」。

中醫問題長期以來之所以是「老、大、難」，就難在「西化」不歸路形成的歷史過程和其中的難言之隱，難在計畫經濟模式下形成的不容動搖、不可逆轉的管理體制上。將近半個世紀的「西化」之路走習慣了，今天討論這一歷史是非及其過程，也許一些青年人反而覺得不可思議、沒有必要了呢。其實，這就是歷史！

鑄成「西化」中醫的不歸路，真正的責任不在毛澤東，而是「近代科學主義」思潮。然而，「近代科學主義」得到了「政治保護傘」之後，在當代的管理體制下，在大家心知肚明的難言之隱中，便自然而然地鑄成了「西化」中醫的不歸路。所以需要我們以實事求是的科學態度，將兩者加以澄清，不要混淆，更莫盲從。

四、「發展現代醫藥和中國傳統醫藥」的科學性

「文化大革命」結束不久，1978 年中共中央率先針對中醫後繼乏人、乏術的嚴酷事實，頒發了「56 號文件」。這是新中國成立以來第一次因中醫問題由中共中央頒發的「紅

頭」文件。文件下達後，中醫界的士氣立即為之大振。與此同時，鄧小平也特別提出：「要為中醫發展提供必要的物質保證。」緊接著，1978 年十一屆三中全會的召開，中醫才一步步迎來了春天。以後，經過幾年的調查研究、撥亂反正，1982 年《憲法》總則中寫進了「發展現代醫藥和我國傳統醫藥」的規定。一百年裏劫難頻仍的中醫，從此有了自己國家最高法規的根本保證。作為這一歷史的期盼者、見證人，僅僅用「無比喜悅」、「精神煥發」這樣的語言，是不足以形容中醫隊伍當時那種激情的。

《憲法》總則中關於「發展現代醫藥和我國傳統醫藥」的規定，是歷史經驗的總結，是對「近代科學主義」和「10・11 批示」撥亂反正的結果。至今三十年過去了，它的精神不僅體現在「中西醫並重」這一新時期我國衛生工作的總方針上，而且隨著時間的推移，越來越突顯出它的正確性、科學性。

第一，中國有中醫和西醫兩種醫學體系，世界衛生組織認可的醫學也是現代醫學和傳統醫學兩大類。創造中西醫結合的「新醫學、新藥學」，只不過是毛澤東當年的一種不切實際的美好願望而已。中國雖然為此付出過不小的代價，但是至今並沒有、也絕不會有可以與中醫和西醫並存的「中西醫結合醫學」。而且，世界上至今沒有任何一個國家或任何一個有影響的團體，提出要創造現代醫學與傳統相結合醫學。如果中西醫結合醫學在中國形成，那麼現在的中醫和世界各國的西醫，也都自然而然地失去存在的價值和意義了。

第二，在中醫和西醫並存的歷史條件下，中國 20 世紀 50 年代提出「中西醫結合」時，本來的意思就是要中、西醫工作者相互尊重，兩種醫學相互配合，以發揮優勢，提高療效，共同服務於防病治病。準確地講，「中西醫結合」其實就是「中西醫配合」或者「中西醫合作」。它不是發展中醫的道路， 也不是為了「西化」中醫，更不是獨立的醫學體系。世界上西醫最發達的歐美諸國，從來沒有想到要把他們當地的傳統醫學融化為西醫。他們在防治疾病中感覺到西醫的局限性時，往往最希望從原汁原味的中醫學裏得到幫助或補充。況且，越是民族的，便越是世界的。所以，保持和發揚中醫的特色，不僅是我們中國人的需要，也是全世界整個人類的需要。

第三，中國《憲法》關於「發展現代醫藥和我國傳統醫藥」的規定以及「中西醫並重」的衛生工作方針確定之後，隨著時代的發展，國際上也逐步產生了變化。2003 年世界衛生組織第 56 次大會通過的《世界衛生組織傳統醫學戰略》提出：「支持各國使用傳統醫學，並根據本國情況將其納入國家衛生保健系統。」可見，中國《憲法》中這一規定，不僅是正確的、科學的，而且在世界上也是超前的，是其他任何國家不可企及的。

五、對憲法原則和衛生工作方針的背離

1982 年 4 月新《憲法》剛剛頒布之時，衛生部便立即在湖南衡陽主持召開了「全國中醫院和高等中醫教育工作會議」。這是一次實事求是、解放思想、撥亂反正、振興中醫的會議，被中醫界視為中醫工作上的「十一屆三中全會」。中醫工作從此很快出現了一百年來不曾有過的嶄新局面。

從 20 世紀 80 年代後期，中醫的發展偏離了我國《憲

法》和新時期衛生工作總方針的方向。主要表現在：

第一，在黨的「十一屆三中全會」召開十五年、「衡陽會議」召開十一年之後，1993 年 12 月毛澤東一百周年誕辰之際，衛生部和國家中醫藥管理局在人民大會堂召開了一次紀念會議。會議的主題為「紀念毛澤東為中醫工作的『10・11 批示』發表三十五周年」。當年 7 月在該會議籌備期間，有人提出「兩個凡是」的質疑，但這一正確意見並未得到應有的重視。熟知中醫坎坷歷程的中、老年中醫，對這次會議都有一種無可奈何的隱憂：「西化」中醫的思想路線，怎麼又回潮了！在《憲法》和國家衛生工作總方針確定之後，隆重紀念這樣一個過時的、對中醫發展造成嚴重不良後果的「批示」，明顯是對改革開放大形勢的背離，是對新時期重大路線、方針、政策的背離。以後的事實也證明了這一判斷。

第二，按照《憲法》和衛生工作總方針的要求，衛生部的職能早就應當調整。首先，衛生部不是「西醫部」，中醫局也不是「中西醫結合局」。其次，衛生部在管理中醫、西醫的醫療、教學、科研的同時，更需要立足於整個中醫、西醫的事業、學術、管理之上，把「中西醫配合」的工作統籌起來。然而從 50 年代起，中西醫結合和中醫自身的工作，統統劃歸於衛生部中醫司或以後的中醫局來管。歷史和實踐證明，這種職能劃分無異於把「西化」中醫和「保持發揚中醫特色」的對立或矛盾，把發展中醫和統籌「中西醫合作」的繁重任務，全部壓在小小的中醫司或中醫局的頭上，令其舉步唯艱。50 年代如此，90 年代亦如此。結果，既耽誤了中醫的健康發展，又耽誤了我國在防病治病上獨具優勢的

「中西醫配合」。

第三，具體管理法規與中西醫工作的大政方針相悖。比如，1989 年出台的《中華人民共和國傳染病防治法》以及 1991 年出台的《中華人民共和國傳染病防治法實施辦法》，都看不到中醫的影子。這與中國把中醫、西醫並列為兩個主流醫學的醫療衛生格局相悖，與《憲法》和衛生工作總方針相悖，也是衛生部內部「自己打自己」的怪現象。「非典」防治中的種種窘狀，與這些法規把中醫「規」在了「公共衛生」體系之外，有一定的直接的關係。

第四，80 年代後期正是中醫工作面臨進一步深化改革的關鍵時期，而「中醫西醫化」的管理思路卻越來越明顯。中醫工作的興旺景象迅速萎縮，改革勢頭明顯減退。有些方面，比如中醫科研工作，碩士、博士研究生教育，幾乎到了全盤西化的程度。

李今庸老教授 1998 年針對中醫教育問題，提出「培養自己掘墓人」的強烈呼籲，2001 年 8 月鄧鐵濤、焦樹德兩位老教授在《現代教育報》撰文，提出「中醫學院還能培養出合格的中醫嗎」的尖銳質疑，原因就在這裏。

第五，有句名言說：「在沒有科學的地方，愚昧就自稱為科學。」隨著醫療、教學、科研、管理的滑坡，在社會上種種消極因素影響之下，中醫界偽科學、假科學猖獗，學術腐敗現象嚴重。偽氣功、偽保健品、假醫、假藥，甚至用意卑劣的按摩、足療、桑拿、美容等，都打著中醫中藥的旗號招搖於市。而且，理據不足的絕招特技、誤導民眾的專科醫療、圖財害命的專方專藥、誇大其辭的廣告宣傳、品質低劣的報刊圖書、思路枯竭的科研項目、自我吹噓的學術成就、虛假不實的文憑學歷、徒有其名的技術職稱、蠅營狗苟的權術官僚等，在高等學府（包括醫療、教學、管理部門）內屢見不鮮。這一切，嚴重地腐爛了中醫隊伍的肢體，破壞著中醫的科學性、嚴肅性、聖潔性的形象，損害著中醫藥走向世界的前程。

六、中醫復興的好時機

上面談到中醫許多複雜的問題及其過程，為的是分清是非、明察原因。現在看來，中醫問題的解決變得比以往比較容易了。只要以《憲法》和衛生工作總方針為準繩，抓落實、改官風、正學風，提高管理水準，加強改革力度，便可勢如破竹、人心大振、形勢一新。所以中醫復興，仍然大有希望。僅從學術自身而言，以下幾點可能是中醫復興的突破口。

第一，緊緊圍繞新《憲法》和衛生工作總方針，建議以國務院名義在今年適當時候召開一次「復興（或振興）中醫大會」。從實事求是、解放思想、尊重科學、銳意改革、團結一致、復興中醫的精神出發，以儘快扭轉中醫工作的被動局面。

第二，對衛生部內部的職能劃分，建議做必要的調整。把中西醫配合（或合作）提升為衛生部主要職能之一，在兩個主流醫學格局的基礎之上，統籌全國公共衛生、防病治病工作；衛生部下設類似國家中醫藥管理局那樣的兩個部門，分別管理中醫和西醫的醫療、教學、科研業務與發展。

第三，從兩個主流醫學的格局出發，相應完善衛生部內部的法規建設。並把以往法規中「單有西醫、忘記中醫」那種「自己打自己」的問題糾正過來。

第四，以中醫教育為突破口，徹底煞住「西化」中醫之風，全面帶動中醫改革。建議以國務院名義組成專責小組，先對大陸 2～3 所中醫大學的教育做調查研究、解剖分析。充分尊重專家、教師、學生（包括畢業參加工作的學生）的意見，廣泛聽取社會各界反映和需求，儘快對全國中醫教育改革做出規劃。

第五，以中醫四大經典為主要內容，對中、青年中醫進行一次大補課，以提高其中醫理論基礎上的臨床辨證論治能力。

第六，在中醫界，要旗幟鮮明地反對「近代科學主義」，反對偽科學、假科學和種種學術腐敗現象。以淨化中醫的醫藥市場，重樹中醫的社會形象；創造嚴肅和諧的學術氛圍，提倡自由平等的學術討論。同心同德，為中醫的復興、改革鋪平道路。

香港浸會大學校長吳清輝先生說過這樣一段話：「從鴉片戰爭失敗以後，中國不但喪失了國家主權，也患上了嚴重的文化自卑感。整個近、現代史，我們都不斷否定自身的文化傳統。不僅沒有文化優越感，甚至連認識自身文化的能力和意願都似乎喪失了……當代中國的經濟實力得到足夠的提升，民族自信心自然會取代文化自卑感，我們才能以平常心回過頭來重新擁抱自己的優秀文化，真正認識中華文化的深層素質，而非虛假的、浮誇的某種沙文主義的心態。」

吳清輝先生的一席話，揭開了一個世紀之謎，也令當代的中國人為之汗顏。在世界上普遍呼喚傳統醫學的當代，「西化」中醫不歸路的怪現象，偏偏出現在「中國文化圈」

之內。其真正的原因，還是一百多年來的文化自卑感。我們這一代人長期背負著文化自卑感的包袱，也為之付出了沉重的代價。但是今天終於不同了，中國正處於「民族自信心自然會取代文化自卑感」的前所未有的新時期。有《憲法》和衛生工作總方針做保證，我們完全有理由相信，今天正是中醫在中國復興的好時機！

第二節

中西醫配合清議

西學東漸的一百多年來，中國文化圈裏既有中醫，又有了西醫。這對中國人來說，無疑是大好事，也是世界上任何一個國家或地區所不可企及的。但是，中醫和西醫兩個醫學體系的關係，卻一直是中國文化圈裏爭論不休的問題。

二十多年來筆者從科學學、軟科學角度對這些問題做過一些研究，並發表過數篇論文。2003 年在香港防治 SARS 的實踐，才使我深深體會到，還是「中西醫配合」這個提法好。

一、關於「中西醫結合」

「中西醫結合」這個提法在中國出現了近五十年。它與「團結中西醫」一樣，是從毛澤東的號召性語言中演變而來的。兩者最早的含義差不多，即中西醫工作者相互團結，兩種醫學相互取長補短，共同為人民大眾的健康服務。1958年以後，「中西醫結合」的含義越來越多了起來。粗略一算，不下九種。

在中國文字裏，一字多義甚為普遍，一詞多義卻很少。如果課堂上遇到一個有九種解釋的詞，不僅學生無所適從，而且讓老師也很難。「中西醫結合」這麼多解釋，不能不令人質疑。具體工作和學術活動如何做起？大家遵循的共同標準又在哪裏？所以從 1982 年起，我決定研究思考這一問題。

因為這個提法出自權威者之口，又盛傳於中國，波及於周邊國家、地區，而且當時已經有了「新醫藥學」、「中西醫結合學」的說法。所以，我不僅要把「中西醫結合」作為一個詞去研究其定義，更要把它作為一門「學科」，從歷史、文化、科學、醫學等不同角度，做廣泛的比較研究。我自知愚才無能，因此在整個研究思考中，始終小心謹慎，如履薄冰。《中西醫結合定義的研究》一文寫寫停停、修修改改，到 1995 年公開發表，歷時十四年之久。

其實，與其說「中西醫結合」的定義，倒不如說對這一提法的解釋。當時的出發點僅僅是堅守嚴格的邏輯原則，在說明「中西醫結合」本質屬性和特點的同時，增加其內涵，緊縮其外延，使「中西醫結合」的含義更清楚、更準確，最大限度地減少其歧義。

「定義」是揭示概念內涵的邏輯方法。故筆者對「中西醫結合」做出的定義為：中西醫作者相互合作，中西醫學術相互配合，以提高臨床療效為目的的實踐過程，謂之中西醫結合。

具體而言，其內涵有四。

第一，人是科學知識的載體和研究者，首先要以中西醫工作者的相互合作為前提。

第二，學術是核心，在中西醫兩種醫學還沒有在科學的總體高度上融為一體的現實情況下，相互配合，取長補短，是「中西醫結合」的真正主體。

第三，配合的目的是發揮兩者各自的優勢，提高臨床療效，這無疑是合理利用兩種醫學科學資源的最佳選擇和最高標準。

第四，講「實踐過程」，一方面因為從臨床做起是中西醫工作者團結合作，兩種醫學有機配合的基石。另一方面因為由實踐到理論是認識論的基本原理；科學的進步，不能像神話故事裏的呼風喚雨；從實踐做起，在實踐中積累，發展和成熟就自然而然地孕育於過程之中了。

今天回過頭來看，當初給「中西醫結合」下定義時，其內涵就是「中西醫配合」。而且我一直覺得，用「結合」這個詞解釋中西醫的關係並不貼切。

一方面，是因為 50 年代的政治習慣，結合一詞的使用幾乎到了泛政治化的程度，這在解釋中西醫關係時，便難免指意模糊。另一方面，結合一詞的重心強調了合一，中西醫兩種醫學體系更需強調相互的不同。配合一詞則比較中性，對於解釋和營造中西醫兩種醫學體系「和而不同」的相互關係，則顯得更為恰當。

這裏順便說明一點，以往討論中西醫關係的論文中，由於考慮到人們的習慣，所以只好沿用「中西醫結合」的提法。

二、「學」字千鈞重

當代世風浮躁，人所共知。連刮痧術、修腳術、占卜術等，也常常刪去「術」字，以「學」字而故作高深。所以「學」字雖然千鈞重，當代卻是滿天飛。然而醫學卻不同。醫學乃濟世活人之學，臨床上一方有誤，可能誤人一命，醫學上一說有謬，將會誤世害人無窮。所以，若用「學」字，更須慎之又慎。

胸懷創造「中西醫結合學」的願望，同仁中為數不少。但是，願望和現實是兩回事，分別在天壤。醫學知識，浩如煙海，其中有經驗、有技術、有科學。

19 世紀 90 年代，在中國第一位使用「科學」二字的嚴復說：「學者考自然之理，定必然之例；術者據已知之理，求可成之功。學主知，術主行。」可見，科學指的是基礎理論所揭示的該學科的基本規律、原理的部分。所以經驗與技術，原不可與科學相互混淆。

把亞里斯多德《形而上學》翻譯為中文的中國著名學者苗力田先生在為該書寫的前言中，沿用亞里斯多德之意特別講道：「科學是目的不是手段。」就是說，科學是研究者以追求真理為目的而獲得的知識，其目的決非功利。技術源於科學，是滿足人們現實應用的功利性手段。此說除了指出科學高於技術、經驗外，更強調了科學的真理性、嚴肅性、聖潔性。所以，「中西醫結合學」是否已經形成，應以此標準來考慮，為其下定義，也應以真理性的「自然之理、必然之例」為依據。

筆者寫《中西醫結合亟待定義》一文，有這樣一個思緒，即先對「中西醫結合」做出定義或解釋，然後再討論「中西醫結合學」如何定義的問題。為此，圍繞關於定義的邏輯規則、邏輯結構形式、學科定義的原則這三項基本要求，在文中做了若干說明。

在報刊上，曾見到一些關於「中西醫結合學」的定義。比如，中西醫結合就是綜合統一中、西醫藥學知識，創造新醫藥學。從定義的邏輯規則來說，定義項中不能直接或間接的包括被定義項，否則就是循環定義或者同語反覆的錯誤。所以對於這個定義，邏輯學家肯定不會認同。因為「綜合統一中、西醫藥學知識，創造新醫藥學」，只是對「中西醫結合學」這一語詞在文字表述上的改變而已。作為學科定義，明顯是間接地包括被定義項的同語反覆。故為循環定義，等於什麼也沒有說。

在這裏，我們再引用中學和大學一年級階段時，人人熟知的十門基礎學科的定義如下，希望為「中西醫結合學」做定義時，作為參考的樣本。

數學是研究現實世界中事物的空間形式和數量關係的科學。

化學是在分子、原子或離子等層次上研究物質的組成、結構、性質、變化以及變化過程中的能量關係的科學。

自然地理是研究地球表面環境特徵、分布情況及其發展變化規律的科學。

歷史學是研究和闡述人類社會發展的具體過程及其規律的科學。

生物學是研究生物的結構、功能、發生和發展規律的科學。

人體解剖學是研究人體形態結構及其發生、發展規律的科學。

人體生理學是研究人體各種正常功能活動和變化規律的科學。

組織學亦即顯微解剖學，是運用顯微鏡和切片、染色技術，研究生物體各種器官和組織的細胞形態及其聯繫的科學。

分子生物學是在分子水平上研究生物大分子（蛋白和核酸）的結構和功能，從而揭示生命現象規律的科學。

生物化學是研究細胞和有機體中存在的各種各樣化學分子以及它們所參與的化學反應的一門科學。

以上十門學科定義，除了組織學、生物化學是以研究對象和研究方法復合定義之外，其餘八門學科皆是以研究對象的本質屬性和特徵來定義的。

需要指出的是：「中西醫結合學」以中醫和西醫兩門成熟的醫學為研究對象，而願望中的「新醫藥學」至今尚在「創造」之中，況且遠遠不到形成自身一整套概念、範疇體系的成熟期。在科學研究和學科定義中，從來沒有見到過如此的先例。這也許正是不得不為「中西醫結合學」做出上述「循環定義」的原因吧。

三、當代是西醫告別近代科學主義的時候

所謂近代科學主義，即用近代物理學、化學的觀念和方法，作為衡量一切科學之是非的至上信條和唯一標準的做法。當然，人們依據近代物理學、化學的觀念和方法，在非生物領域裏創造了前所未有的現代物質文明；人們也用同樣

的觀念和方法在人體生理學方面解釋了器官、組織、細胞、分子水平上許多的生命現象。

人們至今不能用同樣的方法，在生物學領域用幾個基因片斷連接成一個病毒。這就是說，如此簡單的生命，人們今天還沒有能力製造出來。可見，用近代物理學、化學的觀念和方法，並不能解釋人的生命現象的一切。所以，它也不應該是醫學科學的至上信條和唯一標準。

儘管歐洲的笛卡兒、梅里特曾經出版了《動物是機器》、《人是機器》的著作，其實它也不過是近代科學主義思潮下的一種學說而已。20 世紀 70 年代美國科學家恩格爾提出的生物——心理——社會綜合性醫學模式的觀點，很快被世界衛生組織所接受。雖然人們對此在不同層面上有過不同的解釋，但是就醫學科學而言，至少說明人類已經在醫學領域裏，認識到近代科學主義的局限性了。就這一認識來說，就是人類跨時代的一大進步。

對於近代科學的局限性，20 世紀 30 年代羅志希先生在他的《科學與玄學》一書中，已經做了明確的論述。他說：「近代科學界對於科學觀念的一大進步，就是認定科學的性質是描寫性的。」所謂「描寫的」，即是運用近代物理學、化學的技術手段，把過去人們不曾見到的現象、事實及其關係記錄、描寫下來。而「描寫的」三個字，意在強調這些用物理學、化學技術記錄下來的另一些層次、水準上的所見，仍然是現象。

也就是說，今天見到了過去不曾見到的事實、現象，並不等於說這些事實、現象背後的真正因果關係，也認識和揭示出來了。聯繫前面提到的嚴復關於科學含義的解釋，羅志希強調的「描寫的」近代「科學」，其實還達不到「考自然之理，定必然之例」意義上的嚴格的科學。

其實在羅志希之前，即 19 世紀末葉，有哲學批評精神的科學家，如柯克霍夫（Kirchhohff）、馬赫（Mach）、彭加勒（Poincare）、皮爾遜（Pearson）等人，曾對「科學的原則，是自然界的立法，是絕對不移的……為之明定因果，自然界就會服從」的說法，批評為一種「武斷的迷信」。哲學家休謨對「近代科學主義」的批評更徹底，他說：「我們的知識都是從感覺的印象而來的，感覺的印象成為觀念。我們所謂的知識，只是從我們的觀念相契或不相契而定。我們的知識範圍盡止於此，至於宇宙的本體是什麼，本體的因果是什麼，我們一概不能知道。」

這些大師們的說法，與前面提到的亞里斯多德的科學、技術、經驗的觀點一致。運用近代的科學技術，把過去人們不曾見到的現象、事實及其關係描寫下來，其中多數是技術發明，而並非科學發現。所以，愛因斯坦也大聲疾呼：「因果律非存在不可。」因為他最懂得現象、事實是果，只有揭示出其背後的真正原理，亦即本質原因，才稱得上科學。

2003 年春季 SARS 肆虐期間，電視上播放過對北京市朝陽醫院王晨先生的一次採訪。他是留學西醫回國的學者，談話中他也重複了近代科學是「描寫的」觀點，並說：「現代醫學其實還不算真正意義上的科學，主要是現代技術和經驗。」他是 SARS 肆虐的數月裏，我所看到的講這一見解的唯一的人。與本文前面的敘述聯繫起來看：現代醫學，更準確地講是現代西醫的「生物醫學」，其實尚屬「描寫的」科學。對於王先生的說法，令我由然生出忽聞知音之感。為此連續數日的興奮不已！

據我理解：當著現代西醫借助物理學和化學的手段，對人的生命現象從組織、細胞水平進入分子水平以後，與此同時又出現了一個新的事實，即分子水平上人的生命現象與一般動物、甚至植物在這些層次上的相似性越來越多。於是接連產生了一系列不容忽視的新問題。

其一，西醫與人類醫學本來的研究對象和目的，距離越來越遠了。因為這時候西醫所看到的細胞、分子水平的生命現象，已經偏離了整體狀態的人的生命現象，偏離了與天地（社會、自然）一體的，處於生、長、壯、老、已全部生命過程的人。

其二，西醫對疾病的深層診斷令世人傾倒，但治療上卻陷於空前的困境，特異性有效藥物越來越難求。總之，藥物對細胞分子的特異性，不符於對疾病的特異性，更不等於對人的特異性。

其三，針對細胞、分子、細菌、病毒而使用的藥物，使「真正的人」承受著越來越恐懼而又難以避免的毒、副作用。

這些狀況，正是現代西醫面臨的、自身無法克服的問題。我把這一問題，稱之為現代西醫學悖論。

關於現代西醫學悖論，其實托馬斯・阿奎那與亞里斯多德在「原形與原質」的討論中，早就把產生這一悖論的原理，給後人講透了：「所有的人……都從原質與原形合成。」

所以就人而言，整體水準上的人是原形，組成人體各種各樣的細胞或分子是原質。原質是「潛能」，原形是「現實」。原質具有合成原形的潛能，但原形卻限制著原質。如果原質脫離原形，它將無法獨立存在。

按照上述原理，西醫著重研究原質的人，中醫著重研究原形的人。西醫不研究原質的人則不是西醫，中醫不研究原形的人也不是中醫。所以人類的防病治病任務，必須由中醫和西醫聯合擔負。只要原形與原質的原理不可推翻，中西醫並存的格局將不可能改變。明智地講，西醫必須告別近代科學主義，也不要排斥和企圖改造中醫。因為西醫不可能包攬整個醫學科學，就像原質不能取代原形一樣。

四、當代是重新認識中醫的時候

從鴉片戰爭失敗以來，中國不但喪失了主權，也患上了嚴重的文化自卑感。整個近、現代史，我們都在不斷否定自身的文化傳統。不僅沒有文化優越感，甚至連認識自身文化的能力和意願都似乎喪失了。所以中國人懷疑和否定中醫的科學性，就是從鴉片戰爭以後開始的。這裏以陰陽五行學說為例，做一些簡單的回顧。

陰陽五行學說是中醫告別經驗醫學，邁入理論思維階段，逐步發展為成熟的醫學科學的方法論基礎。應該說，沒有陰陽五行學說，就不會有中醫學。

陰陽五行學說原本不是中醫的專利。《周易》是現存的最早討論陰陽的代表經典之作。戰國時期的鄒衍創立了五行學說，並有《鄒子》、《鄒子終始》兩本專著，可惜現在已經亡佚了。不過《黃帝內經》成書於鄒衍以後，陰陽五行學說在《黃帝內經》中的完整體現，應當視為鄒衍思想在中醫學中的具體發揮。兩千多年來，《黃帝內經》始終是歷代信守的中醫重要經典，未曾有過動搖。

從 19 世紀後，先是一些接觸過西方文化的中國文化名人大肆非議陰陽五行學說。如梁啟超、康有為、俞樾、章太炎、魯迅等，接著是余云岫為代表的一些西醫。非議陰陽五行，不外封建、落後、迷信之類。然而，「封建」是政治性概念，「落後」是時間性含義，原本與醫學科學風馬牛不相及。至於「迷信」，人常說「不知而信謂之迷信」。而一些不懂中醫的人憑著感覺而來的偏見，對中醫的陰陽五行「不知而又不信」，則是更武斷、更無知的迷信。其實這正是一百多年來，中國人的民族傳統文化自卑感在作怪。

自唯物辯證法傳入中國，並於 20 世紀 40 年代末成為國家至上的意識形態準則以後，中醫的陰陽五行學說時而被說成是主觀唯心主義的，時而被說成是客觀唯心主義的。20 世紀 30 年代，浙江中醫學校的楊則民寫了一本《黃帝內經的哲學檢討》，以他所理解的唯物辯證法對《黃帝內經》做了一番詮釋。雖然因為楊氏的作用，為陰陽五行學說保住了「樸素唯物論」、「自發辯證法思想」兩頂「桂冠」，但同時又使陰陽五行陷入到新的教條之中。

因為楊氏的詮釋，後來幾乎成為全國高等中醫院校《黃帝內經講義》與《中醫學基礎》的範本。這就使中醫的陰陽五行學說，在很大程度上局限於唯物辯證法的解釋，而難以體現其「一般系統理論」的真正含義了。

20 世紀 60 年代以後，伴隨著國內政治運動的此起彼伏，中醫界至少出現過三次關於摒棄陰陰五行的討論。1974 年，身居全國人民代表大會常務委員會委員要職的岳美中老中醫大義凜然，頂風而上，在《新醫藥學雜誌》上發表了

《評論五行學說先要懂它》一文，才算平息了這場摒棄浪潮。

錢學森是中國著名的科學家，也是世界上公認的控制論的創始人之一。20 世紀 80 年代他了解中醫之後，多次呼籲「中醫理論包含了許多系統論思想，而這是西醫的嚴重缺點」。並直接指出，中醫是典型的「開放的複雜的巨系統」。

1998 年，台灣學者鄺芝人出版了《陰陽五行及其體系》一書。他把中醫的陰陽五行學說，與 20 世紀 70 年代轟動世界的美國科學家貝塔朗菲創立的一般系統理論，相提並論。並在該書封面的突出位置明文宣示：「陰陰五行作為一般系統理論」。在這裏，由衷地感謝鄺芝人先生，感謝他為鄒衍、為陰陽五行學說平了反，感謝他把《黃帝內經》和一般系統論之間切斷了的線，重新連接了起來。

眾所周知，方法論是各個學科發展的動力。而長達一百年的近代，中醫學方法論一直面臨著被廢除、被貶抑的境地。在這種情況之下，中醫如何能進步、如何能發展呢？應該說，中醫到今天雖然明顯萎縮，但尚未消亡，這就是萬幸。所以我們在感激中醫學強大生命力的同時，不能不感激為中醫學求生存而奔走呼喊、奮力拼搏的中醫老前輩。沒有他們的支撐，中醫也許早就不可想像了。

科學是沒有國界的。今天的中國人其實用不著為鄒衍，為《黃帝內經》爭什麼系統論的發明權或知識產權。只要我們能認真地反思一下一百年來因為無知而剿滅民族優秀文化瑰寶的罪過，並在今後夠痛心悔改也就夠了。而對於一百年來在生命線上掙扎的中醫來說，現在正是中國人重新認識中醫的時候，現在正是中醫走向復興的時候。

五、當代是中西配合、共同繁榮的時候

從亞里斯多德提出的原形與原質的原理，到現在兩千三百多年了。這期間，中醫從研究原形的人入手，以整體層次上的證候為研究對象，用綜合（系統）性方法去探索，按照綜合——演繹的邏輯規律，總結形成了中醫學科學理論。西醫從研究原質人入手，從器官、組織、細胞、分子層次上的結構與功能為研究對象，用分析（還原）性方法去探索，按照分析——歸納的邏輯規律，總結形成了西醫生物醫學科學理論。原形與原質，綜合方法與分析方法，演繹與歸納什麼時候可以結合為一，是否還要再經過一個兩千三百多年，我不知道。我只知道這類問題的融合為一，是國內外至今沒有人提出過的問題，是超越當代人類理性能力的、甚至連想像也需要小心的問題。更何況中醫和西醫各自眼前還有許許多多難題，正等待著各自去解決。

1991 年，讀過季先生的《現代中醫生理學基礎》一書。其思路之混亂無序，令我驚駭不已。比如，該書中談到中醫的脾胃時說：脾胃的功能，大體就是現代生理學（注：這裏的「現代生理學」，作者指的即西醫生理學）中消化道的生理功能。而 1994 年，發表在《中國中醫藥報》上的《脾虛證研究思路方法的探討》一文的作者危北海，同樣是用西醫方法研究中醫脾胃的學者，其文中總結說：國內開展的動物模型實驗中，應用過的觀察指標不下 60 個，大家公認的「相對特異的客觀指針只有兩個」。不難看出，以上兩種說法完全相反。如果以後者的總結為依據，把前者的「大體就是」換成「大體就不是」，其更為恰當。

我不明白《現代中醫生理學基礎》的作者，為什麼如此缺乏學者的求實與嚴謹。在「中醫生理」如此嚴肅的基礎科學問題上，不可望文生義，更不可替換概念。在科學問題上我信守的是，是就說是，非就說非，不能似是而非，模稜兩可。讀過《現代中醫生理學基礎》之後，對他帶頭游說的「中西醫結合學」，令我不敢輕易苟同。

人們當年憑感覺而來的印象把中醫定位為「經驗醫學」，與休謨所批評的「感覺的印象成為觀念」大體一致。「中西醫結合」以此為立意起點，無疑是一個莫大的誤會。

僅就基礎理論而言，中醫和西醫各自的篇目體系大相徑庭。中醫學的經絡、藏象、病因、病機、診法、治則、方劑、藥物等，各自都是一個個獨立的部分。西醫學的生理、解剖、組織、胚胎、病理、藥理、流行病、生物化學、生物物理、細胞生物、分子生物、微生物等，各自也是一個個獨立學科。即使就其中的細胞生物學和分子生物學兩者來說，它們在西醫生物醫學範疇之內，也必然的、不言而喻的是相互並存的關係。假若誰要想創造出個細胞、分子生物結合學來，不僅沒有必要，而且更沒有可能。

筆者從事醫學工作四十餘年。早年與西醫楊萬成先生情同手足，臨床上中西醫配合十二年餘。治療過包括日本腦炎、流行性腦脊髓膜炎、病毒性肺炎、化膿性闌尾炎、膽道蛔蟲症、肺膿腫以及非手術治療宮外孕等許許多多疑難重症。中、西藥在什麼階段配合，如何配合，至今歷歷在目。後來在北京，又與西醫劉鐵林先生同室工作十六年餘，至今仍常在中西醫理論問題上切磋琢磨，疑義相析，並與他合作寫了《中醫科學必須徹底告別余云岫現象》一文。

有一次，彼此一起討論起這些年的體會，記得當時我們概括出這樣幾句話：尊重歷史、正視現實，兩個體系、一個目的，學術上獨立發展、臨床上中西配合。

自從二十年前讀葉天士臨終時告訴兒子的一段話之後，我才感覺到此生本不該從醫。葉氏曰：「醫可為而不可為。必天資敏悟，讀萬卷書，而後可借術以濟世。不然，鮮有不殺人者，是以藥餌為刀刃也。吾死，子孫慎勿輕言醫。」我不敏、又學淺，常常擔心救人有失，反成刀刃。故每每進入診室之前，便默念一遍這段話。在寫下「中西醫配合清議」這篇文字的時候，自然也銘記著葉氏的名訓。

談到這裏，還需要補充說明一點。自古以來，清議是中國讀書人討論問題的一種習慣——只代表自己，不強加於人，有用無用，說說而已。以上所及，就算是筆者對「中西醫配合」的一點清議吧。

第三節

中西醫配合清議之續

當代中國的科學界有一種約定俗成的現象：一講到科學，多半指的是分析性（還原性）科學，甚至將其技術也視之為科學，而綜合性（系統性）科學被邊緣化了。一講到醫學，多半指的是西醫，並把西醫的觀念、理論、方法作為衡量所有傳統醫學的標準，而中醫被邊緣化了。

當代中國的中醫界，中西兩種醫學之間的關係問題，始終是一個爭論的話題。爭論的焦點集中在：從科學層面（而不是從技術、經驗層面）講，中國現存的醫學科學體系，究竟是「二」還是「一」？

一種觀點是，中醫和西醫是兩種完全不同的醫學科學體系。因此就科學體系而言，兩者是並存、並重的關係；就臨床醫療而言，兩者是合作、配合的關係。

另一種觀點是，人類醫學科學體系只有西醫一家，中醫只是一種經驗療法或經驗醫學。

以西醫的觀念、理論、方法為主體，將中醫的理論體系部分加以驗證、解釋、改造，將中醫臨床治療的部分轉變為西醫可以接納的指標或經驗。這種做法，被稱之為「中西醫結合」或「中醫現代化」。

對於「中西醫結合」這一命題的解釋，幾十年來通行的說法很多。真可謂是，「中西醫結合是個框，什麼都往裏邊裝」。由此造成的學術混亂，以及對中醫事業造成的困擾，直接導致了中醫學術的全面衰退。

2002 年，《自然療法》第 4 期發表了《中西醫結合亟待定義》一文後，又一次引起了中國中西醫結合學會陳先生的反駁。2004 年 6 月，《自然療法》第 27 卷第 2 期登載陳先生《也談中西醫結合——兼駁李致重的幾點謬誤》（以下簡稱「陳文」）的同時，也發表了筆者的《中西醫配合清議》。拜讀陳文之後，覺得在「中西醫結合」問題上，尚有必要進行深入的理性思考，並在學術民主、自由的環境下，平等、和諧地展開交流。

所以，本文正是因為這一宗旨而討論的一個專題。

一、學術討論重在以理服人

不同觀點的學術討論和爭鳴，是促進學術發展的基本保證。而理性思維基礎上的實事求是的嚴謹論證，是開展學術討論和爭鳴的必要前提。所以，中國科學技術協會所屬的全國性學會、協會、研究會，無一例外地將「百花齊放、百家爭鳴」、「學術面前人人平等」作為學會工作的根本宗旨，寫入自己團體《章程》的總則之中。在改革開放的時代，不同觀點的學術討論和爭鳴，尤其要恪守「百花齊放、百家爭鳴」、「學術面前人人平等」的精神。而當今的中醫界，更需要這樣的學術大環境。

1｜文明是語言文字中最可貴的

2000 年後，陳先生對《中醫科學必須徹底告別『余云岫現象』》和《中西醫結合亟待定義》等論著，先後在學術期刊與報紙多次載文反駁。在讀陳先生相關反駁文字時，令人頭腦中不時浮現出世界著名文學家雨果的名句：「赦免是人類語言文字中最高貴的。」雨果講的赦免，當然不是包庇異端邪說或錯誤觀點，而強調的是運用語言文字時的和善、文明、優美、高雅的風采。

畢竟，語言文字傳播文明，而運用語言文字者，總該是受人尊敬文化之人。所以在學術討論中，理直氣和、以理服人，尊重他人、珍愛自己，應是學者恪守的最一般準則。而陳先生的行文，有值得中醫界同仁謹慎斟酌之處。

比如，對於上述兩段論著中的學術觀點，陳先生反駁時令人敏感與醒目的語詞有：梧鼠技窮、招搖過市、惡意中傷、置於死地、蔑視和誹謗、借題發揮、含沙射影、製造混亂、顛倒黑白、編造謊言、視而不見、聽而不聞、惡意攻擊、窮凶極惡、謊稱、醜化、殺機、詭辯、蠱惑、歪曲、污稱、荒唐、謬誤、主觀臆想、心懷叵測、理性的狂妄、慣用伎倆、壞人、玩弄小人之技、惡劣影響……對於學術觀點上的不同看法，沒有理由用這一類言詞吧？

又比如，陳先生對兩篇論著中的觀點，希望採取的做法有：揭穿、反駁、批判、徹底清除流毒、肅清惡劣影響……看到這些詞彙，凡當年經歷過「文化大革命」的人，會怎麼想呢？

《聖經》的瑪竇福音裏，有這樣一句話：「有人掌擊你的右頰，你把另一面也轉給他。」應該懂得，在從事中醫復興的艱難過程中，注定要付出代價和犧牲；而復興中醫的使命，正好落在了我們這一代學子的肩上。既然使命在肩，付出代價和犧牲，就是使命的一個構成部分，那有什麼不應該的呢。好在還有中醫學術界廣大學子們的慧眼，還有雨果的名言——「赦免是人類語言文字中最高貴的」。

2｜學術界的共識

2000 年，《中國科技導報》第 12 期登載陳文時，特地加了一篇編者按。現將全文抄錄如下：

本刊今年第 7 期上發表了中國中醫藥學會李致重的《中醫科學必須徹底告別「余云岫現象」》一文後，於最近收到了陳先生激烈反對該文的來信、來稿。雖然陳文未正面觸及李文的主旨觀點，但為了有助於讀者辨明是非，有利於發揚百家爭鳴、學術自由的精神，特將陳先生的來信來稿全文刊出，以供讀者們對照、思考。

我們想，關心中醫中藥發展和關注中西醫結合問題的各界專家學者，在對照閱讀這兩篇文章後，對其間的不同觀點，乃至其中的是非曲折，將會得出自己的理解和判識。我們認為，李文討論的是一個涉及學科發展決策的學術問題；而對於過去歷史上有關國家發展和學科發展的政策、決策問題，是可以實事求是地回顧、討論的。

我們希望，今後參與討論和爭鳴的來稿，均能針對李文的核心觀點——中醫學存在著自己獨立的理論體系，只有承認、尊重、維護這個體系，中醫學才可能得到完善和發展，展開討論和爭鳴；並希望來稿均要堅持學術自由、百家爭鳴的原則，要切實避免任何上綱上線，傷及人身、人格的過激言詞，以共同維護改革開放二十年來來之不易的、已開始形成的學術自由、百家爭鳴的氛圍和環境。

2001 年，香港《亞洲醫藥》第 6 期登載陳文時，也加了一篇與《科技導報》基調相同編者按。後來有人問及緣由時，該刊編輯部主任說：我們有責任向亞洲的廣大讀者表明，本刊並不認同不同學術觀點的討論時，任何使用「語言暴力」的態度與行為。透過《亞洲醫藥》這個窗口，讓在學術自由環境中的香港同仁們感受一點中醫領域學術民主、學術自由的緊迫性，相信對香港同仁們並不是一件壞事。

2004 年 4 月初，《自然療法》雜誌社社長專程來到香港，他以社長、發行人、總編輯的共同名義，將陳先生反覆要求《自然療法》登載《也談中西醫結合》一文的信件的複印本，一並交給我。藉以表明《自然療法》多次婉言拒登陳文的立場，表明他們無可奈何的心理。社長懇請我另外寫一篇闡明中西醫關係的文章，然後將筆者的文章與陳文，同期刊登在《自然療法》上，供讀者自己對照、評判。他們認為，這樣安排，不僅是給台灣中醫界學子的一個交代，也是他們把學術交給廣大學子的社會責任。

從以上三家期刊的立場和態度，在一定程度上代表了學術界的共識。所以，學術討論重在以理服人，這條原則是任何時候都不能偏離。

二、中醫事業上的雙重學術標準問題

馬克斯主義裏，有幾條基本原理，那就是：存在決定意識；經濟基礎決定上層建築；生產力決定生產關係。如果把生產力和生產關係的關係顛倒了，就成為「生產關係決定論」的錯誤。科學技術是生產力，中醫是科學技術範疇，所以中醫也屬於生產力的範疇。中醫事業的行政管理，屬於生產關係範疇，所以中醫的行政管理，應當以中醫學自身的科學規律為根據。這就是說，中醫的行政管理是為中醫學術發展做服務的，而不是發號施令的，提高中醫管理水準的核心是科學決策，而不是長官意志。

一百年來，整個中國傳統文化與科學發展思維。這樣的大環境，對中醫的發展當然不利。然而，在科學化、民主化論證的基礎上，高瞻遠矚地制定符合中醫自身科學規律的發展戰略，以保護中醫在傳統文化的逆境中完善與發展，在中國並不是沒有可能。令人深感不幸的是，僅僅因為良好的動機或願望，在中醫事業中「先上馬、後備鞍」的事情，實在太多了。其中使中醫在生死兩難之中，長期苦苦掙扎的關鍵，就是貫徹至今的「雙重學術標準」問題。

1｜雙重學術標準的產生

如前所述，處於中國文化轉型下的中醫行政管理，問題多，難度大。新中國成立初期，衛生部兩位主要負責人受醫學領域裏近代科學主義的影響，大力推行「中醫科學化」，受到毛澤東主席的嚴厲批評後，被撤職。這種情況，也許在一定程度上增多了中醫管理決策中的「唯上」心理。所以20世紀50年代以後，國內在中西醫關係的問題以至中醫事業管理的思路上，多數是以毛澤東關於中醫工作的幾次指示和講話為基調的。然而就指示和講話的具體精神而言，卻有三種不同的版本。

(1) 中西醫團結、合作，取長補短

比如，1949年毛澤東主席說過：「要團結新老中西廣大醫藥衛生工作人員。」這一說法後來進一步概括為新中國成立初期我國衛生工作總方針之一的「團結中西醫」。1954年他又針對歧視、排斥中醫的傾向，指示西醫首先要學習中醫，克服宗派主義，提倡中西醫之間相互學習、取長補短。這兩個講話，是以中西醫兩支隊伍、兩種學術存在的客觀性、合理性為前提而講的。

(2) 創造統一的新醫學新藥學

這是毛澤東1956年講的。這一版本，代表了社會上廣大民眾的樸素願望。由國家領導人講出來，可以理解為對醫學發展提出的一種口號或者號召。但是，中西兩種醫學能否統一？如何統一？什麼時候可以實現統一？這是醫學科學本身的事，是由中西醫兩個學科的內在科學規律來決定的，而不是由管理者的願望來決定的。

(3) 用近代科學的觀念和方法研究、發展中醫

這是毛澤東 1956 年的一次講話和 1958 年對中醫研究的批示中的精神。這個說法是否可行，應採取哪些科學觀念和方法？同樣要由中醫與西醫各自的科學規律來決定，也不是由行政上說了算的。

以上三個提法的含義不盡相同。其中的「團結中西醫」，是針對中、西醫人員講的，而不是針對兩種不同的醫學體系講的。按照上述馬克斯主義的原理，這一提法，無可置疑。後兩個提法，是針對創造中西統一的新醫學和發展中醫學講的，而不是針對中、西醫人員講的。同樣按照上述馬克斯主義的原理，這兩個提法，就要經過醫學科學的檢驗，由醫學科學的自身規律來做決定。

應當強調，毛澤東是國家領導人，而非中西醫專家。上述三個版本作為戰略性號召，或者領導人的希望、理想，都是無可厚非的。問題的關鍵是，由於醫學領域裏無孔不入的近代科學主義的頑固作祟，使毛澤東的提法被斷章取義，各取所需地歪曲了。後來在「中西醫結合」的旗號下，「西化」中醫的驗證、解釋、改造，逐步演變為發展中醫的唯一道路和繼承發揚中醫藥學的重要途徑。這就造成了當代中醫學術上「雙重學術標準」的現象，成為人類科學史上罕見的盲目行為。

按常理，什麼叫「中西醫結合」這一學術問題，應當首先由中西醫專家進行廣泛、深入的學術論證。當達到理解一致，定義準確時，才能成為制定方針和政策、法規的科學依據。遺憾的是，那時候的整個中國，管理決策的科學化、民主化的意識，還相當薄弱。後來，加之眾人趨之若鶩的競相

「發揮」,「中西醫結合」這個框,幾乎變得無所不裝。在這種情況下,中醫學術、事業中的矛盾與衝突,自然無可倖免。

2｜雙重學術標準下的矛盾與衝突

20 世紀 80 年代,在中醫工作上有三位行政見解各不相同,卻都頗有行政影響力的主要管理者。中醫界習慣把他們稱之為「三駕馬車」。一位是 50 年代擔任中央衛生部中醫司司長,70 年代末創建中華全國中醫學會並擔任副會長兼秘書長的呂炳奎先生。一位是 50 年代創建中國中醫研究院的老院長,70 年代起先後擔任中華醫學會常務副會長、中華全國中醫學會副會長、中國針灸學會會長的魯之俊先生。另一位是第二任中國中醫研究院院長,擔任過中華全國中醫學會副會長、中國中西醫結合研究會首任會長的季鍾甫先生。

呂先生的主要行政見解是:中西醫是兩種不同的學術體系,中西醫之間應當相互尊重、團結,取長補短;中西醫結合不應該是發展中醫的道路;西醫的實驗研究方法對中醫進行驗證、解釋和改造的做法,在中醫科研中不可取。主張「中醫、西醫、中西醫結合三支力量長期並存,各自發展」;希望把中醫隊伍與「西學中」隊伍分開,以此為中醫的自我發展爭取一塊獨立的空間,謀求中醫的振興。概括起來,即「保持發揚中醫的特色」。

魯先生的行政見解比較折中:除了中西醫之間要團結、合作,兩種醫學相互配合,取長補短以外,中醫與「西學中」之間也要團結、配合,共同努力發展中醫學。「西學中」

應沿著「系統學習、全面掌握、整理提高」的道路，首先學好中醫；中西醫結合自身應在探討、總結中前進，不能簡單地視為發展中醫的「唯一道路」。

季先生是西醫生理學出身的專家，他的行政見解與呂先生的見解明顯對立：他認為西醫是建立在現代科學基礎上的，是醫學科學的主體；中醫是經驗療法，最多只是一種經驗醫學。中西醫結合就是用現代西醫的觀念、理論、方法，來整理、提高中醫；透過驗證、解釋、改造中醫，最終創造出中西醫結合的新醫學、新藥學。

其實，這三位領導者的行政見解，都是從上述「三個版本」發揮而來的。所不同的是，各自手中把握的學術標準不一樣。表面上看，他們相互之間的行政見解互不一致；本質上看，則是中醫事業上雙重學術標準的矛盾和衝突。進一步從中醫管理而言，則是雙重學術標準在管理層或者管理思路上相悖的反映。若從鄧小平關於「科學技術是第一生產力」的論斷來看，雙重學術標準是生產力範疇內的問題，是中醫學的科學定位不明確而導致的混亂。

所以，三位領導者的行政見解都應當收回，先組織力量研究清楚中醫學的科學定位之後，行政管理才有了可靠的科學依據。只有到這一步，「三駕馬車」相悖局面，才可能統一為行政管理一條主體思路。

幾十年來，中醫事業管理就處於這種矛盾和衝突之中：一方面強調「中西醫是兩種完全不同的醫學理論體系」，強調保持發揚中醫的特色與優勢；一方面又把用西醫的觀念和方法，對中醫進行「西化」式的所謂研究，作為中醫科研的主流。有的場合裏講，醫學科學體系是「二」；有的場合裏講，醫學科學體系是「一」。而且兩種說法在中醫界都是合理的、合法的，都在名正言順地「發展」中醫事業。同一個學科、同一種事業裏，流通著兩種完全不同的學術標準——這種怪現象，在當代中國的任何學科、任何事業裏，恐怕找不到第二例。

幾十年來，中醫界一代又一代的學人為拯救中醫學術的靈魂，或嘔心瀝血，或奔走呼號，或苦苦掙扎，或不懈努力……究其根源，都在這雙重學術標準上。

3｜對雙重學術標準的質疑與初步思考

1981 年，中國科學技術協會給中醫界提出了一些值得深思的問題。問題的核心，即是對中醫工作中雙重學術標準提出的質疑。

當時，因為討論「中國中西醫結合研究會」的籌備與組建。一些人主張一步到位，直接成立中國中西醫結合學會。但是，中國科學技術協會下設的全國性學術團體，有學會、協會、研究會三種不同的類型。按照原則，只有成熟的專門學科，才可以申請組建學會，否則，只能申請組建中西醫結合研究會。所以當時中國科協的裴麗生、田夫、謝東來等主要負責人，希望中醫界應當首先說明三個問題：第一，什麼是「中西醫結合」？第二，什麼是「中西醫結合學」？第三，「中西醫結合學」是否已經成熟？為此，中國科協建議魯之俊先生牽頭，做一些調研和討論。

魯先生指定筆者作為他的學術秘書，協助他組織調研和討論之事。當時，我所知道的，來自大家討論的意見和說法，大體是三種：第一，「中西醫結合」應當肯定，不過許多問題現在仍然需要研究、探討。第二，中西醫結合的「新醫學新藥學」是中國可能為人類作出重大貢獻的一個方面，恐怕還需要多少代人的不斷努力，才有可能實現。第三，不同於中醫和西醫的「新醫學」，現在並未形成。

當時人們討論這些原本屬於學術性的問題時，往往太多地顧慮其潛在的政治色彩。總是先把行政領導擺在充分肯定的地位，然後再談個人的實踐與感受，很少有人從深層的學術理論上思考問題。至於什麼叫「中西醫結合」、什麼叫「中西醫結合學」，沒有人做解釋，大家共同交了白卷。我所掌握的來自大家討論的三種意見和說法，當然不能作為「調研和討論」的文字材料，上交中國科協。

作為工作人員，在那種環境中我也有自己的理解和判斷。對於我國現存的醫學科學體系為什麼是「二」而不是「一」，這一問題我同樣做不出準確解釋。但是從三段論（大前提、小前提、結論）的邏輯推理，對上述問題我有以下三種理解：

第一，如果中西醫是兩種完全不同的醫學科學體系，按照托馬斯・塞繆爾・庫恩的「不可通約性」原理，兩者不能相互取代，兩者從科學層面到技術層面，只能是在保持自身體系與特色原則下的相互配合的關係，而不可能合二為一。

第二，如果中醫尚屬體系未完整的「潛科學」、「前科學」（當時有這種提法），而且它與西醫的研究「範式」原本各不相同，那麼，就必須老老實實地為中醫提供獨立發展的空間，促進其自我更新與完善，而不是用西醫的觀念去干擾它。

第三，如果人類的醫學科學體系只有西醫一種，而且中醫果真是經驗療法，不存在自己的科學理論體系或不同的研究「範式」，那麼，只要用西醫的觀念和方法把中醫的經驗加以解釋、消化，然後吸收、充實到西醫體系之中就可以了，再講「中西醫結合」和「中西醫結合學」，對中醫和西醫都是毫無意義的。

4｜關於「二」與「一」的研究歷程

用三段論的邏輯推理來解釋中國科協所提出的三個題目，畢竟是「外圍性」的。必須在基礎理論的研究上下工夫，準確闡明我國現存的醫學科學體系是「二」而不是「一」的問題。因此，只有從源頭上揭示中西醫各自的本質特點與屬性之後，雙重學術標準這個最大的症結才可以徹底解開。

回顧筆者研究和思考「中西醫結合」的經歷，貫穿於其中的思維過程，是階段性的，又是連環式的。即沿著一個一個的學術問題，一步一步地向前推進。

第一，要知道中西醫結合，首先必須回答什麼是中醫，什麼是西醫。

第二，要回答什麼是中醫、西醫，首先必須知道中西醫各自的內容中，都包含著科學（基礎理論）、技術、經驗三個層面的知識。只有科學（基礎理論）層面的知識，才能代表中醫和西醫，即反映中西醫各自的本質特點與屬性。

第三，要回答中西醫各自在科學（基礎理論）層面的本質特點與屬性，首先必須知道中、西醫各自的科學（基礎理論），是由各自的研究對象、研究方法、概念（範疇）體系這三大要素構成的。

第四，當把中西醫各自的研究對象、研究方法、概念

（範疇）體系辨別清楚之後，中西醫各自的本質特點與屬性，就不言自明了。只有到這一步，才可能為中西醫兩種醫學體系做出科學意義上的定義。中西醫兩種醫學科學體系在中國相遇一百多年了，科學意義上的中醫和西醫的定義，在當代中國出版的任何一本辭書上是找不到的。

第五，透過對中醫和西醫的定義，徹底辨明中西醫各自的本質特點與屬性之後，接下來什麼是中西醫結合、中西醫結合學，中西醫能否結合、如何結合，這些半個世紀的問題，將不辯自明。

近年來，對上述五個步驟的研究、思考，信心不斷增強。一方面，中醫事業上雙重學術標準的問題，有了解決的可能；另一方面，中醫管理上長期的矛盾與衝突，學術上長期的困惑與掙扎，有了改進的希望。所以筆者的研究與思考至少對於當代學術界重新認識中醫，相信是有意義的。

三、關於相關定義的再討論

給一個概念下定義，可以從概念所反映的特有屬性方面進行，也可以從揭示語詞的涵義方面進行。在這裏，前者適應學科的定義，後者適應口號的解釋。

1｜我所做的三個定義

1995 年，筆者發表了《中西醫結合定義的研究》一文。因為「中西醫結合」這一概念，事實上包含著比上述三個版本更為複雜的解釋，而且「中西醫結合學」也包含於其中。所以，我不僅要把中西醫結合作為一個詞……更要把它作為一門學科來對待。這就是前面所講的，為什麼要從中西兩種醫學基礎理論的比較入手，來進行研究的主要原因。

同年 12 月，在《論中醫學的定義》一文中，我對中醫學所做的定義是這樣表述的：「如果按照《黃帝內經》中『候之所始，道之所生』的道理，給中醫下一個定義的話，那麼，中醫是研究證候及其變化規律而形成的防病治病的科學體系。如果把研究方法也包含進去，那麼，中醫學是以陰陽五行學說的理論、方法，研究證候及其變化規律而形成的防病治病的科學體系。

如果從發展的眼光看……中醫學的定義應該是：以系統方法研究整體層次上的機體反應狀態，所形成的防病治病的科學體系，謂之中醫學（或中醫藥學）。」在《論中醫學的定義》的結尾處還說：「至於什麼是『西醫學』，西醫界的朋友一定會給出更權威、更科學的定義，此不贅言。」

以往在思考中西醫關係問題時，所謂的「西醫」，原本就是「西醫生物醫學」。如果把當時不便講出來的「贅言」今天講出來，那麼，「西醫生物醫學」（統稱「生物醫學」）的定義是：「以還原性科學方法，研究人的器官、組織、細胞、分子層次上的結構與功能，所形成的防病治病的科學體系。」後來收錄在《中醫復興論》的《中醫藥學走向世界的若干理論問題》和《論中西醫的不可通約性》兩文，是中西醫定義基礎上，學術研究的延續與深入。發表的時候，對於自己所做的以上三個定義充滿自信、並相信可以經得起學術界的討論與推敲，經得起歷史與實踐檢驗的。

至今我不願意說我對「中醫學」、「中西醫結合」、西方「生物醫學」所做的定義準確無誤，而是熱切地寄望於學術批評和科學檢驗。但是可以無愧地說：從東西方歷史、文化、形上學、哲學、科學的比較中，從中西醫的科學、技術、經驗層面的比較中，研究這些定義的思路是正確的。沿著這個思路，在率先為「中醫」做出定義的同時，也率先在理論上打破了西方「生物醫學」統治人類醫學的神話。

還原論基礎上建立的西方「生物醫學」絕非生命科學的全部，它只是其中的一部分，而且是比較小的一部分。正是因為這一點，我比任何時候都更迫切地盼望學術界的討論、批評、指正和爭鳴。

2｜三個定義之後的等待與苦衷

今天有理由說，當研究工作進行到這一步，我們至少對按照三段論的邏輯推理，對「中西醫結合」和「中西醫結合學」的三種理解，找到了信實的理論根據。所以有理由進一步說：

其一，我國的「中西醫結合」（這裏指的是本文第一節「三個版本」裏的「二」和「三」），實質上是雙重學術標準在中醫事業上的產物。

其二，中醫事業上雙重學術標準背後的真正含義是，在醫學科學中只認可西醫一家的學術標準，而不認識或者不承認中醫的科學性及其學術標準。

第三，在這樣的前提下，中醫事業中「中西醫結合」的結局必然是，表面上講是「中醫西醫化」，本質上講則是中醫科學標準的徹底喪失。

《中西醫結合定義的研究》（是《中醫復興論》）一文，就是在論證了「中醫和西醫是兩種完全不同的醫學科學體系」之後，而做出其定義的。

《中西醫結合亟待定義》一文，是筆者 2001 年發表的。當時的本意是：既然說「中西醫結合學」在中國已經形成，那麼它的定義還是由從事其研究的同仁們首先拿出來，然後才有利於學術界共同討論。所以該文的第一部分講了關於定義的若干規則和必要性。第二部分重點講了「中西醫結合」的定義與「中西醫結合學」的關係。第三部分再以拋磚引玉的形式，介紹了筆者對中醫學的定義及其一些想法。

出於中醫興衰的急切心情，《中西醫結合亟待定義》一文中對幾十年裏「中西醫結合是個框，什麼都往裏邊裝」的混亂狀態，講得多了幾句。但其用意在於揭開制約學術發展的敏感點，誠懇希望將「中西醫結合」和「中西醫結合學」的討論與思考引向深入。

然而，陳先生似乎並沒有理解《中西醫結合亟待定義》一文中隱含的苦衷，也沒有留意該文為做定義而提供的若干基本要素和要求。

3｜無可避免的自我否定

陳先生在《也談中西醫結合》一文中，談到定義時說：「中西醫結合就是綜合統一中、西醫藥學知識，創造新醫藥學。」這個定義其中的毛病的確不少。

首先是定義不當。比如，陳先生關於「中西醫結合」的定義，其實就是對這一口號的解釋，而且是選擇性的解釋。因為這裏所解釋的，只是「三個版本」中的一個含義。這就等於把其他「兩個版本」排除在原有的「中西醫結合」的爭論之外了。況且，所謂的「定義」，好像語文教學中的「解詞」一樣。把「結合」解釋為「綜合統一」，把原版本中的

「中醫中藥和西醫西藥的知識」壓縮為「中、西醫藥學知識」。這是不能叫做「定義」的。陳先生原本想避免「同語反覆」，結果仍然是同語反覆。

又如，定義中「創造」之說給人的正面理解是，「中西醫結合學」尚在「創造」之中。不言而喻，尚在研究、創造之中的未來產品，不能等同於市場上流通的成熟、定型商品。這就好像汽車的設計圖紙尚未定型，製造汽車的原料、工廠、生產設備、工藝流程等尚未落實，而公路運輸的經營業務，事實上已經熱火朝天了。陳文在「中西醫結合的外延」一段所講的中西醫結合事業的繁榮景象，與這種「先上馬、未備鞍」的熱火朝天如出一轍。顯然這是時空觀念顛倒的思維表現。它使科學名義下進行的「創造」，無可爭議地走向了科學的反面。

再如，倘若「創造」指的是「中西醫結合學」已經形成，這當然是世人翹首期盼的。下面先看看陳文中對「中西醫結合醫學」的定義，是如何講的：

綜合運用中、西醫藥理論與方法，以及在中西醫藥學相互交叉綜合運用中產生的新理論、新方法，研究人體結構與功能、人體與環境（自然與社會）關係等，探索並解決人類健康、疾病及生命問題的科學。

首先，這個「定義」給人留下的盲區太多。其一，原有的「中、西醫藥理論」是怎麼來的，首先要有論證或交代。其二，「中、西醫藥理論」各自的研究對象、研究方法是什麼，也要交代明白。其三，「中、西醫藥理論」在研究中是如何「相互交叉綜合運用」的呢？其四，「中、西醫藥」的「方法」有什麼異同，兩者怎麼可能「相互交叉綜合運用」

呢？其五，產生「新理論、新方法」的原理是什麼。其六，為何沒有將這些不同於「中、西醫藥」理論、方法的「新理論、新方法」展示世人呢？其七，如何用這些「新理論、新方法」來研究人體結構與功能、人體與環境（自然與社會）關係。第八，既說「探索」，又稱「解決」的「人類健康疾病及生命問題的科學」，應當是「創造」出來的「中西醫結合醫學」，那麼如今它的理論體系又在哪裏。

其次是邏輯常識上的錯誤。人們常說：邏輯學是思維的原理，語言的法律。所以不論思考問題，還是行文、講話，邏輯學的規則是不能違背的。陳先生喜歡講邏輯學，但文中卻存在著多處邏輯常識上的錯誤。

比如，文中關於「內涵」、「外延」含義的理解，與邏輯學不符。記得 20 世紀 80 代初，中醫界在反思「重事業、輕學術」的失誤時，提出了「加強內涵建設」的口號。

「內涵」二字在這裏是一種習慣性的借用，實際指的是中醫「學術」。而「學術」對應的是「事業」。所以，借用「內涵」二字的本意，在於強調中醫學術對於事業的重要關係——即學術繁榮是事業發展的基礎。陳文把「學術」與「事業」的關係，誤解為邏輯學中「內涵」與「外延」的關係，這當然不妥。

又如，陳文中引用了他自己的《論中西醫結合的概念與定義》一文。若把這一題目用形式邏輯加以解析，該題目的邏輯關係應該是，《論概念的概念與定義》。可見，前面提到了「中西醫結合」，後面的「概念」二字就應當刪去。這裏反映出的問題是明顯的，即對邏輯學中「概念」一詞的概念不清。

四、打破桎梏，復興中醫

姜岩先生在《東方科學與中華民族復興的必然性》一文中說：「西方科學與文明的發展，目前出現了瓶頸。與此同時，科學的發展、社會和經濟的發展都呼喚一種新的科學、新的文明，而它們的核心思想和方法，與東方科學文明的核心思想不謀而合。」這話講得很對。

然而一百多年來，中國人患上了嚴重的民族傳統文化自卑病。整個近、現代史，我們都不斷否定自身的文化傳統。不僅沒有文化優越感，甚至連認識自身文化的能力和意願都似乎喪失了。在這一百年裏，作為中華民族優秀傳統文化、科學瑰寶的中醫，恰恰背負著沉重的桎梏。至少在今天看來，中醫的命運仍然不容樂觀。所以實現中醫的復興，遠不像姜先生理想中的那種「必然」。

當今最為緊迫的，首先是打破桎梏，拯救中醫。這裏從三個方面，簡要分析一下制約中醫和「中西醫配合」健康發展的桎梏。

1｜來自中醫界自身的桎梏

筆者在《當代中醫的自醫》和《中醫復興論》前言中，都討論過這一問題。概括起來，主要有四個方面。

第一，中醫自身研究對象的物質屬性受到懷疑。即作為中醫研究對象的證候，也就是透過望、聞、問、切四診所獲知的生命過程中表現在整體層次上的機體反應狀態，被排除在「物質」之外。這就從根本上動搖了中醫學「客觀實在」的本質屬性及其立論基礎。幾十年來，以西醫的實驗研究為主要手段的所謂「中醫科研」，都在企圖為中醫的理論尋找「物質基礎」，就是其證明。

第二，方法論的貧困和扭曲。形成於中國春秋秦漢之際的形上學、哲學被定性為唯心主義；西方的形上學、哲學長期以來鮮為中國人所知。中醫界對形成於近代的系統科學方法論缺乏必要的敏感性；而中醫學立論之本的陰陽五行學說偏偏被戴著封建、落後的「政治大帽子」。因而使當代培養的許多中醫，不熟悉甚至不會運用中醫的思維方法進行辨證論治。如此狀況，中醫學術建設、科學研究、臨床效果必然不會好。

第三，中醫概念（範疇）體系在「西化」中不斷走向解體。這就是中醫科學（理論）層面的退化與消亡。在科學（理論）危機的狀況下，使得整個中醫學術朝著「經驗醫學」的窠臼，迅速地滑了下去。

第四，學風空疏，人心浮躁。當今，中醫的理論問題缺乏深究，「重用輕學」的現象十分普遍。加之學風日下，功利心切，導致中醫隊伍的整體學術素質下降。典型的表現是中醫的隊伍在逐年壯大，而後繼乏人、乏術的狀況逐年突出。

所以，遵照中醫的科學原理，以中醫基礎理論為核心，全方位的進行正本清源，是擺在當代中醫學術面前的首要任務。

2｜來自文化環境的桎梏

結合筆者在《中醫復興論》第四篇《為中醫教育診脈處方》一文中的提法，可概括為五個方面。

第一，近代科學主義。即用近代物理學、化學、數學的觀念、方法、指標，作為衡量中醫科學是非的至上信條和唯一標準。使中醫牢牢地置身於被驗證、被解釋、被改造的陰影之中。

第二，民族虛無主義。中醫與整個中華民族傳統文化的命運相連，處於不被理解、不被重視，反覆批判，甚至揚棄的困境之中。

第三，形形色色的官僚主義。外行官僚主義、近代科學主義的官僚主義、民族虛無主義的官僚主義，與前面所說的發展中醫的「三個版本」交織在一起，「剪不斷、理還亂」地束縛著中醫。

第四，觀望主義。幾十年來，人人自危的政治環境，長官意志束縛下的消極狀態，中醫事業錯綜複雜、積重難返而引發的畏難情緒……大大削弱了中醫隊伍的事業心和責任感。

第五，行政保護主義。改革開放以來，中醫界對本行業直接或間接的種種反思，每每令中醫行政管理部門感到壓力。故「成績是主要的」論調，便成為行政保護主義的口頭禪。這在相當程度上，阻礙了中醫事業的改革步伐。

所以，破除上述五方面桎梏，把中醫事業和學術從「三個版本」的習慣中，從「雙重學術標準」的困擾中解脫出來，中醫才可能取得生存與發展的良好環境。

3｜來自自我觀念的桎梏

在這裏，我們要從一個真實的故事講起。

楊維益先生曾擔任世界衛生組織傳統醫學顧問，他的學者風範在中醫界人所共知。他是北京中醫藥大學首屆畢業生，最早以西醫的實驗方法來研究中醫，又最早從反思中走了出來。1994 年他發表了《西體中用與『證』的動物模型》一文，對於以西醫的「動物模型」方法研究中醫的做法，進行了深刻的檢討和批評。當時，他也是國家自然科學基金委員會生命科學部中西醫結合課題評審組成員。該課題評審組集中了全國中西醫結合方面多位知名專家，其中包括兩位中國科學院院士。

1997 年 5 月，國家中醫藥管理局主辦的一次討論會上，我與他談起該課題評審組成員如何看待中西醫結合的問題時，楊先生用兩句話概括了前不久該課題評審組成員的一次交談。談到中西醫結合，在座的多數人說：「看來，這條路的確走不通了。」接下去幾乎不約而同地攤開兩手說：「那麼，我們這一輩子不就白活了嗎？」

聽了楊先生的話，我沒有感到意外。在與楊先生的交往中，對他自然而然的信任和敬重感，甚至不容遲疑。這不僅因為他嚴肅謹慎，一絲不苟的治學態度，更因為他剛直不阿，不尚空談的人格魅力。後來我與他在香港浸會大學執教期間，他出版了一本書，書中記錄了上述情況，也記錄了他自己。

楊先生在他的專著《中醫學——宏觀調控的功能醫學》的前言中，幾乎用了一半的篇幅，圍繞那「兩個概括」作了進一步的評論。他先以代人稱的提法，直接指向北方某單位帶領下的活血化瘀研究和南方某單位帶頭下的腎的研究，並同時指出兩者勞民傷財、結論錯誤的問題。緊接著他從自我反省開始，嚴肅地說：「首先我要責備自己為什麼在做學問方面不多下工夫，以致在中醫研究方面走了那麼長時間的彎路。其次，如果研究者當時能夠認真些、嚴謹些，不要太早地下結論，全國也許不會將這種研究途徑作為中醫研究的榜樣而進行全面且長時期的跟隨。」

針對全國範圍內長時期盲目跟隨北方某單位、南方某單位的做法，他感慨地說：「幾十年的光陰，多少人的努力，流水般的金錢，最後總算換得了與他的結論完全相反的結論，那就是，在目前情況下對五臟中的任何一證進行診斷的特異性指標是找不到的。對這兩次南北誤導的結果究竟如何評價？我們為此花了多少學費？難道我們不應當找找經驗教訓嗎？」

接著，他對作為中西醫結合帶頭人的「兩次南北誤導」者不肯帶頭講實話，以致延誤事業的問題，頗為動情地總結說：「中西醫結合在理論上的研究是不成功的，我們應當重新考慮。中醫研究不能與西醫劃等號，包括盲目跟隨西醫在內。但是據我所知，似乎中醫研究還是按照既定方針在閉著眼睛的情況下進行的。如果仍舊堅持以往的做法，不斷向無底洞交學費，中醫科研還會有光明的未來嗎？」

他在該書前言的最後，向讀者交代了他急切地要把上述情況寫出來的真正目的：「主要在於表明中醫與西醫，中醫知識與西醫知識相互配合，對病人有好處。中醫不能丟，需要存在與發展；中醫也需要與西醫合作……在本書付梓前，我可以用四個字來表達此刻把想說的話說了出來的心情，那就是今生無悔。」

好一個今生無悔！這真是一個中國儒者的風範。楊維益先生把別人不願意講，在中醫界卻應當公開的實情，毫不掩飾、正義凜然地講在了明處。正所謂知恥近乎勇。他是當今社會上，令人可敬可畏的真正勇者！如他所言，他也會為自己留個餘地，但這餘地與別人不同。那就是：「如果引起麻煩，就退出這個圈子，以免妨礙他人。老老實實做個草民。」2002年，楊先生在香港浸會大學退休之前，不止一次地告訴我：「從今以後，退出江湖！」從他的話中，我知道他要完全退出「這個圈子」了，同時也聽到了他內心的堅定和悲憤。至今多年過去，他恪守斯言，悄然隱居，遠近不聞其聲。其實這也是一種勇，一種不與為伍之勇。然而，楊先生自己做到了今生無悔，但中醫界卻少了一位敢講實話的功臣。正義如果會說話，應當把楊先生還給中醫界。這樣的人，中醫界最為需要。

其實，對於那「兩個概括」，從楊先生講的那一天起，我們就另有理解。

其一，說中西醫結合「這條路的確走不通了」，對此要另作分析。以往的「中西醫結合」中也包括了「中西醫配合」。中西醫兩種醫學科學多元共存、共同繁榮，中西醫各自的診療技術（包括經驗）相互配合，由中西醫人員的團結合作，發揮兩者的特色、優勢，最大限度地提高臨床防治水準，這是中國人民的福祉，世界人民的需要。至於創造「中西醫結合學」，現在證明不可能，不妨留給歷史，而用西醫研究中醫，實踐證明此路不通，當然要立即回頭！

其二，生命是上帝的賦予，天生我才必有用。所以，每一個人都擔負著不同的社會與歷史責任。「西化」中醫和「創造新醫」的路走了幾十年，當歷史需要在歧途之處立起一塊「此路不通」的指示牌時，經歷其事的先行者應當負責任地這樣做。勇敢地立起「西化」中醫和「創造新醫」，「此路不通」這塊指示牌，這就是最珍貴的生命的價值。如此對社會、對歷史的有益貢獻，當然不能叫做「白活」。

那「兩個概括」，同時也擺出了人生意義的大問題。人生旅途，就是在不斷更新觀念、不斷超越自我的歷程中，不斷進步、不斷前進的。而且，兵家論人，不論成敗，學者求真，必須務實。明知此路不通，卻不肯明示後人，讓來者重複失敗的老路，就不僅是白活了。這是自我觀念上的桎梏，是人生的大敵，今天若能擺脫，不要等到明天。

五、有中西醫並重才有中西醫配合

自從 1982 年國家《憲法》總則寫入「發展現代醫藥和我國傳統醫藥」之後，1991 年中國又將「中西醫並重」確定為新時期衛生工作總方針。有人認為，中西醫並重就是要在人、財、物的分配使用以及管理機構、社會地位上做到並重。那僅僅是其中的一個方面。真正的中西醫並重，是中西醫各自的科學原理和理論體系上的並重。只有在這個前提下，才有中醫科學體系的自我完善與發展，才有中醫臨床技術水準的豐富與提高。

我們強調「中西醫配合」，因為它與「中西醫結合」旗下的「西化」中醫，與「西化」中創造「中西醫結合學」，其立足點完全不同。「中西醫配合」首先承認醫學科學體系是「二」，在這個前提下將各自的臨床優勢加以配合，為的是提高人類整個醫學的總體醫療效果。而當今的「中西醫結合」只承認醫學科學體系是「一」，在不認識或不承認中醫科學地位的前提下，用西醫的觀念、方法、標準把中醫中認為有用的東西改造為西醫。這種「結合」的嚴重負面結局，其實早已暴露出來了。它在丟掉中醫科學（理論）體系的同時，最終把中醫理論指導下的西醫無法取代的辨證論治的臨床優勢，完全徹底地丟掉了。這當然是中醫不能接受的。

在「中西醫並重」面前，中西醫的關係非常明確，那就是配合。以中西醫各自的科學（理論）為基石，加強中西醫工作者的團結合作，推進中西醫兩者治療技術優勢（包括經驗特長）的有機配合，最大可能的提高防病治病的臨床效果。這是在「中西醫並重」的條件下，開展「中西醫配合」的主要方式。過去的小夾板固定治療骨折、金針撥白內障、中西兩法治療急腹症、肛腸病等等是配合，2003 年的中西藥並用防治 SARS 也是配合。

其實，在當代防病治病的實踐中，中西藥並用已經十分普遍。社會上對中西醫配合最緊迫的需要是：改革組織、協調、管理的機制，提高配合的臨床水準；擺脫盲目的中西藥並用，逐步向有機配合的方向發展。所以，我國中西醫配合的任務十分艱巨，需要以科學的態度，嚴肅、認真、積極的對待，尤其要在「有機」二字上狠下工夫。

我們在《中西醫配合清議》一節中說過：「尊重歷史，正視現實；兩個體系，一個目的；學術上獨立發展，臨床上中西配合。」相信在人類文化、科學發展的相當長歷史時期，這種關係不會改變。

隨著人們對「中西醫並重」的深刻理解，尤其是關於人類醫學科學體系，究竟是「二」還是「一」的理論認識進一步明確之後，中醫就一定能夠走出困惑，實現復興。只有首先實現中醫的復興，中西醫並重才有意義，中西醫配合才有可能。「清議」之後續議，其意皆在於此。

第四節

從近代科學主義到偽科學

鴉片戰爭以後的一百多年裏，中國的中醫藥學（以下簡稱中醫）一直處於在衝擊下困惑、在困惑中衰落的狀況。近五十年來，儘管國家為了中醫的發展提供了大量的人力、財力、物力，並在《憲法》總則關於「發展現代醫藥和我國傳統醫藥」的基礎上，制定了「中西醫並重」的衛生工作總方針。但是，中醫問題上近代科學主義的嚴重傾向和偽科學現象，始終沒有得到有效的遏制。在國家發揚「科學發展觀」的今天，這些問題尤其值得我們深思。

一、「科學」的出發點、含義及其分類

有人說：今天的社會正處於一個「科學迷信」或「技術瘋狂」時代。這個說法在其他領域裏的表現如何，我們無須評說。然而，堅持「人是機器」的機械唯物主義立場，把在非生命科學領域取得成功的觀念和研究方法，作為研究生命科學（包括醫學）領域的至上信條和唯一標準，無疑是片面的。這種立場、觀念和做法，尤其值得中醫高度注意，切莫誤入歧途。為此有必要對「科學」的出發點、含義及其分類問題，做一些簡要的澄清。

1 「科學」研究的出發點

亞里斯多德在他的《形而上學》一書的開頭便說：「求知是所有人的本性，對感覺的喜愛就是證明。」這裏所謂的求知，即指人類對客觀世界背後的真理的追求。所以籠統地說，客觀世界就是人類科學研究的對象，當然也可以稱之為科學研究的出發點。

客觀世界展現在人們面前的，是千變萬化的「事物」。而「事物」一詞在不少哲學著作裏，習慣用做「物質」。用列寧的界定來說，這些千變萬化的事物，標誌著客觀實在的哲學範疇。這種客觀實在是由感覺感知的，它不依賴於我們的感覺而存在，為我們的感覺所復寫、攝影、反映。顯然，這一界定的關鍵詞是「客觀實在」。所以，包括透過各種儀器，使人的感官得以延長後所感知的「客觀實在」，皆在「事物」的範疇之中。

這些客觀實在的事物，亞里斯多德那裏稱之為「萬有」（或「存有」）；老子稱之為「萬物」。所謂「萬有」，即「一切有」、「一切存在」、「一切物」的意思。如果按照佛陀釋迦牟尼的說法，那就是色、受、想、行、識「五蘊」。或者由眼、耳、鼻、舌、身、意「六根」所感知到的色、聲、香、味、觸、法。所以，人們透過感性的色、聲、香、味、觸、法，進一步達到對其背後的本質屬性的理性認識，這就是科學研究的意義。而從「萬有」、「萬物」、「五蘊」中，真實、全面、完整地把握各個學科所研究的特定對象，則是科學研究的具體出發點。

通常說，人的感官包括眼、耳、鼻、舌、身、意。然而誠如亞里斯多德告誡的那樣，人們「喜愛視覺尤勝於其他」。所以對於研究對象認識上的片面性或者誤差，往往是由於人們沒有善用自己的「六根」所造成的。為了保證科學研究出發點的客觀實在性，亞氏在其《形而上學》一書中，重點討論了這一類問題。其中的許多論述，經過 13 世紀的托馬斯·阿奎那闡發、補充，進一步趨於完善。故台灣的學者常將他們的學說，統稱為「形上學」。

比如，「形上學」首先討論了萬有的單一性，接著討論了「第一原理」，即「矛盾律」、「同一律」、「排中律」。緊接著又討論了「有之真」(「名實相符之謂真理」)、「有之善」(「一切物之所欲者」之謂善)、「有之美」(自然而然的「悅目者」之謂美)。然後提出並重點論述了「因果律」。

「形上學」中的這些學說，是人們從事科學研究之前，就必須首先對研究者的理性思維加以規範的邏輯原理。有了這些基礎原理，才可能保證在真實、全面、完整的客觀實在的前提下，健全地發揮人的理性思維的特長，以達到對客觀實在背後的本質屬性的正確認識或把握。

在當代哲學裏，就其表述世界的客觀實在性而言，筆者以為，用「事物」這一概念比用「物質」這一概念為好。

第一，「事」是「物」的運動方式及其過程；「物」是「事」的基礎。現代人們的另一種相似的說法是：客觀世界展現在人們面前的，不外「物質的運動」，或者「運動著的物質」。而「事物」一詞，正是對「運動」與「物質」兩者最恰當的概括。在客觀現實中，「事」表現在人的感官裏的即是運動、變化著的狀態，有的稱之為訊息、現象等。作為中醫研究對象的證候，以及自然界的氣候、物候等，也皆屬於

「事」的運動、變化過程中所表現的狀態。所以用哲學的話講，「事」是客觀實在的運動、變化狀態的時間軌跡。「物」表現在人的感官裏的，首先是它的結構與功能。而研究「物」的結構與功能，則常常是物理學方法、化學方法所研究的對象。同樣用哲學的話講，「物」是客觀實在的結構、功能意義上的空間特徵。

第二，當代哲學裏的「物質」世界之說，用「形上學」裏的「形質論」來看，它著重強調了客觀世界裏作為「原質」（或材料結構）那一方面的特徵。因此用「物質」來表徵客觀世界時，便在一定程度上忽略了作為「原形」而存在的，亦即事物另一個方面的固有特徵。比如從中、西醫來講：西醫著重研究組成人的「原質」及其「原質」的結構與功能。中醫則著重研究「原形」的人，亦即活的整體層次上的運動狀態的人，包括自然、社會、思維、有機體四方面要求相互作用而展現的人。從這個意義上進一步推論：既然人是由「原形」和「原質」結合而成的，那麼，中、西醫兩者其實各自只研究了人的一個層面。

所以，從「事物」與「物質」的對比中強調上述兩點，在近代物理學、化學占據科學主流地位的當代，尤其具有扶偏救弊的意義。也就是說，用「事物」一詞表述「萬有」、「萬物」、「五蘊」的客觀實在性，不僅比「物質」一詞更準確、更合理，而且用「事物」一詞取代「物質」，也是歷史的、應有的哲學統一。

基於上述，具體而言：科學的出發點是各種事物發生、發展、變化、運動的時間軌跡和（或）空間特徵。而每一門學科，僅僅是研究了某一種事物中的某一個方面的時間軌跡，或者空間特徵而已。這樣講，既有利於理解本學科自己，更有利於理解自己與其他學科之間的關係。研究中、西醫的關係，這一點尤其不可忽視。

2｜「科學」的含義

在亞里斯多德那裏，科學最早的含義即「知識」。所以，源於西方的「知識就是力量」之說，其實是對「科學」價值最普遍的表述。如果今天換一個提法，那麼「知識就是力量」，也可以稱之為「科學就是力量」。

當然，人們認識客觀實在的理性知識，也包括技術（技藝）和經驗。因此嚴格地講，真正揭示客觀實在（即事物）本質的理性認識，才能稱之為科學。所以苗力田先生在翻譯《形而上學》一書時特別強調：科學是目的的，技術是手段的。也就是說，科學是以認識事物的真理為目的的理性求索；而技術具有明顯的功利性，它只是科學前提下的為了功利而運用的手段。

在與亞里斯多德差不多同一時期中國的《大學》裏，「科學」被表述為「格物致知」。其原話是：「欲誠其意者，先致其知；致知在於格物，物格而後知至。」宋代朱熹對「致知」的注解極好，他說：「致，推極也；知，猶識也。推極吾之知識，欲其所知無不盡也。」

可見，「格物致知」所獲得的「欲其所知」，與亞氏所講的「求知」，其意思原本是一樣的。由此進而言之，既然求知是所有人的天性，世界上所有的人都在不同的層面上或多或少地創造、積累著知識。那麼今天稱之為的科學，原本沒有任何迷信和神秘可言。或者說，科學只不過是「物格而後知至」的不斷認識的過程而已。

在清代後期對外來文獻翻譯的時候，西方文獻中的「科學」一詞，常常被譯為「格物致知」。而在東方，首先把中文的「科學」二字用在外來文獻翻譯中的，卻是明治維新時期的日本。當時，面臨著不斷湧進的門類繁多的西方近代自然科學，日本的學者從「分科之學」的意思裏，首先在日文的片假名裏引申出「科學」一詞。這的確是日本的學者在充分理解中文原意的基礎上，頗有智慧的翻譯。

第一位將「科學」二字直接用在中國的，當推嚴復先生。他在翻譯《原富》一書時，將過去用作「格物致知」的地方，全部改為「科學」。從此，「科學」一詞便成為發源於中國的文字，滲透著日筆者的智慧，然後重新回到了中國，卻保持著西方現代意味的詞彙。今天，當我們再把「科學」與「知識」兩者並列起來時，那就是「科學」在過去稱為「知識」，「知識」在當代稱為「科學」。

至於在同一學科裏，不得把其技術、經驗部分與其科學的理論相互混淆。嚴復對科學和技術的解釋說：「學者，考自然之理，立必然之例；術者，據已知之理，求可成之功。故學主知，術主行。」梁啟超的解釋更為明晰：「學也者，觀察事物而發明其真理也。術也者，取所發明之真理而致用者也。」這些說法與亞氏的觀點，也是完全相通的。

基於上述概括而言，科學是以特定的客觀實在為其研究對象的分科之學。在自然、社會、生命、思維這四大科學範疇裏，一切針對特定的客觀實在具有確切知識體系的分科之學，都應稱之為科學。如果用今天的語言給科學做一個現代的定義，那就是：反映自然、社會、生命、思維等客觀規律的分門別類的知識體系。或者說，科學是分門別類地研究各種不同的事物所獲取的確切、系統化的知識體系。

具體而言，嚴格意義上的每一門科學，都是以自身所面對的特定的客觀實在為研究對象，同時也都有自身特定的思維方式和研究方法，更重要的是用特定的方法研究特定的對象所形成的系統化的概念（範疇）體系。這一系統化的概念（範疇）體系，揭示了研究對象的本質特性，在指導實踐中有可重複性，並達到了表述的單一性。這就是成熟的科學的基本標誌。

同時還須強調：其一，科學的靈魂是實事求是。其二，科學不僅不神秘，而且不同學科之間原本不存在排他性。其三，任何一個科學的發展既是歷史性的，更是傳統性的，即內在與自身傳統的歷史性演進，絕非其他學科所能代替。

3｜「科學」的分類

科學既然是分科之學，所以它的門類成百上千。本文所談的分類，只是從宏觀角度的大體劃分而已。

(1) 從研究對象分類

在科學上，最早、最準確、至今仍不失其指導意義的分類，當推中國的《周易》。《周易‧繫辭》第十二章說：「形而上者謂之道，形而下者謂之器。」這裏的「形」，指的自然生成的客觀實在，可以理解為天造之萬物；「器」，指的是由人加工而成的客觀實在，可以理解為人造之萬物。

春秋至秦漢之際，人們加工製造「器」的能力雖然十分有限，但是人們從「形」入手，認識天造之物的能力卻卓有成效。

面對自然生成的萬事萬物，如果把中國先哲們的認識路向用孔子的話來講，則叫做「下學而上達」。通俗的說，即向上攀爬的認識論特點。具體而言，這種向上攀爬的認識路向是：以「形」為研究對象，透過「近取諸身、遠取諸物」、「究天人之際」、「類萬物之情」，按照天人相應的原則和「下學而上達」的認識路線，最後追尋到萬事萬物生成、發展、變化的總原理、總規律上來。「易理」或者「道」，即是這樣認識而來的。

有了「易理」或者「道」，人們便回過頭來，再用這些總原理、總規律來認識和解釋具體的「形」是如何來的、如何變的、向何處去的等一系列運動變化的具體規律。這種先「下學而上達」，再「回過頭來」的認識過程，幾乎是研究「形」的科學時普遍的思維路向。當然，也是中醫學形成、發展、完善的思維路向。

而製造「器」，則要向下尋找。這就是先認識和把握製造器的時候所用的「質」，亦即材料，再學會獲取或提升「質」和製造「器」的方法，然後才可能按照人的意志，製造出理想中的「器」來。這是一種「下學而下達」，或者「向下攀爬」的思維路向。

由此可以說，人類既要認識和調控天造之「形」，又要研究和製造人造之「器」。於是，從研究天造之物和人造之物出發，便形成形上與形下兩類不同的知識體系。

在西方，最早對科學進行分類的，還是亞里斯多德。從認識論而言，他同樣遵循著「下學而上達」的路向，即從物理學入手，經過生理、心理（靈魂），一直到達天理的認識。亞氏所說的物理學，相當於今天自然科學的範疇。相對於自然科學的《形而上學》，亞氏時代則將其稱之為後物理學。由於後物理學寫於物理學之後，其內容又是對物理學總原理、總規律的概括，故稱之為後。後物理學後來被人們稱之為「第一哲學」。其中除了超經驗、超感覺、超現象的哲學內容外，還有不少是關於思維的觀念、原理、原則等方面的重要內容。

依據上述意思，亞氏的科學分類，是依據研究對象的層次而分類的，即將一般的自然科學統統稱之為物理學，而比物理學層次更高的科學，稱之為哲學或形上學。後來，當中國人翻譯亞氏的《第一哲學》時，依據中國《周易》的表述方式，翻譯為《形而上學》。這一翻譯，誠可謂恰到好處，名副其實。因為中國先哲們「形而上」所探求的總原理、總規律，亦即「易理」或者「道」。 這與亞氏的思想，頗多相通之處。因為亞氏也是從「形」入手，最後認識到形上之「道」的。

這裏需要說明，亞里斯多德師徒們，同樣處在人類製造「器」的能力十分有限的時代，在他的分類中，涉及人造之「器」的內容也比較少。

前面所談的「事」與「物」，應該說是當代以科學研究對象為前提的另一種分類。

一方面，客觀存在的事物中，有一部分事物呈現在人們面前，只能是狀態（訊息、現象、證候）的存在形式，亦即「事」。比如研究歷史、社會、進化、生態、天文、氣象，以至中醫研究的證候時，人們所感知、所觀察的，只能是其運動、變化著的狀態。因此所探求、所遵循的，自然是其運動、變化的「時間軌跡」及其內在規律。可以說，從研究狀態（訊息、現象、證候）的運動、變化入手，這是研究「事」的原則和特點。而另一方面，分析「物」的結構、功能，以及再依照人的意志組合為人造之物的研究，則是要遵循所研究之物的「空間特徵」而進行。可見，研究「物」與研究「事」相比，彼此屬於兩類不可通約性的研究對象。

以上三種分類裏，「形」、「事」之軌跡，相互類似，而「器」、「質」之結構與功能特徵，則基本一致。人們習慣上講的近代科學，主要是指研究後者而言的。

(2) 以研究方法分類

據上所述：研究天造之物，先需在「仰觀於天、俯察於地」、「近取諸身、遠取諸物」、「究天人之際」、「類萬物之情」的基礎上，以體悟「道」的總原理或總規律。進而把天地萬物之大「道」，與具體研究對象的生存之「道」相互聯繫起來，以探求具體對象的發生、發展、變化的因果關係。這種方法，與當代所說的綜合、系統性研究方法十分相近。

研究人造之物，先須熟悉近代物理學、化學的觀念與方法，並以此為基礎，研究具體對象的物理學、化學特徵。然後，才可能推進人們在人造之器方面的能力或發展。這種方法，即近代分析、還原性研究方法。人們習慣上所講的近代科學研究方法，多是指此。

所以就研究方法來分，科學可以分為綜合或系統，分析或還原兩大類。歷史上如此，今天亦如此。綜合、系統性方法是研究「形」或「事」的發生、發展、變化的軌跡，從而認識「道」或「形上學」的常用方法；分析、還原性方法是破解「器」、「質」的結構與功能時所必須的方法。這兩類方法，是因科學研究中兩類不可通約性的研究對象所決定的，所以它們之間同樣是不可通約的。

(3) 從知識的層次來分

科學——技術——經驗，是由高到低的三個不同的知識層次。科學與技術之間的關係，正如前面提到的嚴復所界定的那樣。理論原理、規則、規律，是科學的內容；在實踐應用中，技術是以科學為基礎的，而經驗則是最初級的、以感性認識為主的知識層次。

現代常常把這三個不同的知識層次，稱之為理論（基礎）科學、技術科學、經驗科學。這是很不嚴肅、很不恰當的。這種情況與人們常常把高新技術誤稱為高新科技一樣。一方面混淆了科學與技術之間的關係，另一方面也暴露了在「近代科學迷信」和「技術瘋狂」形勢下，一種對科學認識上的盲目現象。近二十年來，獲得諾貝爾醫學科學獎的項目中，絕大多數屬於技術性內容，有的甚至是初步為經驗所證明的內容。足見這一盲目現象在當代的普遍性。

(4) 從具體科學與哲學的關係來分

按照通常的理解：哲學是對自然、社會和人的大腦思維的一般規律的高度概括。按照《辭海》的解釋：科學是關於自然、社會和思維的知識體系。可見，哲學的一般規律，即普遍規律。它是覆蓋所有具體的科學或知識體系的，即對各門具體的科學或知識體系都具有指導意義。這正像後物理學是物理學的總原理、總規律一樣。所以從分類而言，應當說哲學是科學的科學。如果把哲學排除於科學之外，或者把哲學與各門具體的科學並列起來，都是不恰當的。因為科學是研究和認識具體對象的知識體系，它不能等同於哲學；同時，哲學不可以代替各門具體的科學，不能把指導意義與代替論混同起來。這一點我們在「文革」中有過沉痛的教訓，相信人們不會忘記。

過去常有一種習慣說法：認為春秋至秦漢之際，科學還沒有從哲學中分離出來。甚至把《周易》的存在，視之為導致近代科學沒有產生在中國的原因，這是值得商榷的。

其一，哲學本身就是科學的一類，而且是層次最高的一類。就像「後物理學」是從「物理學」基礎上抽象概括出來的一樣，兩者在知識層次上有區別，但決無矛盾可言。

其二，春秋至秦漢之際的科學，比如中醫學，它是以綜合、系統性方法抽象而成的科學，而與近代分析、還原性科學的範式明顯不同。當然也不能因為中醫學與哲學的關係密切，而將其排除於科學之外。

其三，當代人站在自己所熟知的分析、還原性科學的主場上來看綜合、系統性科學時，就像熟悉九章算術的人不理解萊布尼茲的數學二進制一樣。在兩種範式不同的科學之間，不能把「不解其中味」，視之為「其中本無味」。

其四，近代科學門類繁多，是分析、還原性科學在近代突飛猛進的反映。這是分析、還原性科學自身發展的歷史所決定的。不能說中國古代哲學制約了近代分析、還原性科學在中國的發展。

其五，哲學與近代分析、還原性科學的研究方法和對象的層次原本互不相同，也不能說近代分析、還原性科學是擺脫了哲學的桎梏後，才獲得繁榮的。

再從亞里斯多德、托馬斯的《形上學》來說，它的主旨是討論萬有之有及其特性之學的。尤其是形上學中關於「萬有」真實、全面、完整地展現在人們視野之中的論述，關於同一律、排中律、矛盾律和因果律的論述，顯然是規範人們思維邏輯的最高層次、最根本性的科學原理。可以說，形上學是人類科學研究之母，是學問中的學問。根據有關報導：「僅在美國就有 1000 多所大學及研究中心傳授此學說」，平均每年就有 500 多種圖書和 25 種刊物專門介紹此學說。足見當代科學哲學界對「形上學」的重視。

(5) 從生命與非生命來分

《辭海》中關於科學是自然、社會和思維的知識體系之說，代表了近代對科學在研究對象或範疇上的一種分類，當然無可厚非。然而面對中醫學發展中的困惑，這一分類總令人有某種缺失之感。

在中國，生命科學（包括醫學）一直被劃歸於自然科學範疇。而當今中國的自然科學範疇中，絕大多數是以物理學、化學為代表的分析、還原性科學的領地。

如前所述，分析、還原性科學最成功之處，是在非生命界，或稱之為人造之物的範圍。而醫學面對的人是天造之物，而非人造之物。這種天造之物不僅是有生命的動物，而且是有理性思維的高級動物。用現代系統科學的觀點來說，人體可以被視為一個開放的、複雜的、具有自組織能力的巨系統。然而人的理性思維能力，卻是任何巨系統所難以仿真的。儘管今天的西醫可以藉助分析、還原性方法，把人由組織、器官水平剖析到細胞水平，再由細胞水平剖析到分子水平。但是在這一剖析再剖析的過程中，人在整體意義上的生命和思維統統被閹割了。更耐人尋味的是，今天的西醫不僅不能用零散的細胞重新組裝起一個整體的人來，而且就連用幾個基因片斷連接出一個最簡單的病毒，也還做不到。

這就說明，生命科學（包括醫學）絕不是分析、還原性科學一家的領地。從人是理性的、天造的、動著的、物來講，醫學科學裏必然有一部分應當屬於綜合、系統性科學領地，同時也是哲學和形上學的領地。這一部分領地，就是展現中醫的用武之地。而且屬於中醫的這一部分，肯定還大於屬於分析、還原性科學的那一部分。

所以從生命與非生命的角度來說，以往把中醫劃歸於生命科學之中，這在使中醫從屬於自然科學範疇的同時，也使中醫從屬於西醫之下。中國科學院的院士隊伍中，至今沒有一名真正的中醫，就是其證明。這就無形中助長了近代科學主義對中醫自身發展的干擾，影響了中醫自身的完善和發展。因此從當代科學分類來看，至少在中、西醫並存的中國，生命科學（包括醫學）應當從自然科學範疇中獨立出來。如此，《辭海》中關於科學的解釋，應據此修改為：科學是關於自然、社會、生命和思維的知識體系。與此同時，習慣上關於哲學的解釋，則須相應地修改為：哲學是關於自然、社會、生命和思維的一般規律的高度概括。

21 世紀將是中醫的科學觀念與理論帶領人類醫學發展的歷史時期。這兩個定義的修改就科學與哲學而言，固然是非本質的。但是對於人類醫學和中醫來說，對於中國傳統文化和中華民族的偉大復興來說，卻具有無比重要的戰略意義。

4｜中西醫之間的關係

綜合本節以上所述，關於中、西醫之間的區別，我們可以做出以下幾點概括。

第一，中醫是以活著的、整體的、「原形」的人為其出發點。或者說，它是以自然、社會、精神情志和整個機體這四方面因素共同作用之下的，表現在生命整體層次上的反應狀態（即證候）為研究對象，來研究其發生、發展、運動、變化、消失的全過程。西醫的生物醫學則是以「人是機器」觀念，把人作為形而下的「器」，主要來研究構成人的不同層次上的「原質」，亦即研究各個層次的，各個部分的結構與功能。

第二，中醫是以其研究對象為根據，在形上學和哲學觀念的直接指導下，運用了綜合、系統性研究方法。西醫的生物醫學也是以其研究對象為根據，在形下觀念的直接指導下，主要運用了分析、還原性的研究方法。

第三，中醫是「形上」的醫學，或稱之為關於「原形」的人的醫學。西醫的生物醫學則是「形下」的醫學，或稱之為關於構成人體的「原質」的醫學。

第四，中西醫從各自的出發點、研究對象、思想觀念、研究方法，到各自的概念（範疇）體系，都是兩種不同的範式。故相互是不可通約性的，當然也是不可翻譯性的。

因此，從科學意義上講，《憲法》總則關於「發展現代醫藥和我國傳統醫藥」的規定和「中西醫並重」的衛生工作總方針，是完全正確的。

二、近代科學主義對中醫的干擾

所謂近代科學主義，即是把近代物理學、化學基礎上發展起來的分析、還原性觀念和研究方法，視為評定一切科學的至上信條和唯一標準的觀點或立場。

近代科學主義對中醫的干擾，與機械唯物主義有一定的關係。在當代生命科學界，一個帶有普遍性的問題是：機械唯物主義助長了近代科學主義，近代科學主義加深了機械唯物主義。儘管一百年前「動物是機器」、「人是機器」這種觀點已經受到西方科學哲學家的深刻質疑，然而在今天的中國，這種觀點仍然牢牢地束縛著中醫，當然也同樣干擾著西醫自己。

2004 年 1 月，筆者出版了《中醫復興論》一書。該書中《論中醫學的定義》、《論中西醫的不可通約性》、《中西醫結合定義的研究》、《中醫在人類醫學中的地位和作用》、《中醫藥學走向世界的若干理論問題》等文，在東西方歷史、文化、形上學、哲學、科學的比較中，在中、西醫的科學、技術、經驗層面的比較中，對中醫和西醫生物醫學做了定義。同書還在《中西醫結合亟待定義》、《中醫生存與發展的理性思考》、《走出中醫學術的百年困惑》、《中醫科學必須徹底告別余云岫現象》、《為中醫教育診脈處方》、《提高中醫臨床療效的科學學思考》、《西化——中醫研究的致命錯誤區》等文中，分析了近代科學主義對中醫造成的危害。這裏不再重複。

總結《中醫復興論》的相關論述，對於近代科學主義在中醫上的干擾，集中起來那就是「中醫西醫化」思潮。下面僅以歷史的角度，談一些有代表的事件。

20 世紀前半葉，近代科學主義的代表人物是余云岫。他於 1917 年出版《靈素商兌》一書，完全從西醫角度出發，全盤否定《靈樞》、《素問》的醫學觀念和基礎理論。他於 1929 年「南京政府」第一屆中央衛生委員會上，提出了「廢止中醫以掃除醫事衛生障礙案」，第一次發出了廢除中醫的叫囂。1950 年，他又在新中國成立初期的全國衛生工作會議期間，改換包裝，老調重彈，又一次提出了「改造舊醫實施步驟草案」。他是由日本留學西醫的學者，頭腦中只有分析、還原基礎上的形而下的西醫，當然視中醫為格格不入。他的重點始終盯在中醫的基礎理論上，亦即中醫的科學原理部分。他欲透過「墮其首都也，塞其本源也」，把中醫形而上的科學原理統統廢除。他可以容納的，只是脫離了中醫科學理論體系之後的處方和藥物。所以他後來也被稱之為「廢醫存藥」的代表者。

20 世紀 50 年代初的「中醫科學化」，意在改造中醫。改造之法，即要求開業中醫必須透過西醫若干門基礎理論課程的學習和考試，用西醫的基礎醫學，取代中醫頭腦中的中醫基礎理論。受這一做法的影響，1956 年創建的中醫大學教育裏，無可爭議地將西醫基礎醫學的全部課程，以「醫學科學」課程的名義，納入中醫大學早期的教育之中。這就使學生從進入中醫大門之時，便踏上了「西化」中醫的誤區。

20 世紀 50 年代末，以國家最高領袖對衛生部一份《報告》所做的批示的形式，鑄成了中醫科研上的「雙重學術標準」的問題。所謂的「雙重學術標準」是，既承認中醫是科學的，又將中醫自身的發展與完善，寄托在西醫學術觀念和方法上。中醫本來是形而上的醫學，卻提倡用研究形而下的觀念與方法對其進行「發掘」、「提高」。以後的事實表明，近五十年來「發掘」、「提高」中醫的主流，其實就是由「雙重學術標準」所鑄成的「中醫西醫化」。

隨著時間的推移，近代科學主義充斥了整個中醫的醫療、教學、科研、管理的各個方面。故「中醫西醫化」，至今仍以「中西醫結合」或「中醫現代化」的名義在繼續著。而且由於「西化」中醫思潮的長期氾濫，使中醫越來越陷於偽科學的困擾之中。

三、偽科學及其在中醫上的表現

偽科學的做法，與實事求是的科學態度相反。所以偽科學就是假科學。

「偽科學」這一提法，見於 20 世紀 30 年代的蘇聯。當時，身為科學院院長的李森科，完全站在獲得性遺傳學派的立場上，將孟德爾、摩爾根的基因遺傳學派，貶之為偽科學和假科學。並以行政的手段，對從事基因遺傳學的學者進行了「殘酷鬥爭和無情打擊」。因而使蘇聯的基因遺傳學的研究，長期一蹶不振。中醫在近代科學主義干擾下的百年衰落，本質上與這一情況相似。儘管中醫在被「西化」的過程中長期被斥之為「落後」、「過時」、「不科學」、「封建醫」，然而不無諷刺的是，處於主流地位的「西化」中醫的種種做法，卻無可倖免地陷入於偽科學。

按照中、西醫的定義：以系統方法研究整體層次上的機體反應狀態所形成的防病治病的科學體系，謂之中醫學；而以還原性科學方法研究人的器官、組織、細胞、分子層次上的結構與功能所形成的防病治病的科學體系，則是西醫的生物醫學。這兩個定義，相信不會有原則性錯誤。基於這兩個定義，依據關於科學的出發點、含義和分類的論述，並依據科學哲學家庫恩關於不同範式的學科之間不可通約性的原理，今天我們完全有理由說：中醫和西醫是兩種完全不同的醫學科學體系。在可預見的將來，要「創造」出在科學（理論）層面上的「中西醫結合醫學」，沒有這種可能性。中、西醫兩種醫學在保持各自科學（理論）特色的前提下，促進兩者在臨床技術層面上的「中西醫配合」，將是我國醫學界長期、艱巨的歷史使命。

欲從事科學研究，首先要明確科學的出發點、含義和分類，要堅持實事求是的科學態度。而實事求是的出發點或根本標準，就是對該學科的研究對象，亦即被研究的事實本身的無比忠實。在形上性科學領域，用分析、還原性方法代替綜合、系統性方法，對於研究對象來說，是研究方法的錯位。這就像用化學方法看待系統科學的訊息回饋、存儲、控制一樣。把化學方法用於系統科學，不是人們不想用，而是該學科不能用。因為不被研究對象所選擇、所接受的方法，便無從揭示對象的發生和變化的軌跡。在這裏，主觀上自恃方法的先進，是沒有任何用處的。無視這一原則而強為之，則必然要走向偽科學。

欲「創造」、「中西醫結合醫學」，首先要從中、西醫的定義入手，明確兩者在研究對象、研究方法和概念（範疇）體系的差別。聲稱「中西結合醫學」已經「創造」出來了，然而至今說不清「人」是什麼，說不清中、西醫各自研究了「人」的那些層面的現象或事實，甚至至今對中醫形成的文化背景、發展的歷史軌跡知之甚少。聲稱「中西結合醫學」已經「創造」出來了，然而至今不懂得研究對象對於研究方法，是選擇和被選擇的決定性關係。所以這樣的「創造」運動，不論再花費多少的人力、財力、物力，也只能在偽科學、假科學的誤區越陷越深。退一步講，把中醫從科學（理論）醫學層面降低到醫學的經驗水準，或者用初級的以感性認識的標準來規範、來代替中醫的理論原理、規則、規律。這種「中醫現代化」的所謂「規範化研究」，其實也是偽科學、假科學的做法。

歸根到底，幾十年來因為近代科學主義潮流所產生的對近代科學的迷信，使人們忽視了美國科學哲學家庫恩先生所強調的不同「範式」的科學之間，「不可通約性」的原理。如果人們早一點懂得形上科學與形下科學之間，分析（還原）性科學與綜合（系統）性科學之間，中醫與西醫之間不可通約性的道理，相信在中醫學術上不會出現「西化」中醫和「創造中西醫結合醫學」的問題。所以，「科學上本來不可為，卻要人為的強為之」，這是幾十年來國內在「西化」中醫和「創造中西醫結合醫學」中，產生偽科學、假科學問題的根源。這裏僅舉以下幾點，以資說明。

第一，不承認或輕易否定中醫基礎理論的科學性，認為中醫是經驗醫學；不承認中醫的研究對象，即證候的客觀實在性。這從本質上講，就是偽科學的觀念。

第二，中醫的藏象學說，是建立在天人相應基礎上的，是以類比性概念所表述的，是以系統性科學方法架構而形成的「四時五藏陰陽」之藏象。而否認中醫藏象學說的固有範式，執意用分析、還原性研究方法為其「尋找」結構、功能意義上的所謂「本質」或「物質基礎」，亦當屬偽科學之舉。

第三，在「證」的研究上，其問題更多。首先，「證」原本是中醫意義上的臨床表現，或稱之為整體層次上的機體反應狀態。它是人的感官所及的，在感性認識層面上的疾病表現。而在「證」的研究中，卻將它理解為與西醫病理相應的中醫意義上的病機。這是一種歪曲中醫研究對象，並把現象混同於本質的偽稱學問題。其次，病機原本是中醫理性認識的產物，是對疾病本質特點的揭示。而「證」的研究中卻以西醫「證候群」的感性層次上的標準，來取代中醫病機的理性認識原則。這對於中醫認識疾病本質的固有水準來講，顯然是由理性層次向感性層次的倒退。這種以「發展」口號掩蓋下的真正的倒退，自然也是偽科學。

第四，在中藥的研究上，問題也不少。其一，用西藥藥物物理和藥物化學的方法，按照西醫生理和病理的原則，從中藥材中提取西醫認為的有效成分，然後根據西醫臨床藥理的指標用於西醫臨床的藥物，應當劃歸為西藥。這原本是西藥發展中的一條老路。而長期以來，卻將其視為中藥現代化的主要方向。其二，五十年來的中藥「西化」過程中，真正達到西藥藥理標準，並透過藥品非臨床安全性質量管理規定（GLP）、藥品臨床質量管理規定（GCP）、藥品生產質量管理規定（GMP）的藥物，全國僅有青蒿素一種「新西藥」。而在臨床中廣泛使用的中藥「西化」的產品，如清開靈、丹參、川芎嗪、大蒜素、葛根酮等靜脈注射液，絕大多數沒有達到上述西藥藥理指標及其相關規定。以西藥而言，對於評價這些產品的療效問題時，最多只能算做經驗性的藥物。但在西藥管理規範上，尚遠遠沒有達到西藥的科學標準。其三，這種沒有達到西藥的科學標準藥物，在法制健全的西方國家裏，是不允許進入臨床醫療的；尤其直接注入人的靜脈裏，那是絕對不能容許的。然而在國內，這些產品游離於西藥範疇之外，卻以中藥現代化的名義廣泛用於中醫醫療之中。以如此不嚴肅，不科學的態度，將如此既不是中醫標準上的中藥，也不是西醫標準上的西藥廣泛用於臨床病人，這是極端不妥當的。

這種在中國僅有、在國外絕無的做法，是難以「走向世界」的。嚴格地講，也是偽科學、假科學的東本。

第五，二十多年來，充斥醫藥市場的假醫、假藥、偽氣功、偽保健品等，都在上述形勢下打著中醫中藥的招牌招搖於市。其中的偽科學、假科學問題，更為突出。

由此可見，不首先遏制近代科學主義和 偽科學、假科學的問題，復興中醫就永遠是一句偉大的空話。

四、結束語

2003 年 5 月 31 日，筆者在給有關主要領導人的一封信中寫到：「當今，人類醫學科學發展中有三方面值得關注的大趨勢。其一，西醫學（現代醫學）在 20 世紀的長足發展中，越來越暴露出自身的局限性。因此從 20 世紀 70 年代，首先從西方傳來了『回歸自然』、『重視傳統醫學』的呼聲。其二，在世界各地的傳統醫學中，中醫的理論體系最完整，治療方法最豐富，臨床效果最可靠。因此世界範圍內的『重視傳統醫學』，首先應理解為重視中醫。其三，在中醫的故鄉，半個世紀以來，我們始終執著於用西醫的觀念和方法，對中醫進行驗證、解釋、改造。因此使中醫從成熟的理論（科學）醫學的高度，滑向了原來的經驗醫學的窠臼，朝著兩千年前的水平倒退。即『中醫西醫化』導致的中醫理論、臨床全方位的退化。」

回顧往昔，堅持「西化」中醫，那是近代科學主義的學術立場；堅持用「西化」中醫的做法去「創造中西醫結合醫學」，則必然要走向偽科學。

五十年來，我們在這方面交的「學費」太多、太多了。最令人痛心的是，它直接導致了中醫學術的衰落。當此發揚「科學發展觀」之際，願危害中醫的近代科學主義與偽科學問題，能夠在中國得到有效的遏制。

第五節

告別結合才能走向配合

「中西醫結合」與「中西醫配合」，雖然一字之差，其含意卻相去甚遠。應當說，從告別「結合」到走向「配合」，既是對中、西兩種醫學相互關係認識上的突出進步，也是在謀求中醫復興過程中，長期反思的研究結論。

近半個世紀以來，「創造中國統一的新醫學、新藥學」的「中西醫結合」，可以大體概括為主觀願望——西化中醫——中醫衰落三步曲。當初欲把中醫中藥的知識和西醫西藥的知識合起來，創造合二而一的「新醫學、新藥學」的時候，人們並沒有真正認識到中、西醫是兩種不同的醫學科學體系。尤其在科學與邏輯學意義上，中醫、西醫的定義，醫學界至今尚未達成共識。後來的「中西醫結合」過程中，由於人們頭腦中只認可西醫的觀念和方法，而又懷疑或不承認中醫的科學價值。於是合二而一的「結合」，遂被扭曲為「西化中醫」。 其實，在兩種不同的醫學科學體系之間，用一者的方法改造另一者，本來就是行不通的。但是，「不可為」而又數十年的「強為之」，則無可倖免地造成了中醫衰落的歷史性災難——學術素質在西化中下降，理論體系在西化中異化、解體。面對今天依然高唱著的「中西醫結合是發展中醫的重要途徑」的口號，人們不禁要問：中醫衰落了、中醫丟掉了，這時候難道就不能想一想，「中西醫結合」到底要結合什麼、同誰結合的問題嗎？

我們主張「中西醫配合」，不僅因為「配合」與《憲法》總則「發展現代醫藥和我國傳統醫藥」的精神和「中西醫並重」的總方針完全一致。更主要的是因為中、西醫是兩種完全不同的醫學科學體系，而且兩種醫學體系之間是不可通約、不可翻譯的。今天進一步討論「結合」還是「配合」的問題，依然必須從這一學術事實談起。

一、中、西醫是兩種不同的醫學科學體系

中醫與西醫兩種不同的醫學體系裏，各自都包含著科學、技術、經驗三個方面的主要內容。而兩種醫學的科學部分，即基礎理論所揭示的基本原理，是兩種醫學各自的核心。所以討論中、西醫兩種醫學科學體系的關係時，就需要從它們的核心著眼，從定義入手。

1｜中醫和西醫生物醫學的定義

筆者在《中醫復興論》一書以及本書《中西醫配合清議》和《中西醫配合清議之續》等論著中，對中醫和西醫生物醫學的定義是：中醫學是以陰陽五行學說的理論、方法，研究證候及其變化規律而形成的防病治病的科學體系。西醫生物

醫學（統稱「生物醫學」）是以還原性科學方法，研究人的器官、組織、細胞、分子層次上的結構與功能所形成的防病治病的科學體系。

這兩個定義都是從研究對象和研究方法兩個方面，對各自基礎理論所揭示的基本原理而做的界定與解釋。按照科學定義的一般原則和邏輯形式，上述兩個定義，相信沒有錯誤。

對於中、西醫這兩個不同的醫學科學體系，這裏需要從以下三個方面，進一步說明。

2｜關於研究對象的差異

研究對象是學科之基，研究對象代表了一個學科的本質屬性。絕大多數的學科定義，都是以該學科的研究對象為依據的。這一點，當代醫學界不自覺地疏忽了。

多少年來，人們總是把中、西醫共同的服務對象，誤解為各自的研究對象。應當指出，服務對象指的是醫學的社會功能，而研究對象指的是醫學科學的立足點或者出發點。正是因為中、西醫各自只研究了關於人的一部分生命現象，或者全部生命現象中的某一些層面，所以才形成了兩種不可通約的醫學科學體系。

中醫研究的對象是證候。具體而言，證候是中醫研究的對象。它是生命過程中表現在整體層次上的機體反應狀態及其運動變化。

作為中醫研究對象的證候，其特點有四。①它是在活著的人身上才可以觀察到的。②它是人的有機整體層面上表現出來的。③它是以狀態，或者訊息、現象的形式反映在人們的感觀之中的。④它是以不斷運動、變化著的過程來反映人的生命的。

從因果關係而言，中醫研究的證候，其實是果而不是因。證候的出現及其運動、變化，是人的四方面因素，或者四種屬性的人共同作用下的產物。這四種屬性的人，即社會屬性的人，自然屬性的人，精神情志屬性的人和有機整體屬性的人。所以，要想認識證候的運動、變化規律，必先了解這四種屬性的人及其相互的作用和關係。

西醫的生物醫學的研究對象，是構成人的各個部分，即整體層次以下的各部分的形態結構與功能。

西醫的生物醫學不甚關心整體層次上的證候。迄今為止，它所研究的內容，按自上而下的從屬關係而言，主要包括了人在組織器官、細胞和分子三個層次上的形態結構與功能。這三個層次，也可以稱之為組織、器官水平的人，細胞水平的人和分子水平的人。

基於中、西醫在研究對象上的差異，至少有五個方面是不可忽視的。

第一，中醫著重研究的是整體層次之上的運動狀態，西醫著重研究的是整體層次之下的結構形態。

第二，中醫著重於生命的時間過程，西醫著重於生命的空間結構。

第三，中醫所研究的人「大」，西醫所研究的人「小」。中醫透過證候，把人的自然、社會、精神情志、有機體四方面屬性，統攝在一起。而西醫生物醫學中的「生物」，其實就是動物，人的精神情志在這裏被淡化了。而且從進入器官水平開始，解剖刀下的動物其實只剩下了作為「原質」的物——新陳代謝前提下的人，其在生命整體上的真實內容，從此看不見了；人的自然、社會、精神情志等方面的真實內容，在這裏更看不見了。

第四，西醫也有生物、社會、心理醫學之說，但是三者的研究對象各自獨立。因此生物、社會、心理醫學三者，是相互不可通約的三個醫學分支。

第五，中醫與西醫生物醫學的研究對象各異，兩者必然是不可通約的關係。研究對象決定了一個學科的本質屬性和特點，所以中醫與西醫兩種醫學體系並存，不僅是必然的，而且更是必須的。

3｜關於研究方法的差異

在科學研究中，研究方法即認識和改造研究對象的方式或方法。所以研究方法是科學研究的動力。為此人們常說：「科學總是隨著研究方法的進步而進步的」。

第一，到目前為止，人類從事科學研究的方法，只有兩大類。即還原（分析）性方法和系統（綜合）性方法。

還原性方法首先相信，複雜的事物不過是不同部分或者不同原子的不同組合。於是對組成整體的各個部分加以研究，相信可以找到事物的終極本源。而系統性方法所適用的，是還原性方法無能為力的多層次、多變量的複雜、開放性的事物運動狀態及其過程。其狀態以及過程，只有事物在運動、變化（形上學稱之為變易）中才會有。所以，系統性方法通過對複雜、運動、開放性事物的整體性、聯繫性、有序性、動態性的探索，從而認識了人的發生、發展、運動、變化、消亡的本源。

第二，陰陽五行的方法論特點及其價值，由於時代和思想的種種局限，人們至今對其帶有不少習慣性的偏見。

按照系統性方法的原理，人類所建立的世界上第一個訊息模型，是中國的陰陽五行學說，而人類醫學上經歷了數千年防病治病實踐檢驗的第一個成功的人體系統理論模型，是中國的中醫學。

其實，世界著名的系統論專家錢學森先生早在 20 世紀 80 年代就指出：「人是典型的開放性複雜的巨系統，中醫理論包含了許多系統論思想，這是西醫的嚴重缺點。」鄺芝人先生在其出版的《陰陽五行及其體系》一書中，也把中醫的陰陽五行學說與 20 世紀 50 年代美國科學家貝塔朗菲的一般系統理論相提並論，並指出：陰陰五行作為一般系統理論。

撰寫《中國科學技術史》的英國漢學家李約瑟，在探索為什麼「將人類的自然知識用於實用目的方面，中國較之西方更為有效」這一難題時，透過 19 世紀萊布尼茲從宋代周敦頤的《先天卦圖》悟出數學二進制的事實，將這一難題的答案與《周易》的陰陽學說緊密地聯繫在一起。20 世紀 60 年代美國數學家里查德創立了模糊數學。模糊數學的基本原理，早就包羅在中國的陰陽學說裏，而且運用在中醫的《黃帝內經》中。

由此可見，陰陽五行既可以說是古老的，也可以說是最現代的。當代的中國人尤其需要懂得，真正的科學本來就是超時空的。如果人們放下自己的私慾和偏見之後，就會知道「古老」與「現代」，並不是衡量科學真理性的客觀標準。如果面對 20 世紀轟動世界的一般系統理論，人們能夠公平地對待陰陽五行學說時，一般系統理論發明權的這頂桂冠，無疑屬於中國，而且更屬於中醫。

第三，從科學發展史與科學分類的角度，正確理解兩類方法論的關係。

當代中國人對陰陰五行學說的無視和非議，不只是簡單的數典忘祖，而是對人類科學發展史和科學分類學的常識性無知。以下六個事實，不容我們忽視。

其一，人類文化科學歷史發展的整個長河中，有兩個高峰時期。第一次高峰在春秋至秦漢之際，第二次高峰在 16 世紀的歐洲文藝復興以後。

其二，從方法論、認識論而言，第一次高峰以綜合——演繹（亦即系統性方法）為基礎，第二次高峰以分析——歸納（亦即還原性方法）為基礎。

其三，第一次高峰中，東方與西方處於思想相似、成果相近的同一個鼎盛時期。由於陰陽五行學說為中國所獨有，因此中醫在中國崛起並日趨成熟，而且直到今天仍然遙遙領先於世界。

其四，同樣在第一次高峰中，東方與西方都出現過人體解剖學的萌芽。儘管那時西方的人體解剖處於相對領先的地位，但是難以突破「萌芽」階段的原因，正是那一時代還原性方法明顯滯後而造成。而且這種滯後不僅是歷史性的，更是世界性的。所以西醫沒有在第一次高峰的西方崛起和成熟，也就像西醫沒有在那時的中國出現一樣。這是還原性方法自身的發展歷史決定的，與中國的陰陰五行學說或者系統性方法無關。

其五，第一次文化科學高峰的歷史跨度，計算其首尾，大體為一千年左右。後來到第二次文化科學高峰的來臨，中間相隔了近一千五百多年。文藝復興以來，還原科學在中國的傳播與發展，的確比西方晚了二三百年。但是從第一次文化科學高峰的歷史跨度來看，當代的中國與西方，其實都處於第二次人類文化科學高峰的同一個歷史時期。對於形成這一時間差的原因，應當從近代中國的社會、政治方面做分析，而不能將這一時間差歸咎為《周易》對中國近代還原性科學的束縛，更不能歸咎於中醫的陰陽五行學說。

其六，如果說，還原科學在近代中國的傳播與發展落後於西方諸國，那只是還原性科學範疇內，水準的高低與時間的先後問題。這一點是第二次文化高峰內的區域性小差異，既不是系統性科學與還原性科學之間的關係問題，也不是歷史或文化科學本質上的問題。

從上述分析來講，埋怨《周易》制約了近代科學（注：實為還原性科學）在中國的產生，是科學發展史和科學分類的常識性錯誤；埋怨陰陽五行玄而又玄，是站在近代還原性科學觀點上，對系統性科學的無知和武斷。

第四，關於結合醫學的方法論質疑。亦即創造統一的「中西結合醫學」，在方法論上找不到支持。

對於堅持中醫與西醫可以統一為「中西結合醫學」的觀點，在科學研究方法上提出的質疑是：如果系統性方法和還原性方法可以合二而一，或者邏輯學上的綜合——演繹法和分析——歸納法可以合二而一，那時候再來討論創造「中西結合醫學」，也許才有基礎，也許才是時候。但是系統性方法和還原性方法、綜合——演繹法和分析——歸納法的合一問題，至今是世界上的科學哲學界尚無人想像、無人提及的問題。所以「合一」之說是不著邊際的夢想，是可預見的將來不可能實現的事情。

4｜關於兩種醫學概念的差異

用特定的研究方法來研究特定的研究對象，將逐步地形成用語言文字符號所表述的特定的概念（範疇）體系。一個成熟的概念（範疇）體系的形成，則標誌著一個新的學科的誕生。所以以下從概念的特點對中、西醫差異的比較，也是十分重要的。

第一，從邏輯學上看，表述科學體系的概念（範疇），可分為兩大類，即具體概念和抽象概念。

邏輯學上的具體概念，是以內涵的形式，來揭示所表徵的事物「是什麼」的一類概念。換言之，以揭示事物的「是什麼」為特點的概念，在邏輯學中稱之為具體概念。具體概念，邏輯上也稱之為實體概念。

用還原性方法研究事物形態結構與功能的學科，其名詞術語多是具體概念。例如，西醫生物醫學中的血管、神經、骨骼、體液、心臟、肝臟、大腦、細胞、分子、基因、細菌、病毒、肺炎、腫瘤、肝硬化、腦出血、胸腔積水等概念，都是具體概念。它的內涵必須清楚地揭示該概念所表徵的事物的形態結構和功能究竟「是什麼」狀況，或者在原來基礎上有什麼具體的變化。

邏輯學上的抽象概念，通常是以揭示該事物「像什麼」為其特點的概念。抽象概念在邏輯學中，也稱之為類比概念。

用系統性方法研究事物運動狀態（訊息、現象、證候、物候）的學科裏，其名詞術語也多是抽象（或類比）概念。

例如，形上學、哲學裏的萬有、萬物、同一律、排中律、矛盾律、現實、潛能、存在、本質、陰陽、天地、道、德、理、氣、性、太極、兩儀、四象、術數、五行、對立統一、質量互換、矛盾、否定之否定、辯證法、唯物論、唯心論等概念，都是抽象（或類比）概念。

又如，系統性科學裏的訊息、控制、系統、要素、整體、部分、聯繫、有序、動態、自穩態、自組織、模型、回饋、負回饋等概念，也是抽象（或類比）概念。

再如，中醫學裏的藏、腑、奇恆之腑、經絡、別絡、孫絡、元氣、衛氣、營氣、宗氣、天癸、血海、命門、從革、倉廩、曲直、炎上、潤下、風、寒、燥、濕、火、暑、太陽病、陽明病、火逆、厥證、脫證、痰飲病、水氣病等概念，也都是抽象（或類比）概念。

所以，兩類研究對象和相應的兩種研究方法在本質上的差異，決定了兩類科學的概念（範疇）特點的根本不同。

第二，比較中、西醫兩種醫學的概念差異，必須從本學科產生的源頭上做分析。

一是中、西醫的研究對象根本不同，二是中、西醫的研究方法根本不同。在這兩個前提下，才有中、西醫的第三個根本不同。即中醫名詞術語大多是抽象（類比）概念，而西醫的名詞術語大多是具體概念。

經驗證明，不了解這三條「根本不同」，直接捧著中醫書和西醫書就想做中西醫比較，肯定要陷入撲朔迷離，甚至本末顛倒窘境的。在中西醫兩種醫學之間，司空見慣的望文生義、偷換概念的錯誤，就是這樣產生的。尤其有些名詞術語，表面上的文字符號相同，但在各自醫學體系中的內涵卻各不相同。所以這種情況下的望文生義、偷換概念，更難以倖免。

例如，中醫的「心」在系統論裏稱作「理論模型」，它是君主之官，主神明、主血脈，開竅於舌，應於夏；西醫的「心」是血肉之器官，它是循環系統的核心，起著推動血液在全身循環的作用。又如，中醫的「腎」是先天之本，它藏精、主水、主骨、生髓、主腦、主生殖、司二便；西醫的「腎」是泌尿系統的主要器官，由尿的生成和排出，以維持機體內代謝的相對穩定。

基於上述，只有懂得研究對象和研究方法對概念的決定性，才能真正懂得中、西醫兩種理論體系中的概念，為什麼有如此之大的差異。如若不信，那就請問，你用什麼方法可以將抽象（類比）概念的心、腎，與具體概念的心、腎「結合」為一呢？

二、「中西醫結合」的危害及其產生的根源

「中西醫結合」是由主觀願望和長官意志演變而來的行政號召。但是，要把行政號召轉變為學術行動，則必須做深入廣泛的學術論證。遺憾的是，學術界從推行「創造」的起步階段至今，一直沒有對中、西醫研究對象、研究方法、理論體系的特點做深入的比較研究。更不可思議的是，在懷疑或不承認中醫自身科學性的情況下，把中醫定格為經驗療法或經驗醫學，這就注定了「中西醫結合」不可避免的尷尬結局。「創造」、「中西結合醫學」，必然要陷於沒有結果的狀態，或者口號驅使下的混亂局面。「中西醫結合」一開始，便踏上了驗證、解釋、改造中醫的道路，即一條「西化中

醫」的道路。所以，幾十年來「西化中醫」的道路，對中醫直接造成了難以估量的慘重危害。

1｜對中醫的危害

(1)「中西醫結合」對中醫學術發展帶來的危害，可概括為以下幾方面。

首先，長期「西化中醫」的做法，造成了社會上、學術界對中醫的嚴重信念危機。

其次，在科研工作上占主體地位的「西化中醫」的所謂「研究」，逐步造成了中醫概念體系的異化和解體。

再次，中醫理論體系的異化和解體，一步一步地影響著中醫醫療、教育領域，形成了全方位的中醫理論發展式微，辨證論治技術水準下降的局面。因而使整個中醫正朝著「經驗化」的水準，向後倒退。「經驗化」倒退的不斷持續，迫使中醫正面臨著重返《黃帝內經》之前的經驗醫學時代的危險。

最後，「西化中藥」幾乎成為「中藥現代化」的獨木橋。幾十年來真正稱得上「西化」成果的，只有青蒿素一種藥。而絕大多數「西化中藥」的努力，正陷入「非中非西」的困境。（注：「非中」是指已經在理論、臨床標準上脫離了中醫藥體系；「非西」是指沒有達到西藥的一系列規定標準。）這些「非中非西」的所謂「新藥」，不可能進入西醫的領域，卻以「創新產品」的名義困擾著中醫的臨床治療。清開靈、葛根酮、大蒜素、川芎嗪以及丹參、參黃注射液等，這些直接輸入靜脈的針劑，就是典型的「非中非西」的產物。這些藥分明「西藥化」了，卻稱之為「現代化」的中藥。

世界上至今沒有任何一個國家的西醫藥界，會不負責任地將這些未達到規定標準的「西藥」用於西醫的臨床。把這些「西藥化」的藥物用於中醫的臨床，難道是對人民的生命，對中醫的科學原則負責任的做法嗎？

(2)「中西醫結合」對中醫學術隊伍帶來的危害，可概括為以下兩方面。

首先，中醫當代的真正困難，不是中醫學自身的科學原理與其存在價值的問題，而是從事中醫工作的人的問題。幾十年來「西化中醫」的種種做法，直接導致了當代中醫隊伍群體素質的下降。最突出的事實是，在近代科學主義和偽科學面前，中醫隊伍裏連捍衛中醫科學地位的勇氣和能力，顯得格外的不足。

其次，面對「西化中醫」中近代科學主義和偽科學的持續氾濫，中醫隊伍的醫學良知受到了摧殘。聽之任之，得過且過，甚至「共同參與」摧殘中醫，這是比中醫學術素質下降更為嚴重的當代危機。

2｜導致上述危害的根源

導致上述諸多危害的根源，概括而言，有三個方面。

首先，機械唯物主義和近代科學主義的影響。「動物是機器」、「人是機器」的觀點，是機械唯物主義的代表。把近代物理學、化學的觀念和方法作為一切科學的至上信條和唯一標準，即近代科學主義。一百多年來的這些「舶來品」與「西化中醫」的種種做法直接相關。

其次，是民族虛無主義和哲學代替論的影響。用馬克斯主義的哲學原理對號入座地解釋陰陽五行，始於 20 世紀 30

年代楊則民的《內經之哲學檢討》。「哲學是科學的科學」，這是毫無疑義的；哲學的普遍原理不能代替各門科學的具體規律，也是人所共知的。

哲學不能代替一般系統理論，同樣也不能等同於模糊數學。當代中醫在代替論的影響下，又給陰陽五行加上了一頂「樸素」、「自發」的帽子，這就進一步加深了對中醫陰陽五行的偏見和歧視。科學研究方法的喪失，是內源性的危害，因而直接導致了中醫學術的萎縮。

再次，是行政口號取代科學管理問題。由主觀願望和長官意志演變而來的行政口號，取代了對中醫的科學管理。管理也是一門科學，軟科學與科學學是其基礎。「中西醫結合」、「中醫現代化」、「中藥現代化」、「創新」、「發揚」等口號裏，主觀願望和長官意志的成的太多，而科學含量明顯不足。連「中醫」、「西醫」、「中西醫結合」這些基本概念的定義至今模糊不清，所以行政口號必然流於形式，行政管理必然陷於盲目。

三、近期「中西醫配合」的兩個階段

中西醫是兩種不同的醫學科學體系，這是我國《憲法》總則「發展現代醫藥和我國傳統醫藥」和「中西醫並重」衛生工作方針的科學基礎。所以，我們把中醫和西醫喻成一個人的左手右手，一只鳥的左翼和右翼。在這一前提下，中醫與西醫之間的關係不是「合二而一」的「結合」，而只能是各自臨床特色與優勢的「配合」。

我們所講的「中西醫配合」的基本含義是：中、西醫工作者相互合作，中、西醫學術相互配合，以提高臨床療效為目的的實踐過程。進而言之，這種「配合」的具體要求是：中、西兩種醫學在科學理論層面上應當並重共存，在臨床技術層面上堅持優勢互補，在臨床經驗層面上提倡相互借鑑；「配合」是中、西醫工作者的共同責任，在提高療效、服務病人的前提下，努力做到相互尊重、發揮優勢、坦誠合作；「配合」將是今後相當長時期內的實踐過程，在實踐的基礎上逐步增進兩種醫學的交叉與溝通。應該說，當前正處於撥亂返正階段，也是「中西醫配合」的起步階段或奠基階段。有兩項戰略任務，是這一階段不可忽視的重心。

1｜正本清源、回歸中醫

第一，旗幟鮮明地告別「中西醫結合」，認真反思和總結創造「中西結合醫學」和「西化中醫」所造成的學術混亂和危害，從思想上、學術上徹底回到《憲法》精神和中西醫並重的方針上來。

第二，重樹中醫的科學信念，重拾中醫的科學地位，把復興中醫作為復興中華民族優秀傳統文化的突破口。

第三，以中醫基礎理論為核心，開展正本清源的學術研究；以經典醫著為重點，提高中醫隊伍的學術水準。在此基礎上，加大改進中醫醫療、教學、科研、管理上的力度。

2｜以臨床為重點、推進中西醫配合

第一，在中、西醫的科學理論層面，堅持中西醫並重的原則。這是推進中西醫配合的基礎和前提。

第二，在中、西醫的臨床技術層面，貫徹保持特色、發揚優勢、中西互補的原則。這就是努力實現中、西醫兩個臨

床高水準的共同發揮，以最大可能地提高療效，造福於病人為目的。

第三，發揮中國兩種主流醫學的獨到特長，在中西醫配合中促進中、西醫的各自發展，並不斷總結兩個臨床高水準共同配合的成功經驗。為推進世界範圍內的現代醫學與傳統醫學的有機配合做出表率，為中醫學走向世界奠定基礎。

第六節

「學費」不能再繳了

科學研究是探索真理，故「成敗乃兵家常事」——在科學研究上，最重要的不是成果，而是實事求是、嚴謹認真的治學態度。對科學研究的管理，是為研究活動提供必要的服務——熱愛科學、尊重科學是其本能，確保管理標準、法規的科學化是其本分。基於這樣一些理念，特就中醫科學研究和研究生教育管理的問題做一些討論。

前不久，筆者看到了國家自然科學基金委員會歷年對中醫方面的「研究課題資助項目表」，以及北京中醫藥大學歷年在研究生教育方面的「論文總目錄」。從中發現許多值得認真討論和高度重視的問題。

國家自然科學基金委員會成立以來，從 1988 年至 2005 年在中醫和中西醫結合研究上的資助課題，共分四大類。即中醫基礎理論、中醫內科、中西醫結合基礎理論、中西醫結合臨床基礎。詳細讀過四大類「項目名稱」所包括的具體內容，令人驚奇地發現一個重要問題——類別不同的研究課題，其研究內容卻完全雷同。再詳細讀過北京中醫藥大學從1980年至2004年研究生教育的論文目錄之後，也發現一個突出的問題——同屬中醫的研究生教育，其前後研究方向卻迥然不同。為此，在忠實於客觀資料的前提下，對上述兩個突出的問題，做一些分析和討論。

一、類別不同的研究課題，研究內容完全雷同

國家自然科學基金委員會研究課題資助項目表，列有序號、狀態、科學部編號、項目批准號、申請人、申請單位、項目名稱、學科代碼、申請金額、審定金額、批准金額、起止年月等欄目。為了便於說明問題，本文從2005年（個別為2004年）的四個不同類別的「批准項目」中，依照原表中的排序，依次列出十個批准項目的名稱，以及本項目的和其批准金額的數量（人民幣單位：萬元）。也為了防止對讀者可能產生的誤導，故將原來標誌課題類別欄目名稱統統隱去，均用「××××」來代替。同時也以此讓讀者分辨一下哪十項是中醫基礎理論、中醫內科、中西醫結合基礎理論或中西醫結合臨床基礎類別的課題。

1｜××××

① 腎應冬生理機制的研究——松果腺冬夏對甲狀腺軸的調節（18萬元）。

② 陰陽五態人先天稟賦差異的基因及其功能定位的研究（8萬元）。

③ 肝陽上亢證的蛋白質組研究（21 萬元）。

④ 慢性再生障礙性貧血辨證分型與細胞分子生物學物質基礎相關性研究（23 萬元）。

⑤ 各種訊息融合技術建立瘀血舌象五臟辨病類證系統的研究（23 萬元）。

⑥ 舌苔與相關基因和粘附分子表達的關係研究（21 萬元）。

⑦ 應用芯片技術研究補腎方劑治療腎虛耳聾的分子機制（20 萬元）。

⑧「酸鹼對藥」在方劑中的配伍化學研究（21 萬元）。

⑨ 肺腸合治法對過敏性哮喘作用的分子機制研究（21 萬元）。

⑩ 地黃飲子對 Aβ25-35 誘導的 PC12 細胞損傷作用的實驗研究（21 萬元）。

2｜××××

① 補骨脂素加長波紫外線抗白血病作用機理的研究（20 萬元）。

② 桂皮醛調節人慢性皮膚潰瘍成纖維細胞增殖信號傳導的分子機制研究（17 萬元）。

③ 補腎寧心方由 ER 非經典途徑介導對絕經後骨質疏鬆的防治作用（20 萬元）。

④ 柞蠶雄蛾有效成分逆轉非小細胞肺癌放療後免疫抑制機理研究（26 萬元）。

⑤ 乏氧與卵巢癌轉移的關係及中藥羅勒多糖抗轉移機制的研究（20 萬元）。

⑥ 祛瘀消斑膠囊抑制和穩定動脈粥樣硬化斑塊的分子機制研究（21 萬元）。

⑦ 當歸防治放射性肺損傷的分子機制（18 萬元）。

⑧ 從免疫角度探討瀉火補腎湯促 NSC 移植治療腦出血機理（22 萬元）。

⑨ 祛風解痙藥對過敏性哮喘炎性基因干預的分子機理及調控（21 萬元）。

⑩ 大黃素、黃耆多糖聯合抗 B 肝病毒的作用機制研究（18 萬元）。

3｜××××

① 耆丹顆粒劑治療硅肺鼠的組織與細胞效應研究（22 萬元）。

② 健肌寧對 EAMG 大鼠差異蛋白表達譜影響的研究（21 萬元）。

③ 益氣破血法對不同體質狼瘡鼠腎炎腎纖維化防治作用的研究（19 萬元）。

④ 強心飲防治慢性心功能不全 MMP1 和 TIMP3 的調節機制研究（21 萬元）。

⑤ 滋補肝腎通絡解毒中藥治療左旋多巴衰竭綜合徵的機理（20 萬元）。

⑥ 出血中風陽類證大鼠模型的初建及評價（20 萬元）。

⑦ 青天葵對全身炎症反應綜合徵——急性肺損傷大鼠炎症影響機制研究（21 萬元）。

⑧ 脂肪肝家鴨模型建立及降脂清肝方作用機制研究（21 萬元）。

⑨ 化痰散結法對彌漫性甲狀腺腫甲亢細胞增殖的影響（19 萬元）。

⑩ 化痰活血法改善 2 型糖尿病胰島素抵抗的研究（20 萬元）。

4 | ××××

① 地龍組織中多功能病毒降解酶作用機制的研究（21 萬元）。

② 中藥君復康膠囊治療海洛因成癮性腦病的藥物靶點和調節原理及其分析（21 萬元）。

③ 人參總皂甙對造血幹/祖細胞紅細胞生成素受體可塑性的作用及機制（21 萬元）。

④ 小檗鹼促進胰島素分泌與改善胰島素抵抗雙重效應的共同分子機制（21 萬元）。

⑤ 滋補脾陰方藥對興奮性傳遞中樹突棘調控的分子機制研究（21 萬元）。

⑥ 加味四逆散調控慢性心理應激海馬 NMDA 受體活性的研究（21 萬元）。

⑦ 心肌梗塞後毛細血管再生的分子機制研究（21 萬元）。

⑧ 中藥內源性 NO 淋巴孔調控和 NO-cGMP/cGMP independent 途徑研究（21 萬元）。

⑨ 黃連解毒湯調控炎症分子網絡改善胰島素抵抗的分子機制（20 萬元）。

⑩ 衰老腎虛證大鼠邊緣系統 HPAT 軸變化及補腎方藥的作用（20 萬元）。

5｜討論和意見

縱觀 1988 年至 2005 年，18 年的「研究課題資助項目表」，其中隱含著兩個主觀願望。其一，試圖從中醫中藥裏為西醫找出可用之藥；其二，試圖用西醫的觀念、方法來提高發展中醫。

前者本是西醫西藥上的事，當納入西醫西藥的研究範疇。因此這裏討論的主要是後者，即提高發展中醫的主觀願望與中醫自身科學性相矛盾的問題。具體討論和意見如下。

(1) 關於課題分類原則的問題

依據以上四類共四十項研究課題，從「項目名稱」所含的主題詞或者訊息點來看，很難對其課題類別做出與「資助項目表」相同的判斷。難以辨別上述課題類別的原因，無疑是中醫基礎理論、中醫內科、中西醫結合基礎理論、中西醫結合臨床基礎這四者的分類概念不清。

從參與者彼此研究的內容來看，四方面參與者彼此所持的觀念、思路、方法，幾乎雷同。為什麼要把幾乎雷同的研究課題，人為地分為四類呢？這種情況無異於使嚴肅的科學分類學，變成了人們手中的玩偶。這一事實的深層所揭示的，正是中醫科學研究上，千軍萬馬擁向「西化中醫不歸路」的普遍現象。而課題分類，只不過給外行人擺擺空樣子而已。

這裏從慎重考慮，提出以下三點意見。

第一，國家自然科學基金委員會應向全國中醫界說明，原來確定研究課題類別的分類思路與標準是什麼。並希望從科學分類學上闡明其科學根據。

第二，以雙盲問卷的形式，將本文隱去類別名稱的四類各十個「項目名稱」，送中醫教學、醫療、科研工作者（包括中醫大學本科以上的在讀學生）認真討論共同思考和分析出現上述問題的原因在哪裏，並廣泛聽取學術界的意見和評論。

第三，在上述兩方面的交流、溝通完成之後，再重新思考課題布局與分類管理等。

(2) 關於中、西醫特色與差異問題

中醫研究觀念、思路、方法全盤西醫化的根源，是對於中、西醫兩種醫學形成的歷史、文化背景含糊不清；對於中、西醫基礎理論上研究對象、研究方法這兩大要素的差異性認識模糊。按照筆者的有關論述，以下五個「如果」，希望相關課題管理者思考、討論。

如果從研究對象的總體角度上講，中醫是形上性的科學；西醫是形下性的科學。

如果從亞里斯多德的「形質論」上講，中醫是研究人的原形的醫學；西醫是研究人的原質的醫學。

如果從醫學具體的研究對象上講，中醫是研究整體層次上的狀態及其運動變化的醫學；西醫是研究整體層次以下的形態結構及其功能的醫學。

如果從研究方法的總體角度上講，中醫是綜合——演繹性科學，或者建立在系統性方法上的科學；西醫是分析——歸納性科學，或者建立在還原性方法上的科學。

基於研究對象、研究方法兩個方面特點的簡述，如果用美國科學哲學家庫恩教授的話來說，中、西醫兩者是「不可通約性」的關係。

為此我們有理由認為，假設以上五個「如果」所列內容在理論與實踐上是真實、可靠的，那麼上述四類研究課題，全部是從西醫的觀念、思路、方法出發，把具有獨特科學價值的活生生的中醫，作為一俱「屍體」來研究、來解釋的所謂「科研項目」。這從科學常識和學科本質上來說，就決定了它是完全行不通的。所以分類不清，內容雷同的共性問題，是「西化中醫」研究自身不可幸免的必然結局。這種觀念、思路不改變，再固執地「西化中醫」十年、二十年或者更長時間，必將還是這一種結局。

在這裏，最需要的是冷靜、理智、無私、無畏的科學精神和理性思考——只要懂得研究對象與研究方法之間的關係是選擇與被選擇的關係，只要懂得還原性研究方法不可能解決系統性科學的問題。憑著這兩條普遍原則，就完全有理由說：「研究課題資助項目表」從相反的角度進一步證明，筆者關於「西化中醫的做法是偽科學」的結論是無可辯駁的，完全正確的。如若還不願意相信，那就請看：科學殿堂裏成百上千的不同學科之間，哪些學科之間會有分類不清，內容雷同的常識性問題。

同樣從慎重考慮，這裏提出兩條意見。

第一，請參與基金資助課題評審、驗收的專家委員會，就中醫、西醫、中西醫結合三個學科的定義，做出符合科學、邏輯的解釋和說明，並公布全國，供學術界討論。

第二，請上述專家委員會就幾十年來，用西醫的觀念、思路、方法對中醫進行驗證、解釋、改造的「正確性」、「科學性」，從哲學、科學、邏輯、歷史等方面做出說明。一併公布全國，接受論證、檢驗和批評。

(3) 關於走出「西化中醫不歸路」的問題

需要說明，造成「西化中醫」的問題，原因很複雜。用現在的話來說，有習慣性的管理模式、思維方式、學術偏見等。隨著社會的進步、科學發展大環境的改善，本文討論的問題，應該成為走出「西化中醫不歸路」的一個轉折點。

2005 年 1 月，進入研究的上述四類研究課題，計六十二項，全部批准金額共投入了 1,141 萬元。據此預計，從 1988 年啟動自然科學基金資助課題研究以來，國家的投入已經遠遠超過了 1 億元。即使從花錢買教訓而言，也值得進行全面認真的反思了。為此提出兩條建議：

第一，國家科學技術部、科學院和有關部門，應牽頭對「西化中醫」的問題從科學態度、科學管理、中醫的科學特點上，進行一次全面、深入的大討論。為今後遵照中醫內在的科學特點推進中醫的研究發展，打好基礎。

第二，討論、總結的目的是為了改革，是為了善用國家對發展中醫投入的資助基金。使之用在弘揚中醫的特點上，用在復興中醫的關鍵處。不要再把人民的血汗錢，花在「西化中醫」這條死路上。幾代老中醫在這一問題上奔走、呼籲已經半個世紀了。我們有責任共同努力，把中醫從「西化中醫不歸路」的歧途，儘快挽救出來。

二、25 年前與 25 年後，研究生培養方向迥然不同

從 20 世紀 50 年代以來，受中醫「西化」的行政方向的影響，至「文革」結束時，中醫已經處於後繼乏人、乏術的第一次危急關頭。1978 年，中共中央果斷地下達了推動中

醫發展、解決後繼乏人問題的「中共 56 號文件」。

筆者就是從那一年的九月起，與當時的一批中年學子們作為中醫教育史上的第一屆碩士研究生，進入北京讀書的。那時候，研究生培養方向和我們的學習目的十分明確，效果也很好。對於後來研究生培養方向的改變問題，這裏仍然用事實來說話。

據北京中醫藥大學歷年來研究生教育的學位論文總目錄和相關數據，我們將首屆研究生的學位論文題目，依每人完成的時間順序，排出 50 篇的題目。再將 2004 年完成的博士學位論文題目，全部共 50 篇，也排在後面。

1｜1980 年完成的首屆研究生論文題目

① 系統論與藏象學說——中醫與系統論研究之一
② 論胃氣與舌苔之關係
③ 論血瘀導致氣滯
④ 談祖國醫學的氣機升降學說
⑤《內經》「體質類型學說」初探
⑥ 對《內經》攝生學說中真氣的認識
⑦ 蓄血證初步探討
⑧《傷寒論》「水結」證治之研究
⑨ 試論「太陽與少陰為表裏」
⑩ 關於《傷寒論》六經系統的理論探討
⑪ 論「黃疸必傷血，治黃要活血」
⑫《金匱》痙病的研究
⑬ 對虛勞病重在脾胃的探討
⑭ 試論水腫與三焦

⑮「透熱轉氣」在營分證治中的意義

⑯從「升降散」看宣洩鬱熱法在溫病中的運用

⑰談「在衛汗之可也」

⑱溫病神昏的分類證治

⑲補藥之長——黃耆

⑳論大黃推陳致新的作用

㉑對張仲景應用桂枝的探討

㉒試論朱丹溪「尊陰而不賤陽」的學術思想

㉓景岳學術貢獻芻議

㉔葉天士脾胃論治初探

㉕溫中四法探討

㉖逍遙散配伍原則初探

㉗論「血府逐瘀湯」

㉘對葉天士治肝法及其用藥規律的研討

㉙試論溫膽湯的本意及衍變

㉚溫病神昏的發病機理及證治體會

㉛中國古代哲學的「元氣」學說及其在祖國醫學中的應用

㉜論中醫體系學說在臨床醫學中的重要意義

㉝試論肝腎關係

㉞論腎在五臟中的重要地位及其臨床意義

㉟論肝主疏洩的理論基礎臨床意義

㊱論「氣血相關」與「氣血同病」

㊲元氣循行之我見——論元氣循行的經絡基礎

㊳論營衛學說

㊴論陰精實質及養陰法則的臨床應用

㊵ 試談辨證論治方法學

㊶ 論《內經》中的運氣學說

㊷ 從《內經》談病機分析方法

㊸ 對《內經》中若干天文、地理、氣象問題的初步探討

㊹ 六經探討

㊺ 怎樣掌握中藥處方的劑量

㊻《黃帝內經》傳本敘錄

㊼ 論《千金方》的學術成就及其在我國醫學史上的地位和影響

㊽ 試論《金匱要略》的學術思想和雜病辨證論治體系

㊾《傷寒論》目錄學研究舉要

㊿《傅青主女科》學術思想探討

這裏有一點說明。1978 年北京招收首屆研究生時，北京中醫藥大學（原北京中醫學院）與中國中醫研究院（原北京中醫研究院）行政上係同一個單位。所錄入的後 21 篇論文的完成者，當年在中國中醫研究院就讀。為了與下面的論文數目做比較，同樣採取隨機的方法排列，以成 50 之數。

2｜2004 年完成的中醫博士學位論文題目

① 赤丹通脈膠囊治療高血脂症（瘀血阻滯證）臨床觀察

② 扶正抑瘤顆粒抗腫瘤作用及其機制的研究

③ 知母有效成分對腦缺血的保護作用及其機制研究

④ 清熱解毒理氣活血方藥防治 LPS 性多器官功能衰竭的機制研究

⑤ 複方鱉甲軟肝方抗肺纖維化作用機理的實驗研究

⑥ 異亞丙基莽草酸對大鼠潰瘍性結腸炎的治療作用及機理研究

⑦ 救腦寧注射液治療實驗性腦血腫家兔的作用及其機制研究

⑧ 銀杏平顫方對 PD 鼠中腦多巴胺神經元凋亡的影響及機制探討

⑨ 針刺對大鼠腦缺血再灌注後線粒體損傷相關因素影響的研究

⑩ PTA 術後益氣活血解毒方藥物血清對兔 VSMC 在 RS 中作用的研究

⑪ 經肛腸途徑營養支持的實驗研究

⑫ 針刺信號與內臟傷害性傳入的會聚與相互作用

⑬ 培養大鼠星形膠質細胞對擬腦缺血再灌注損傷神經元的作用和抗呆 I 號的影響

⑭ 黃連解毒湯有效部位對實驗性腦缺血的保護作用及機理研究

⑮ 半夏瀉心湯及其類方對胃運動影響的作用機理及物質基礎研究

⑯ 瘍癒塗劑對癒合遲緩性皮膚傷口的癒合作用及局部免疫調節機制研究

⑰ 複方威麥寧抗肺癌轉移作用及其分子機制研究

⑱ 羥基紅花黃色素 A 對血管內皮細胞調控機理的研究

⑲ 半夏、甘草、生薑三瀉心湯藥味配伍的實驗研究

⑳ 耆朮止血顆粒治療子宮肌瘤經期異常出血的臨床研究

㉑ 養血健脾、化瘀消痰法治療卵巢囊腫的理論和臨床

研究

㉒ 益氣活血解毒方和血府逐瘀膠囊對家兔 PTA 術後再狹窄的防治作用研究

㉓ 重肌靈片抗重症肌無力作用機理研究

㉔ 益氣活血法對腦缺血再灌注大鼠神經細胞凋亡 Fas/FasL 信號轉導通路與調控的研究

㉕ 象思維對《內經》藏象形成之影響

㉖ 中醫「腎應冬」調控機制與細胞信號轉導相關性的研究

㉗ 瓜蔞甘草顆粒對流感病毒 FME 所致肺炎的免疫炎症機制研究

㉘ 電針大鼠足三里穴促進鋅吸收及其對 T 細胞免疫相關性的研究

㉙「逆灸」對佐劑性關節炎的影響及機制研究

㉚ 電針影響慢性應激抑鬱模型大鼠神經可塑性的分子機制研究

㉛ 針刺改善局灶性腦缺血腦微血管內皮細胞功能的動態觀察

㉜ 針刺治療局灶性腦缺血優選方案的實驗研究及機制探討

㉝ 透穴針法治療膝骨關節炎的臨床研究

㉞ 耆龍調血方治療免疫性血小板減少性紫癜療效與機制研究

㉟ 心衰康治療陽虛血瘀型冠心病心衰的臨床研究及利鈉肽與本證型的相關性探討

㊱ 中西醫結合治療晚期非小細胞肺癌療效分析回顧性

臨床研究

㊲ 晚期非小細胞肺癌圍化療期中藥參與治療回顧性臨床研究

㊳ 補腎疏肝法治療慢性盆腔炎的理論和臨床研究

㊴ 加味四逆散治療大鼠潰瘍性結腸炎的分子機制研究

㊵ 清代醫案中舌診應用的實例調查與研究

㊶ 清開靈有效組分對缺血性中風病「毒傷腦神」證的理論及實驗研究

㊷ 功能失調性子宮出血脾不統血證病理生理機制的理論與實驗研究

㊸《本草綱目》版本流傳研究

㊹ 慢性細菌性前列腺炎的中醫臨床診斷基礎研究

㊺ 北京四大名醫研究

㊻ 北京御醫學派研究

㊼ 台灣中醫發展過程研究

㊽ 試論清儒《黃帝內經》音韻訓詁研究

㊾《黃帝內經・靈樞》音韻研究

㊿ 宋本《傷寒論》刊行前《傷寒論》文獻演變簡史

這裏也有一點說明。以上 50 篇學位論文題目顯示，80%以上為「西化中醫」研究類。其餘 9 篇非「西化」的題目中，大部分是由留學生來承擔完成的。

3｜討論與建議

讀者只要把前後各 50 篇學位論文目錄詳細讀一遍，肯定會鮮明地感到，兩組論文的立意與內容，大相徑庭。這就說明，中醫研究生培養的方向，的確發生了根本性的改變。

從「論文總目錄」的情況看，突出的改變是在 1990 年以後。似乎時間尚不算長，可謂不幸之有幸。

由於形成這一問題的根源與上面討論的科研問題同出一轍，這一方面，我們不再重複分析。如何扭轉這種狀況，有兩點還需要進一步強調。

(1) 中醫的科學原理性改變了，無用了嗎？

眾所周知，「中西醫並重」是由於中、西醫的特色不同，是由於相互不可通約的科學本質所決定的。以基礎理論為核心的中醫的科學本質，至今沒有改變；以經典醫著所代表的中醫學術主體及其臨床學術體系，至今沒有改變。

這其實毫不奇怪。因為在科學上，任何一個學科的科學本質所揭示的真理性，不會因時間和空間的改變而改變其特性。經歷了數千年醫療實踐檢驗的中醫雄辯地表明，其基礎理論所體現的科學本質，是中醫作為一個成熟學科的根本標誌。中醫這一學科的相對真理性，也是超越時間、空間的，不會因其古而興，也不會因其今而衰。時隔二十多年，中醫研究生的培養方向發生如此根本性的改變，顯然是「中醫西醫化」在教育領域的表現。

所以，中醫教育，必須理直氣壯的姓「中」。因為中醫不姓「中」而後繼乏人、乏術的悲劇，已經又一次出現了。

(2) 培養方向轉變來自於科學化和民主化論證嗎？

常常聽到老一輩中醫專家們說：「學歷越高，臨床能力越差。」從以上 50 篇博士、研究生學位論文的題目中，我們沒有理由懷疑老一輩中醫藥專家驚呼的真實性和緊迫性。本著決策與管理的科學化和民主化原則，關於中醫教育改革的準備，有兩個方面的事情，是應當做而且必須做的。

一方面，建議國家教育部會同有關部門，以雙盲問卷的形式公開設計一份多角度（包括研究生教育在內）的問卷調查表，送中醫教學、醫療、科研工作者和大學本科以上的在讀學生，做廣泛的調查和民主評議。

另一方面，趁著愛道亡年的一批老中醫藥專家還健在，建議國家教育部會同有關部門，請他們以中醫經典醫著為重點內容，出題考核一下中醫碩士、博士、研究生在中醫理論基本功上的熟練與堅實程度。因為任何一個學科的發展，都是在自身科學本質基礎之上的歷史性演進。這一點，不論對於承擔中醫未來發展重任的研究生教育，還是整個中醫教育改革，都是十分必要的。

三、歷史呼喚良知、遠見、勇氣

自從「文化大革命」之後，中國大陸上出現了「繳學費」這樣一種新的口頭語。凡遇到不該發生的事，或者遇到做錯了的事而又不了了之時，人們便不假思索，或者不無遺憾地搖著頭說一聲：「繳了學費啦」！

幾十年來，我們在中醫問題上繳納的學費，實在太多了。其中，有些甚至是用人的生命為學費所做的抵押。尤其是繳納這種冤枉學費的真正原因，不在中醫學術，也不在努力的祖宗，而在不肖的子孫身上。如此繳了幾十年的學費，為什麼至今換不來復興中醫的智慧和力量呢？

人們應當記得，近代科學發展中許多世界著名的科學家（其中不少人是諾貝爾獎得主），出自英國的劍橋大學。在回顧劍橋大學開溫第士實驗室取得成功的秘訣時，曾有人說過這樣的話：「一個研究組織，也像一個人一樣，成功的關鍵有二。第一是防止錯誤，第二是改正錯誤。」

然而，「防止錯誤，需要遠見；改正錯誤，需要勇氣。一個人有遠見又有勇氣，自然容易成功；一個組織有遠見又有勇氣，自然容易成長。」在我們討論中醫科研與教育方向的時候，這兩條秘訣，值得我們認真深思。

第四章

還原中醫學的形上特性

為使中醫從「西化」和「退化」的困境中走向復興，首當其衝的是要透過正本清源，對中醫進行全面的自醫。這就是儘快走出「西化」的誤區，把顛倒了的文化信念、科學觀念重新顛倒過來，把搞亂了的學術範疇、概念重新加以釐正，使中醫早日恢復元氣，重振生機。對於當代中醫所面臨的形勢，筆者曾作過這樣的概括：「即將消亡的邊沿、新的突破的前夜」。中醫興衰存亡的兩難關頭，已經無情地擺在了中國人的面前。不言而喻，中醫成功的自醫，是我們面臨的唯一、也是最明智的選擇。因為中醫的自醫，意味著新的突破，意味著中醫的真正復興。

——引自《中醫復興論》

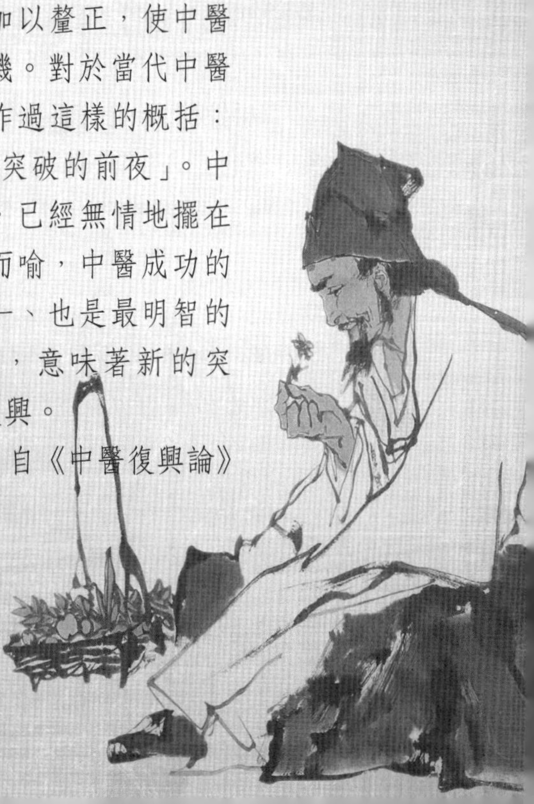

第一節

論中醫學的形上特性

在多年來中醫科學學和軟科學的研究中，筆者清醒的認為，中醫正面臨著即是將消亡的邊沿，同時也處於新的突破的前夜。在這個緊要關頭上，如何變消極為主動，促使中醫走向復興，一直是國內外學術界廣泛、高度關注的一件大事。

然而從本質上看，中醫的興亡問題，只是中國近代在東西方文化整合中的一個縮影。在東西方文化整合這一歷史過程中，是堅持「中學為體」、「西學為體」，還是「文化多元、共同繁榮」，始終是三個有爭議的話題。我們在中醫興亡問題上的態度和立場一向是：文化多元，中西醫並重。

為了說明我們以上的態度和立場，首先需要我們理智而又實事求是地解決中醫的科學定位問題。只要在科學定位這一問題上有了正確的答案，接下去的中醫軟科學、管理科學的研究，才會有一個堅實可靠的科學基礎。

2003 年 11 月，以「中醫基礎理論的構建與研究方法」為主題的第 219 次「香山科學會議」在北京召開。會議之前，大會籌備處建議筆者講些中醫基礎理論研究的方法論問題。會議期間，筆者就我國傳統文化在人類第一次文化高峰中的地位和作用，就中醫為什麼會在那一次文化高峰的中國形成和成熟等，談了一些源頭上的看法。當然，會議發言講不了多少內容。所以，會議之後，圍繞「源頭」二字，接著又思考了許多。

唐代魏徵曾說過：「求木之長者，必固其根本，欲流之遠者，必浚其源泉。」這個道理，盡人皆知。但是，魏徵還有兩句告誡的話：「根不固而求木之長，源不浚而望流之遠……臣雖下愚，知其不可。」這裏的告誡，沒有引起當代中醫的充分注意。

根不固、源不浚，已經成為制約中醫健康發展的首要障礙。所以，下面將圍繞東西方形上學、哲學、科學史這一條主線，在中西醫比較研究的基礎上，以「形而上者謂之道，形而下者謂之器」的剖析為切入點，對形上與形下二重性的人、系統論與還原論、具體概念與模擬概念、歷史的誤會、李約瑟難題等五個源頭性題目，進行一些粗淺的討論。希望有助中醫學科學定位的研究與思考。

一、從形上與形下說起

中醫基礎理論形成於春秋——秦漢之際，《黃帝內經》是其代表。討論中醫基礎理論的構建與方法，討論中醫基礎理論的未來與發展，首先要從歷史著眼。而且這其中最重要的是，首先釐清楚《黃帝內經》形成的那一個時期，人們所面對的客觀環境，人們所熟悉的思維方式，到底是什麼樣的，有什麼特點。尤其是與我們今天相比，有沒有差異，差異在哪裏。否則，對《黃帝內經》怎麼來的問題認識不清楚，對《黃帝內經》的內容就理解不全面，不準確。所以今天討論中醫基礎理論未來的發展，同樣要從《周易》的「形上」與「形下」談起。

《周易・繫辭》第十二章說：「形而上者謂之道，形而下者謂之器。」這兩句話包含以下意思。

1｜關於「形」

「形」字，東漢文字學家許慎在其《說文解字》中說：「形者，象也。」古之「象」、「像」二字相通。《周易‧繫辭》曰：「象也者，像此者也」，又曰：「象也者，像也」這裏的「此」字顯然指的是「形」。故與「象」，二字的含意相同。所以後世將二字合起來，組成「形象」或「象形」這樣的詞匯，就是其例證。

時至清代，在《說文大字典》的「形」字下，進一步將「形」釋為「體也、容也、象也、狀也」。在這裏，體、容、象、狀，都是用來表徵在人們的認知過程中，反映在人們感官裏的，客觀事物的外在現象。

今天，人們的習慣理解往往是：「形」是有形體的客觀存在，「象」是客觀存在人們認識中的反映。可見，這一習慣認識，與春秋至秦漢時期的理解，有一定差別。差別就在於，從「形」、「象」二字相通並用上，反映了當時人們認知過程主體與客體彼此合一，相互呼應的特點。這與近代西方哲學的新流派——「現象學」以「回到物自身」為思想基礎，在認知過程中所提出的「主體間性」的原理，十分相似。

對於主體與客體彼此合一的認識，我們可以這樣理解：反映在人的認知過程中的事物，即人們感官中的形或象；而被人們感知的形或象，在人們的認識事物的過程中才具有真實性、客觀性。所以，《說文解字》是從認識論的角度上，將形和象兩個字釋為相同意思的，並由此組成了形體、形象、形容、形狀這一類詞彙。

這裏還需要強調，在周易那個年代，人們製造用器的能力還處於很低的水準。故《周易》所講的形或象，大多屬於自然存在的事物。對於那時的中國人來講，這些自然存在的而非人所製造的事物，也就是「自在之物」。

這裏說的「自然」，並非現代人們所說的自然界或自然科學裏的「自然」。依老子「道法自然」之說，「自然」的含義即「自然而然」的意思。自然而然地存在的事物，便是自在之物。

由此進而言之：不論老子所稱的「萬物」，還是亞里斯多德、托馬斯學說中所稱的「萬有」，凡是由天地所生的而非人工所造的，抑或說不因人的意志改變的，自然而然存在的客觀事物，都是這裏所指的「形」。高山、流水、白雲、藍天是「形」；各種花草樹木、鳥獸魚蟲也是「形」。所有生物界和非生物界裏，所有由人的眼、耳、鼻、舌、身、意所感知到的色、聲、香、味、觸、法，這一切，那時候都稱之為「形」。

所以，在周易那個年代，這個「形」是廣義的，是自然而然的一切自在著的事物的總稱。

2｜關於「道」與「形上」

《說文解字》中，「道」字的原意為「所行道也」。即人所走的路。以後逐漸引申為合理、正當、道路、理想、方法、通達等含義。「道」字能成為傳統哲學和形上學的重要概念，除《周易》之外，其功勞最大者，莫過於老子。

從本體論的角度講，老子所說的「道」，是生成萬物的總原理、總規律。《道德經》中，「道」字先後出現過 69 次之多，而且都是從「道生萬物」的本體論意義上言的。

莊子在其《大宗師篇》中說：「未有天地，自古以固存……生天生地。在太極之先而不為高，在六極之下而不為深，先天地生而不為久，長於上古而不為老。」

《管子・內業篇》中說：「冥冥乎不見其形，淫淫乎與我俱生，不見其形，不聞其聲，而序其成，謂之道。」

《韓非子・解老篇》裏說：「道者，萬物之所以然也，萬理之所以稽也。」又在《主道篇》中說：「道者，萬物之始，是非之紀也。」

王夫之在其《正蒙・太和篇》注說：「道者，天地人物之通理，即所謂太極也。」

《周易・繫辭傳》說：「一陰一陽謂之道。」

上面所舉各家的說法，也都是從本體論而言的。

哲學家李震所著《中外形上學比較研究》一書中，在通俗地說明「道是生成萬物的大原理」的同時，圍繞道的本體論含義，反覆揭示了道的六個方面的特性。即根本性、先在性、普遍性、內在性、超越性、類比性。從這六個方面的特性已不難明白，對於事物的生成以及事物外在的形、象而言，道必然是形而上的。馮友蘭的看法也相同，他在《中國哲學史》裏也說：「古時所謂道，均謂人道，至老子乃予道以形上學意義。」

從認識論的角度看人對道的認識過程，大體可以這樣來概括：面對「自然存在的事物」，人們不僅要研究它「是什麼」，而且要進一步研究它由何而生、因何而變、緣何而滅的「為什麼」。「是什麼」是由感官來認識的，「為什麼」則是由理性思維來認識的。感觀認識的是現象，理性思維才能認識事物的本質。

在人們的認識實踐中，人們欲了解自己所面對的「自然存在的事物」，首先透過觀察某一事物的形、象，以及該形、象生生化化的變易過程，然後考察與之相互關聯的其他事物之間的關係。經過多次反反覆覆，才逐漸追尋到該事物「由何而生、因何而變、緣何而滅」的初步原因。然後把許許多多事物生生化化的初步原因綜合起來，與天地（宇宙）萬物的生生化化的變易過程一起考察，才逐步領悟出其中的共性及其內在聯繫。

這共性，即萬物內在的總原理或總規律。這總原理或總規律，即萬物的本源，老子則名之為「道」。

上述這種認識論的思維路線，在孔子那裏，稱之為「下學而上達」。哲學家鄔昆如先生，則通俗地將其稱之為「向上攀爬」的認識路徑。即從形出發，上溯到道的形上認識論。

可見，人們從研究形入手，就必然要追尋到道。尤其在形下認識論尚不發達的《周易》時代，形上認識，自然成為人們認識「自在之物」的主要方面。所以，《周易》的認識論，是以形為出發點的；而「易有太極，是生兩儀」之道，是《周易》對「自在之物」認識的總結。所以「形而上者謂之道」一語，不僅生動地指出了從形到道的認識過程，而且也準確地揭示了形以道為依存的上下從屬關係。

3｜關於「器」與「形下」

「器」，《說文解字》的解釋是「皿也」，指的是供盛飯食而使用的工具，後世逐漸引申為供人們日常使用的所有用器。所有的用器皆出於人之手，是人造之物。這當然不同於「自然存在的」、「自在之物」。

清代段玉裁《說文解字注》在注解「器」字時說：「有所盛曰器，無所盛曰械。」可見到了清代，隨著人們製作「人造之物」能力的提高，「器」字含義也隨之擴大。若用《周易》的說法看，「械」也是器，都是「人造之物」。自然，作為桎梏的「械」，已包括在「器」的範疇了。到了今天，「器」字的應用範疇急劇膨脹，所有名目繁多的「人造之物」，都在「器」字的囊括之中。比如，古代的石器、陶器、鐵器、銅器為器，後來用木材所做的諸多用具，包括諸葛亮的木牛流馬也為器，今天的汽車、飛機、家用電器、機器人，仍然都是器。

《周易・繫辭》曰：「以製器者尚其象。」指的就是由人的能力製造出來的，供人們日常使用的這一類有形、有象之物，統統稱之為器。

古代人們在製造用器的時候，所用的原料都來自於自然存在的事物。無論是非生物界的石頭、陶土、銅礦、鐵礦，還是生物界的木頭、棉花、蠶絲、羊毛、骨頭，都是人用來製造器的原料。從本體論而言，都是由形上之道生成的。又因為製造器物的技術或方法來自於人，而人的自身屬於「由形上之道所生成的」，天地萬物中一個至關重要的部分。

正像近代西方哲學家叔本華所言：「人是天生的形上動物。」所以，講到形和器的區別時，不論拿器與形相比，還是拿器與形而上的道相比；也不論拿器與人相比，還是拿器與人的形上屬性相比，總之，器和製造器的技術、方法，均應歸屬於形而下的範疇。換而言之，只有先拆散了形，打破了形，才能得到製造器的材料，才能談得上用一定的材料來製造器。故曰：「形而下者謂之器。」

4｜關於「形」與「器」

基於上述，《周易》講的「形」與「器」，代表了完全不同的兩類客觀實在的概念。這兩類完全不同的客觀實在的概念，在今天的理性思維中仍然是不容混淆的。這兩類概念的本質區別，以及強調其本質區別的意義在於：

第一，形是「自然存在的事物」（或稱之為由道本體生成的事物，或稱由天地生成的自然而然的「自在之物」）。而器是人所製造的器物。在今天這個無器不有，無器不在的人類生存空間裏，高樓、大廈、道路、橋樑以及衣食住行的一切用具，統統都是器而不是形。

第二，至少到今天，人可以製造出許多非生命之物，卻製造不出一種具有自我新陳代謝能力的任何生物。哪怕是一個基因或幾個基因片斷連接起來的病毒，人類製造不出它，也很難對付它。換一句話說，人類可以製造非生物界的用器，卻不可能製造出有生命的形體。

這一點，若進一步從亞里斯多德、托馬斯・阿奎那關於「原形」與「原質」的理論而言，《周易》裏所講的形，當屬於原形；所講的器，當屬於原質。原質作為原料，人們所接觸到的比《周易》時代，增加了許多，但本質上仍然是原質，仍是供人製造用器的原料。然而原形，作為自然而然的「自在之物」，卻千古如初，沒有改變。前面講到的原形：如高山、流水、白雲、藍天、花草樹木、鳥獸魚蟲如此，作為最高級動物的人，更是如此。

第三，從歷史上看，當年《周易》所面對著的，是一個「形的時代」。而當今令人最為陶醉的，是一個「器的時代」，即把人從四面八方用器包圍起來的時代。這樣一個時代裏的人，在人們思維中，往往是器的概念或意識多，形的概念或意識少。

第四，不論人們對當今這個器的時代如何陶醉，冷靜下來看，人類依然生活在形與器並存的大環境裏。或者說，人類生活的表面形式有所變化，但形、器並存的本質特點並沒有改變。如果一定要說改變，那就是人類把自己置身於一個由器包圍起來的小環境，有時候變得思維狹隘、目光短淺，或者愚昧了一些。而《周易》意義上的形和器的含義，不會因為時間、空間的變化而有所改變。

5｜關於「形上」與「形下」

「形上」與「形下」，是對人類的理性思維而言的。它們既代表著兩種相反的理性思維的方向或路徑，也代表著兩種完全不同的理性思維的方式或方法。

形成這兩種思維的原因，不是人的主觀意志，更與「唯心」之說無關，起決定作用的主體是人們所面臨的客觀實在，即理性思維的對象。

而理性思維的對象用今天話來講，就是我們口頭上經常說的科學研究的對象。既然人們在不同的場合，常常要面對著形與器兩類不同的研究對象，久而久之，在人們不斷的認知實踐過程中，就必然要形成這樣兩類不同的理性思維的方向和方法。

人們研究某一種形（亦即「自在之物」），假設人們沒有辦法解剖它，或者它本身就不能以解剖的方法去研究構成它的原質時，人們則必須從原形的研究入手。在這種情況下，人們了解它的發生、發展、變化、衰亡的原理、規律，人們思維的方向和方法則大體是：

第一，首先綜合的、儘可能全面的掌握其在各個不同階段上變化、運動著的狀態及過程。

第二，人們要用系統論的方法將這些狀態及過程，視為一個相互聯繫、相互作用、變化、運動著的整體系統。

第三，由此進而追溯到本體論的高度，考察天地萬物生存的總原理、總規律，即道與該事物的內在關係。因為形生於道，道隱於形。若欲知形，必先明道；若欲明道，必察於形。

第四，這種「內在關係」的真正體現，還需要透過綜合、模擬的方法，考察該具體事物與周圍事物的共同屬性上的相互關係。即這一「自在之物」與周圍其他事物間的相互關係及影響。簡言之，即該具體事物與周邊事物之間的共相。

第五，最後人們才可能由此通過演繹、抽象出該「自在之物」（即這一具體的形）自身的生存之道，以及它與萬物生存之道的內在關係。

以上這五個環節，就是形上性的理性思維的方向和方法。

顯而易見，形上思維的方向和方法，主要體現了道本體論和一般系統論的原理、規律和方法。這種形上性的理性思維，是人們研究和認識人文、社會、歷史、天文、氣象、生態等領域的問題時，最普遍的思維方向和方法。中醫學的理性思維，也屬於這一類。

人們欲研究和製造某一種器，因為研究對象的特點變了，屬於形下性的了，這時候人們的思維方向和方法則大體是：

第一，首先從器的構成材料入手。用亞里斯多德、托馬斯的理論來說，即是從「原質」的研究入手。

第二，人們須運用解剖、分析、還原性的方法，或者從「自然存在之物」中獲取製造器的材料，或者透過物理方法或化學的方法，製作出一些新的材料。

第三，人們或模仿「自然存在之物」，或按照自己的需要，用自己製作的材料製造出供自己使用的種種用器。

可見，形上與形下的思維路線，是朝著兩個相反的方向而延伸的。所以形上與形下的思維方法，相互不能取代，只能是相互並列的兩種不同的思維方法。

基於上述，可以肯定地說：「形而上者謂之道，形而下者謂之器」，這句話不朽的意義在於：它在人類文明的第一個高峰時期，基於對天、地、人關係的深刻認識，人們就已經準確地揭示了形和器、形上和形下的辯證關係。對於今天的人來說，這種認識論既對如今多元文化共存的文明時代具有現實的指導價值，又對於陶醉在器的時代而變得思維狹隘、目光短淺的人們是一付適時、對證的清醒劑。

地球上總是先有天造之形，而後才有人造之器。由形和器所代表的，是兩個不同的時代，或者不同的世界。而人們對形和器的探求，便養成了兩種不同的理性思維特點，形成了人類兩種不同的文明特色。

表面上看，這兩個時代或世界相距一千五百年之遙，似乎很久遠。但是從人類文化進步的長河來看，由形上到形下，只不過是人類的左腿和右腿，各向前邁進的一小步而已。然而這「兩小步」，乃至由這兩小步延伸出來的文明成果，對於人類來說，都是缺一不可的。陶醉在器的時代人，尤其要明白這一條大道理。

二、形上與形下二重性的人

「人」是哲學的核心問題。因為哲學是關於自然、社會、思維的一般規律的高度概括。其中，社會、思維完全是關於人的，而自然界的主體也是人。所以人是什麼，歷來是哲學家應當回答的首要問題。

「人」是醫學的根本出發點和終極目的。當代許多辭書裏，對「醫學」的解釋幾乎一致：「醫學是研究人的生命過程和防病治病的科學體系」。所以，醫學範疇的人是什麼，同樣是醫學家應當回答的首要問題。然而，幾乎全世界的醫學家在表明醫學根本屬性的這一首要問題上，至今對人仍然沒有一個準確的、科學的界定。甚至許多醫學家還沒有意識到，「人是什麼」，這是首先值得研究而且必須交代清楚的問題。

常常聽到一些學中醫的人說，中醫研究的對象是人；一些學西醫的人也說，西醫研究的對象是人；一些想把中西醫「結合」起來的人乾脆說，中、西醫研究的對象都是人。這就有問題了。倘若中、西醫相互的研究對象完全一致，那麼，人類醫學就只能是一個。但是，中醫和西醫所研究的都是全部（一切）的人嗎？如若不是，那麼中醫和西醫到底各自研究了人的哪一部分？我們在後面將要回答這些問題。

1｜形上之人與形下之人

中國古代哲學中，儒、釋、道三家一致認為，人的生命應當是超越人世的有限時間和空間的。這裏講的這個人，當然不是某一個體的人，而是指整個人類之人的。

羅光先生概括地說：道家指示人忘掉形骸，以心神的元氣和宇宙的元氣相合，成為真人，長生不死。佛家指示人泯滅假心，尋到真心，真心即真我，真我即真如，真如即絕對實體。所以人和真如相合，進入涅槃，潔淨常在。儒家指示，人和天地合其德，與天地相參，贊天地而化育。故《周易》乾卦文說：「夫大人者，與天地合其德，與日月合其明，與四時合其序，與鬼神合其吉凶。」羅光又說：「儒家的哲學以天地人為三才，人和天地，並立為三。人為天地之中最高尚的……人既有靈性便高於一切萬物了。」

以上這些簡單的論述說明，儒、釋、道觀念中的人類之人，完全是形上特性的人。

其實中醫的《黃帝內經》，是徹頭徹尾的建立在人的形上特性基礎上的。關於人的形上特性的論述，信手拈來，俯拾皆是：

太虛寥廓，肇基化元，萬物資生，五運終天，布氣真靈，　統坤元，九星懸朗，七曜周旋，曰陰曰陽，曰柔曰剛，幽顯既位，寒暑弛張，生生化化，品物咸章。（《素問・天元紀大論》）

夫變化之用，天垂象形，地成形。（《素問・五運行大論》）

天覆地載，萬物悉備，莫貴於人。人以天地之氣生，四

時之法成。(《素問・寶命全形論》)

天之在我者德也，地之在我者氣也，德流氣薄而生者也。(《靈樞・本神》)

天食人以五氣，地食人以五味。(《素問・六節藏象論》)

天地之大紀，人神之通應也。(《素問・至真要大論》)

天地之間，六合之內，不離於五，人亦應之。(《靈樞・陰陽二十五人》)

善言天者，必應於人。(《素問・氣交變大論》)

物生謂之化，物極謂之變，陰陽不測謂之神，神用無方謂之聖。夫變化之為用也，在天為玄，在人為道，在地為化，化生五味，道生智，玄生神。(《素問・天元紀大論》)

人與天地相參也，與日月相應也。(《靈樞・歲露論》)

人生於地，懸命於天，天地合氣，命之曰人；人能應四時者，天地為之父母；知萬物者，謂之天子。天有陰陽，人有十二節；天有寒暑，人有虛實。(《素問・寶命全形論》)

五藏者，所以參天地，副陰陽，而連四時，化五節者也。(《靈樞・本藏篇》)

天有四時五行，以生長收藏，以生寒暑燥濕風；人有五藏，化五氣，以生喜怒悲憂恐。(《素問・陰陽應象大論》)

故陽氣者，一日而主外，平旦人氣生，日中而陽氣隆，日西而陽氣已虛，氣門乃閉。是故暮而收拒，無擾筋骨，無見霧露，反此三時，形乃困薄。(《素問・生氣通天論》)

春生夏長，秋收冬藏，是氣之常也，人亦應之。(《靈樞・順氣一日分為四時篇》)

處天地之和，從八風之理……外不勞形於事，內無思想

之患，以恬愉為務，以自得為功，形體不敝，精神不散，亦可百數。（《素問・上古天真論》）

至而未至，未至而至如何？……應則順，否則逆，逆則變生，變則病。（《素問・六微旨大論》）

由此可見，《黃帝內經》中關於人的形上屬性，誠可謂無處不在，無處不有。可知《黃帝內經》研究的對象，的確是形上之人。

對人進行解剖分析的形下研究，公元前就已經出現了。《黃帝內經》中即有「其死可解剖而視之」的質疑。《難經》關於「腎兩者非皆腎也」的提問，以及肝、肺形態和胃腸大小、容量的記載，也是對人進行形下研究的反映。差不多在同一時期，西方對人的形下研究也開始了。克羅頓的阿爾克莽（公元前 500 年左右）是蘇格拉底以前的主要胚胎學家，首先對人體進行解剖的就是他。希波克拉底（公元前 420 年左右）學派對人體在相當程度上進行了解剖，那時候他們已經知道了人的心臟有兩房兩室。然而，由於解剖及研究方法的局限，整個東、西方在對人進行形下性的研究上，長期徘徊在粗淺的組織、器官水平，長達兩千年之久。

真正的對人進行解剖分析的形下研究，是 16 世紀以後的事情。概括起來，可劃分為三個層次。即組織、器官水平，細胞水平，分子水平。400 多年之後，即 20 世紀以來，西醫學在生物物理學、生物化學、分子生物學等方面，才取得了許多重大的發展，與此同時也出現了多種突破性的新技術。所有這一切，都是文藝復興以來整個科學研究進入「器的時代」，亦即進入還原論時代的成果。

然而這個時代，從西方醫學研究的重心來看，它所關注的顯然不是人的原形，而是構成人的原質。也就是說，還原論所面對的人不是形上的人，而是形下的人。

其實，擺在醫學家面前的人，本來就是形上與形下二重性的人。這一點，作為天地萬物之靈的人，是其自身內在的本質所決定的。凡是從事醫學研究的人，不論中醫還是西醫，在這個問題上必須明白，而且不容忽視。儘管不同時期、不同地域、不同學派的醫學家，其研究的重心往往有所不同，或注重研究形上之人，或注重研究形下之人。這與人的形上與形下二重性來說，是完全不同的兩回事。

為此，2000 年筆者在《中醫在人類醫學中的地位和作用》和《論中西醫的不可通約性》兩文中，把醫學家面對的人，從縱橫兩個方面做了概括。

從縱的方面講，人是順著生、長、壯、老、已這樣五個階段不斷演變的。這五個階段，就像《黃帝內經》中「神轉不回，回則不轉」的說法一樣，每個人都必然要沿著這一生命進程，由生到死，無可返回。在這一生命進程中，對於醫學家的責任或作用而言，充其量只是三條。其一，從出生之後到青少年階段，幫助人健康成長；其二，中年階段，幫助人保持壯盛；其三，老年階段，幫助人延緩衰老。至於生與死，醫學家的作用是很有限的。

從橫的方面講，醫學家面對的人至少有七種屬性：自然屬性的人，社會屬性的人，精神情志屬性的人，活的整體狀態的人，組織、器官屬性的人，細胞屬性的人，生物分子屬性的人。這七種人中，活的整體狀態的人才是真正的「原形」人，「自立體」的人。

作為中醫研究對象的「證候」，即透過望、聞、問、切四診所獲知的生命過程中表現在整體層次上的機體反應狀態及其運動、變化，就是活的整體狀態的人。活的整體狀態的人，不僅受自然屬性的人、社會屬性的人、精神情志屬性的人這三者的直接影響，而且與人的有機體（組織、器官屬性的人，細胞屬性的人，生物分子屬性的人）直接關聯。而整體狀態，是人在活的整體的情況下，即原形、自立體情況下才會有的。所以活的整體狀態的人，就是形上的人。這就是作為中醫研究對象的人。

後三種人，即組織、器官屬性的人，細胞屬性的人，生物分子屬性的人，都是構成活的整體狀態的人的組成部分。或者說，是構成原形的人、自立體的人的依附體或原質。所以後三種人是形下的人，是西醫生物醫學研究的對象。

基於上述人的形上、形下二重性的討論，準確理解形上之人，可以從以下四個方面來界定。

第一，形上之人是活著的人，或原形的人，而不是死去的部分或活人的原質。

第二，形上之人是以運動著的狀態（即證候）表現在研究者面前的人，而不是構成人的部分或原質。

第三，中醫意義上的完整的形上之人，其狀態（即證候）是自然、社會、精神情志和人的有機體共同作用下的總結果，而不是與總結果割裂開的社會、心理的某一些表現。

第四，形上之人最本質的特點是變易（亦即運動、變化），變易只有在狀態中才有；而研究構成人的部分或原質時，人們關注的重心是其結構及功能，不是變易。

如果同時兼顧上述四方面特性，對中醫所面對的形上之人，才會有一個全面、準確的理解。

2｜形上形下、人為之最

亞里斯多德、托馬斯·阿奎那給人下的定義是：「人是理性動物。」哲學家叔本華進一步說：「人是天生的形上動物。」朱德生講的更明白：「人和自然動物相比，他在本性上更是形而上的。」中國有史以來，就明確地承認人的複雜性和形上性。「人是天地萬物之靈」，這一說法從古到今，人所共知。就連中國教化人的通俗讀物《三字經》，一開頭便說：「人之初，性本善」。人性之「善」，即屬於形上性的。接下去的「三才者，天地人」，將人與天地並列，也是強調人的複雜性和形上性的。

在動物學裏，人屬於哺乳類動物中的靈長目；在靈長目中，不論講理性還是講形上，黑猩猩是遠不能與人來相比的。

所以，人不僅是形上與形下二重性的人，而且就人的複雜性而言，不論形上還是形下，皆可謂天地萬物中之最者。

中醫研究的對象是形上的人。社會是由人組成和管理的，精神、情志是人區別於其他動物的根本標誌。這兩方面，都與人的健康直接相關。另外，上面說過，活的整體狀態的人是原形的人。因此就原形與原質的關係而言，原形直接限制或支配著原質，整體狀態的人當然限制或支配著體內組織、器官、細胞、分子的新陳代謝活動。再者，人是一個自立體，它不僅具有新陳代謝的能力，而且從系統論的觀點來講，人是一個具有自組織能力的，開放的、複雜的巨系統。既開放而又複雜，既巨大而又有自組織能力的系統，這是世界上任何人造系統所不能比擬的。

《黃帝內經》說：「夫人生於地，懸命於天，天地合氣，命之曰人。」（《素問・寶命全形論》）「真人者，提挈天地，把握陰陽，呼吸精氣，獨立守神，肌肉若一，故能壽敝天地，無有終時。」（《素問・生氣通天論》）

所以我們完全可以說，人的形上特性與天、地相齊，故人在萬物之中，自然是最完善、最複雜的。

前面說過，西醫生物醫學研究的是形下的人。在生理、解剖上，人的體內有肌肉、骨骼、神經、體液、消化、循環、泌尿、生殖、呼吸、免疫、內分泌等系統。具體到人的大腦，人腦有 150 萬億個神經元。如此複雜的人腦，當推為世界上最龐大的，在理論和技術上永遠不可能製造出來的電腦。據數據所載，以容量如此之大的電腦來講，人腦可儲存的訊息相當於美國國立圖書館全部圖書所載訊息量的 8 倍。

按照《人是機器》的作者，普魯士謝伊拉・梅特里的觀點：新的科學（這裏指的還原性科學）知識把人理解為機器；在這一科學基礎上建立的醫學模式則是機器模式。所以他堅定地指出：「讓我們勇敢地做出結論，人是機器」，「人是一架會自己發動自己的機器，一架永動機的活生生的模型」，「我完全沒有弄錯，人的身體是一架鐘表，不過這是一架巨大的、極其精細、極其巧妙的鐘表」。儘管現在的西醫生物醫學不一定使用這樣的說法，但是基本觀念仍然一樣——純粹的形下觀。

在這裏，如果我們姑且把人稱為一架「巨大的、極其精細、極其巧妙」的機器，那麼這是一架世界上最複雜的機器，一架靠人類的能力永遠不可能安裝、製造出來的機器。因此，作為西醫生物醫學研究對象的形下人，也畢竟是世界上最複雜、最完備的生物，而且絕非是任何非生物的機器可與之相比的。

有一點需要在這裏加以說明。自從 20 世紀 70 年代恩格爾提出生物、心理、社會綜合性醫學模式以來，西醫在心理醫學、社會醫學方面有了迅速的發展。所以綜合性醫學模式的提出，是西醫對「人是機器」觀念的挑戰，當然也是一個重大進步。不過由於心理、社會醫學有顯而易見的形上特性，所以從形上與形下的關係來講，即使在西醫的領域裏，這兩者與生物醫學之間，將永遠是不可通約的三個分支。

總之，生物界注重形上，人為之最；非生物界重視形下，人亦為之最。這兩方面，中醫和西醫各執其一。

3｜人類醫學為科學之最

人們通常給科學所下的一個定義是：「科學是關於自然、社會、思維的知識體系」。按照科學的這個總定義，我們需要強調兩點。

第一，關於「科學」的定義，是從研究對象上講的。自然、社會、思維是對科學上三大類研究對象的總概括，每一類之下都會劃分出若干具體的研究對象。而以每一個具體的對象作為研究的切入點，又形成了若干具體科學的學科。其實在整個科學領域裏，就像這裏所講的科學的定義一樣，絕大多數具體的學科也都是以研究對象為特點來做定義的。因為研究對象代表著一個學科的本質屬性和特徵。所以俗話常說：「科學科學，分科之學，對象不同，各成其科，對象不清，那有科學。」

從本節上述內容知道，醫學面對著形上與形下二重性的、最複雜而又最完善的人。況且中醫研究的對象是形上的人，西醫生物醫學研究的對象是形下的人。所以完全有理由說，醫學是一切科學中最為複雜的學科。中醫如此，西醫亦如此。而且在中醫與西醫之內，也隨著具體研究對象（層次、角度）的差異，又進一步劃分出不少下屬的分支學科。

第二，關於「科學」的定義，也是從學科的範疇或分類上講的。自然、社會、思維只是對科學分類上的一個大框架。因此，中、西醫兩種醫學，與自然、社會、思維這三大類科學的關係，還有以下還有三個方面，需要討論和商榷。

首先，醫學離不開社會科學和思維科學，但醫學顯然不能從屬於社會科學和思維科學之下。社會科學和思維科學皆有顯而易見的形上特性，而西醫的生物醫學卻沒有這一特徵。

其次，醫學科學，以往被劃歸於自然科學之中。由於近代自然科學受形下性理性思維的方向和方法的影響，形上性理性思維的方向和方法則常被人忽視。事實表明，在近代自然科學領域裏，中、西醫的科學地位並不平等。尤其是「重西輕中」、「以西代中」的傾向，一百餘年始終來頑固不改。

再次，對中、西醫科學地位不平等的問題，西方世界執迷不悟似乎還可以理解。而中國的醫學界乃至知識界，至今卻因科學分類的迷茫，而導致對中西醫之間的迷茫。這就不能不使人想到，是否我們在科學基本概念的理解上，在科學分類的大框架上出了問題呢？

基於上述，從中、西醫的本質屬性和特徵的區別來說，從醫學研究對象的複雜性來說，中國應當率先對「科學」的上述定義加以修正和完善。擬修正和完善後的「科學」定義應當是：科學是關於自然、社會、思維、生命的知識體系。對「科學」定義付修正和完善，目的是要把生命科學和自然、社會、思維科學並列起來，作為人類科學的第四大體系。

醫學是生命科學的核心，而中醫和西醫是兩個並列的主流醫學，所以中、西醫則是生命科學的核心。人們普遍認為，21 世紀是生命（生物）科學的世紀。在生命科學和醫學的大框架內實施「中西醫並重」，從科學的分類上看，則更為合理。

三、系統論與還原論

方法論是人們認識客觀世界方式和方法的學問。它是前人認識客觀事物的理論結晶，是後人認識客觀事物的理論依據與方法源泉。科學前進的實踐表明，任何一個學科的發展都是隨著科學研究方法論的發展而發展的。而對於不同方法或方法論的選擇，是以本學科的研究對象來決定的。換一句話說，一定的研究對象，選擇了一定的研究方法。

在說明科學研究對象與研究方法相互間的關係和原則之後，我們再討論以下三個問題。

1｜關於方法論的分類

關於人們從事科學研究的方法論，大體可以從縱向和橫向將其分為兩大類。

第一，按照不同的概括層次和隸屬關係，從縱向來說，方法論大體劃分為三個層次。

其一，適應社會科學、自然科學和思維科學，其概括層次最高的方法論，為哲學方法論。

其二，適應於社會、思維和一部分自然科學，較哲學方法論為具體的一般科學方法論，比如以控制論、訊息論、系統論為代表的方法論，為系統科學方法論。

其三，適應於專門學科的特殊方法，即具體科學方法論，如物理學、化學、數學方法等。

筆者以為，在哲學方法論之上，還應再增加形上學方法論。因為形上學是一切學問的基礎，學問之鞏固性、普遍有效性、合理性及確實性，全基於形上學。亞里斯多德在他的「物理學」，亦即「自然哲學」之後，才寫了形上學。當年的形上學，叫「啟物理學」。以後又稱為「第一哲學」。後來將其英文本譯作中文時，才取了《周易》的說法，譯為「形而上學」。這說明，形上學是哲學之母。所以人們也有的把形上學稱之為「關於哲學的哲學」，足見形上學之重要。這一方面，本文的後面將做進一步的說明。

第二，如果把世界上的「萬有」從「形」與「器」、「運動」與「物質」、「原形」與「原質」的角度去研究，那麼從橫向來說，方法論大體可劃分為兩方面。

其一，社會上的事、歷史上的變、思維中的客觀存在、自然界的事物運動等，它們都是以運動、變化著的形象（現代人稱之為狀態、系統科學稱之為訊息）呈現給人們的感官。然後，透過人們的理性思維，以認識其內在的本質及其因果關係。從上節可知，這些運動、變化的形象、狀態或訊息等，都屬於形上性的。所以需要人們運用形上學、哲學、系統科學方法論加以研究。除了社會科學、思維科學之外，自然科學中的天文、氣象、生態環境、生物進化，生命科學中種種生命狀態及其運動、變化過程，都是形上學、哲學、系統科學方法論研究的對象。

其二，研究自然界的物質，研究製造供人衣、食、住、行方面的用器，則需要物理學、化學和數學等方法和方法論。這些研究對象都屬於形下性的。尤其值得注意的是，當把動物或人當做機器，或者當做構成機器的物質材料時，動物或人的形上屬性，則被掩埋。就是說，把動物或人當做機器時，他們作為活的整體生命的屬性，即消失了。活的整體屬性消失了的人，是物理學、化學和數學方法研究的對象。所以，物理學、化學、數學方法，是研究形下性對象的方法，通常稱之為還原性方法。

2｜系統科學方法論形成於中國的春秋至秦漢時期

十多年來，筆者在中西醫比較的研究中逐步認識到：東西方古代的哲學、形上學，在思維與存在的關係問題上所概括的許多基本觀念和主要原理，都是大體相通的。這是人類共同的思想資源，至今令人享用不盡。不過，東西方古代哲學、形上學也有一定的差異。主要表現在兩方面。

第一，由亞里斯多德《形而上學》所建立的、經托馬斯・阿奎那完善的學說，在解釋思維和存在的關係問題時，對觀念、原理的準確表述及其成功的邏輯思維體系，比同一時期中國「名家」的學說，要相對完整得多。

第二，由《書・洪範》提出，經鄒衍深入研究，後來由董仲舒的《春秋繁露》進一步發揮的陰陽五行學說，不僅推動了中國古代由形上思維到辯證思維的過渡和結合，而且推動了形上學、哲學基礎上的系統科學方法的形成。這其中最典型，最具代表性的是五行學說。而且是同時代西方的形上學、哲學中所沒有的，不可與中國相比。

現在的人習慣認為，系統科學方法論的基礎，是 20 世紀 50 年代以後相繼出現的《控制論》、《訊息論》、《一般系統理論》。它的創始人是西方的維納、申農、貝塔朗菲等。其實，真正懂得陰陽五行實質的人，是不能完全苟同的。應該肯定地說，系統論（包括控制論、訊息論）的真正的創始者，是兩千多年前中國的先哲們；而中國式的系統理論，就是陰陽五行學說。

20 世紀 80 年代，國內許多從事系統理論研究的學者，透過中醫已經模糊地感覺到了這一點。90 年代筆者在數篇論著中，也只提到陰陽五行學說包含著控制論、訊息論、系統論的合理內核，這在當時已經算是夠大膽的了。鄺芷人在 1998 年再版的《陰陽五行及其體系》一書中，經過反覆論證第一次明確提出：「從方法論方面說，陰陽五行思想並不是一種迷信，而是一種系統思維之形上構架。」他在與貝塔朗菲的「一般系統理論」比較之後作出結論說：「陰陽五行的原理在傳統中國的學術思想中被視為一種一般系統理論。」作為「系統語言」和「訊息語言」，成為樂律、倫理、政治、醫學、術數等的理論基礎。

陰陰五行學說在中醫學中的成功運用，使之上升到了系統科學方法論的成熟階段。中醫的證候相當於生命過程中的變易著的訊息；經絡藏象和病因病機，以及在此基礎上的六經、衛氣營血、三焦、臟腑經絡、氣血等臨床辨證體系，相當於一般系統論中的訊息系統模型；而臨床中運用的種種治療法則、方劑、藥物等，則是控制論思想與方法在醫學科學中的成功運用。可以說，陰陽五行學說促進了中醫的發展，中醫的發展完善了陰陽五行學說，並使之成為用中文表述的、歷史上最早的系統科學方法論。

3｜還原論為西醫方法論之本

16 世紀以來西方的文藝復興運動，帶來了還原論的復興。伽桑狄、笛卡爾從哲學上重倡還原論；伽利略、牛頓把還原論引入物理學，並對還原論作了物理學的解釋；道爾頓從化學上解釋還原論，認為原子是最小的不可再分的物質微粒。

所以自文藝復興以來，人們由以往重視原形的研究，逐步走向了重視原質的研究。這一點，當然是從形上學的觀念來講的。在學術領域裏，一個最為典型的例子是，「萬物」、「萬有」的觀念受到冷漠，連「事物」一詞的內涵，也在潛移默化中被「物質」的含義所代替。由此，學術界陷入了一種空前的誤解，「物質」被充當為世界上一切客觀存在的總稱。形上與形下，形與器，原形與原質，本來是一個事物的兩個方面。

人們可以或先或後地從兩個角度分別進行研究，但不應抓住一方面，丟掉另一方面。這從《周易》的觀點看來，恰恰是對「形與器」兩者關係的顛倒。

近代西醫學是在還原論的推動下，沿著形下的方向迅速發展的。文藝復興運動以來，有的人主張用物理學知識來解釋醫學問題。比如，波瑞利在其《動物運動》一書中，以數學和機械學原理說明動物的運動。笛卡兒在其《動物是機器》一書中，以機械定律解釋生命現象。拉・美特里在其

《人是機器》一書中，力圖用牛頓力學的原理來解釋人的生命現象。

有人主張用化學知識來解釋醫學問題。比如，巴拉塞爾蘇斯是其早期的代表。哈爾蒙特是其奠基者，他首先反對蓋倫的體液病理學，認為生理過程的本質是化學性的。杜布瓦則認為，人的健康全賴於酸性和鹼性兩種體液，兩者在人體內可以合成中性物質。

有人主張用生物學的知識來解釋醫學問題。比如，微爾肖在細胞學的基礎上，於 1858 年發展為細胞病理學，認為醫學上關於人的病理學，就是細胞的病理學。科赫在巴士德微生物學的基礎上，發展為病原微生物學。認為查明外來的病原微生物，就是在病理學上的最終解釋。

20 世紀以來，西醫學在生物物理學、生物化學、分子生物學等方面取得進一步的發展，出現了多種在分子水平上解釋生命現象的新技術。

所有這一切，都是文藝復興以來在還原論基礎上的成果。

20 世紀後半葉，西醫生物醫學的發展提示人們：器的時代把還原論一步步地推向了極致，也使醫學沿著還原性方法論走到了盡頭。生物醫學的研究越來越逼向構成人的原質，也確實越來越遠離了整體的、原形的人。

醫學從生命領域，不自覺地陷進了非生命領域。這是值得醫學家充分注意的大問題。

正是因為器的時代把西醫生物醫學推到了原質的角落裏，所以在 20 世紀 70 年代才出現了恩格爾的生物——心理——社會醫學模式。

而恩格爾或許不會想到，他的這個反思後的初醒，傳到中國的中醫們耳朵裏之後，我們卻從中得到了進一步的啟示：人類醫學需要研究形下的人，更需要研究形上的人；不僅需要還原性方法論，也需要系統性方法論；不僅需要西醫，當然也更需要中醫。這些啟示，也正逐步改變著中醫在中國境內的長期、被動局面。

四、具體概念與模擬概念

用系統性方法論研究形上的人，形成了中國的中醫；用還原性方法論研究形下的人，形成了西方以生物醫學為代表的西醫。這兩個醫學科學體系在基礎理論上的本質差異在於，中醫的名詞術語多是類比概念，而西醫的名詞術語則多是具體概念。

1｜類比概念與中醫

從研究方法上講，習慣上說的類比方法，其實屬於綜合——演繹方法。它在溝通萬物生存之道與具體事物方面，發揮著重要的橋樑性功能。

事物之間，有同也有不同。若無相同之處，根本無法加以比較；若無相異之處，則比較便是重複。《周易‧繫辭》所說的「方以類聚，物以群分」，就是指透過比較，將「萬物生存之道」意義上的某些屬性相同的事物，歸於相互聯繫著的、具有同一性的群類。這就是類比。而相互不同的部分，則是各個具體事物生存之道的表現。

在類比基礎上經過抽象而形成的概念，即類比概念。類比概念反映的對象，並不是事物的本身，而是許許多多事物共有的某一種屬性。就是說，從許多事物或者一類事物間抽象出某種共有的屬性之後，把這種共有屬性用語詞表述出來，就是類比概念。由抽象而來的屬性是形上性的，所以類比概念也是形上性的。

比如，形上學中的萬有、原理、真、善、美、現實、潛能、存在、本質、原形、原質、自立體、依附體、道、德等，是模擬概念；哲學中的太極、陰陽、五行、對立統一、質變、量變、否定之否定等，也都是類比概念。

用系統性方法論研究形上的人，所形成的中醫基礎理論，就是相應的類比概念（範疇）的體系。中醫基礎理論中，經絡、藏象、病因、病機、診法、治則等範疇裏，無處不是類比概念。

比如，藏象中君主之官的心、將軍之官的肝、相傅之官的肺、作強之官的腎、倉稟之官的脾胃、受盛之官的小腸、州都之官的膀胱；病因中善行數變的風、焰上的火、潤下的濕、收引的寒、肅殺的燥、濕熱相兼的暑；病機中肝陽上亢、腎陰不足、心火偏旺、肺氣不宣、脾不健運、營衛不和、樞機不利、陽明熱盛、太陰中風、陽虛外感、陰盛陽微、上厥下竭、陰陽來復、寒熱錯雜；脈診中如盤走珠的滑脈、端直以長的弦脈、如循榆莢的浮脈、三五不調的代脈；治則中汗、吐、下、和、溫、清、消、補八法；方劑中大、小、緩、急、奇、偶、復七方；藥物中寒、熱、溫、涼四氣，酸、苦、甘、辛、鹹五味，以及升、降、浮、沉等。這些名詞，無一不是類比概念。

這裏可以肯定地說，沒有諸多的類比概念（範疇），就不會形成中醫學基礎理論體系。

2｜具體概念與西醫

具體概念亦稱實體概念，它與抽象而來的類比概念相對，是反映具體（實體）事物的概念。例如，地球、月亮、珠穆朗瑪峰、長江、森林、草原、金魚、輪船、樓房、橋樑、衣服、小麥、石油、火車等。這些概念的外延是一個或者一類具體事物，一般用語言中的具體名詞來表達。

用還原性方法研究形下的人，所形成的西醫生物醫學的基礎理論，就是相應的具體概念（範疇）體系。西醫生理、解剖中的骨骼、肌肉、器官、神經、體液、消化、循環、泌尿、生殖、內分泌、免疫、細胞；致病因素裏的病毒、細菌、立克次體；疾病中的肺炎、腦炎、肺癌、胃潰瘍、膽道蛔蟲症、子宮內膜異位症、血小板減少性紫癜症；藥物中的各種各樣的化學成分等。其中所用的名詞，無一不是用具體概念表達的。

3｜具體與類比概念不可通約

從文字角度上講，中、西醫基礎理論中所使用的文字或語詞，有許多是相似甚至完全相同的。但是，由文字或語詞所組成的類比概念和具體概念之間，相互的含義卻大相徑庭。比如，中醫的心、肝、脾、肺、腎、胃、膽、膀胱、大腸、小腸，與西醫中文字或語詞相同的臟器相比，其含義完全不同。所以，中、西醫的概念（範疇）之間，是不可通約的關係。因而兩個基礎理論體系之間，自然也是不可通約的關係。這是兩個醫學學科各自的研究對象和研究方法所決定的，不是人的主觀願望和想像可以改變的。其實，西醫的生物醫學、社會醫學、心理醫學之間，彼此的概念含義也有不相同，更何況中醫的概念和西醫的概念呢！

五、歷史的誤會

忽視人的形上屬性，用研究形下之人的方法論來驗證、解釋、改造中醫，是近代中醫問題上典型的形上、形下相互關係的顛倒。這一顛倒，造成了當代中醫方法論的斷裂和迷失；這一顛倒，使中醫長期置身於生存和發展的危機之中。為此在上述討論的基礎上，有必要就以下問題，再做一些簡要的說明與討論。

1｜文明的起點還是高峰

形成於春秋、秦漢之際的中醫學，是以當時的文化科學為土壤，以當時的形上學、哲學和系統科學方法論為基石，而形成的形上性醫學科學。那一時期，中國與東、西方幾個文明古國，共同創造了人類歷史上第一個文化高峰，而中國代表著東方文化的中心。那一個文化高峰的核心是，以天地萬物之「形」為出發點，對天地萬物之「道」進行了天才的研究與論述。如果說歐洲文藝復興以來的第二個文化高峰帶來了人類物質生活的巨大進步，那麼，第一個文化高峰帶給人類的卻是不朽的精神文明和思想財富。

以陰陽五行學說為代表的系統科學方法論，使中國以超越當時西方的特殊優勢，造就了中醫藥學，並成為第一個人類文化高峰上的璀璨明珠。

然而，民族文化心理被扭曲的近代中國人，一方面高唱「中華文明五千年」的調子，一方面卻下意識地「把五千年除了個二」，將兩千五百年前後的春秋、秦漢時代，視為中華文明最初的起點。這是當代最大的一個誤會。

費孝通先生 2002 年 12 月在香港召開的「21 世紀中華文化世界論壇」的發言中說：「文化自覺是世界各地多種文化接觸中引起人類心態的迫切要求。人類發展到現在已開始要知道我們各民族的文化是哪裏來的？怎樣形成的？它的實質是什麼？它將把人類帶到哪裏去？」

他指出：「自 20 世紀前半葉，中國思想的主流一直是圍繞著民族認同和文化認同而發展的，以各種方式出現的有關中西方文化的長期爭論，歸根結底只是這樣一個問題，就是在西方文化的強烈衝擊下，現在中國人究竟能不能繼續保持原有的文化認同？還是必須向西方文化認同？」他不無遺憾地批評說：「無論是『戊戌』的維新變法，『五四』的新文化運動和新中國成立以後的歷次政治運動，都是在破舊立新的口號下，把『傳統』和『現代化』對立了起來，把中國的文化傳統當作了『現代化』的敵人。」

任應秋先生 1982 年 8 月發表在《人民日報》的一篇文章中說：「中醫界通讀過《黃帝內經》的恐怕不到一千人。」這句話在當時引起過不小的非議，但是絕非沒有根據。如果人們在長期的敵對文化心理下對待自己的傳統文化，甚至連自己也對傳統文化越來越缺少信心，那麼這顆「第一個人類文化高峰上的璀璨明珠」，也就光彩不再了。

2｜客觀實在與事物、物質

「事物」和「物質」這兩個詞，在中文語境裏既用於哲學，又用於自然科學，而且在日常生活中也為人們所常用。但是因為對這兩個詞的含義界定不嚴密，由此往往造成學科之間理解上的混亂或碰撞。而在我們討論中醫問題，又不免與形上、形下，原形、原質以及狀態、訊息、證候、變化、運動、結構等概念發生碰撞。所以這裏有必要就中文語境裏這兩個詞的含義，做一些討論。

這兩個詞，在近代哲學中的界定和使用就不一致。毛澤東在《矛盾論》中用的是「事物」。例如，事物發展的根本原因在於事物的內部，而不在事物的外部。他在《人的正確思想是從哪裏來的》一文中，又用的是「物質」。例如，物質可以變精神，精神可以變物質。按照中文翻譯的列寧著作，列寧給物質下的定義是：「物質是標誌客觀實在的哲學範疇，這種客觀實在是人們透過感覺感知的，它不依賴於我們的感覺而存在，為我們的感覺所複寫、攝影、反映。」顯然，「客觀實在」是這一定義項裏的核心詞匯。但是，若以「客觀實在」來定義「事物」，明顯比定義「物質」更為準確、更為嚴密然，而恰恰相反的是，列寧在這裏的定義項是「物質」，而不是「事物」。

受列寧定義的長期影響，「事物」一詞似乎已經不肯為近代哲學所接受了。例如，在 1939 年出版的《簡明哲學辭典》以及我國近來出版的幾本哲學辭典中，均看不見「事物」一詞的影子。這是值得哲學最高度注意的。

對於「客觀實在」，這裏需要進一步從以下五個方面，做一些說明。

第一，在中文翻譯的亞里斯多德的《形而上學》中，所稱的「萬有」，在中國的儒家、道家那裏稱為「萬物」。「萬有」和「萬物」，指的都是一切的有、一切的物、一切的存在，當然都是「客觀實在」。儘管可以被人的認知能力所認識，只是「萬有」、「萬物」中有限的一部分，而且這一部分同樣不依賴人們的感覺而存在。所以這一部分同樣是可以用「有」、「物」、「存在」來理解的「客觀實在」。

第二，人的認知能力，包括感性認識和理性認識兩個方面。佛家講的眼、耳、鼻、舌、身、意六根中，前五者是感官，即感性認識之所在，後一者的「意」，是理性認識之所在。由六根所認知的色、聲、香、味、觸、法，無疑都是「客觀實在」。由此可以說，感性認識和理性認識的「客觀實在」，都應劃歸於「物質」的範疇。當然，這裏所說的理性，絕不是隨心所欲了。所以決不能為任何「唯心」、「臆想」之說所混淆。

第三，當今哲學上常說，時間和空間是物質世界存在的兩種形式。與這一說法相似的，還有一種習慣說法，即客觀世界不是運動著的物質，就是物質的運動。把這兩個說法合起來理解「客觀實在」，那就是，講空間則不能不注重結構形式，講時間則不能不注重運動形式；論結構形式則必須追究物之質，論運動形式則必須追究物之變。所以，空間意義上的結構形式的物之質，時間意義上的運動形式的物之變，也都是「客觀實在」，也都屬於「物質」的範疇。

第四，由於運動形式下的物之變，反映在人們認知中的，即變化著的訊息、狀態及其過程。所以聯繫以上討論，這裏可以這樣概括：有形有質之物，是客觀實在；運動著的訊息、狀態，也是「客觀實在」。

第五，回過頭來再看中文語境裏「事物」和「物質」這兩個詞時，「事物」的內涵顯然要比「物質」大。所以我們認為用「事物」一詞來表征「客觀實在」，要比用「物質」一詞更為恰當、更為合理。

基於以上五點討論，聯繫到哲學是關於自然、社會、思維的一般規律的高度概括，是形上性的學問。自然，上述一切的「客觀實在」，是哲學的研究對象。從這個意義上來說，「事物」這一詞，應屬於哲學、形上學中表徵「客觀實在」的專用名詞。

與此同時，「物質」這一詞，應作為化學領域的專用名詞，最為準確。為了使沉溺於物質世界裏的人們，能更深地理解這一觀點，以下我們再從四個方面，談一下我們對「事物」和「物質」這兩個詞，做新的界定的理由。

第一，化學研究的是微觀水準上的物質結構。

第二，當研究的目標和方法鎖定在「追究」微觀的結構及功能時，人們對微觀結構在時間意義上的運動形式，自然不太關注了。

第三，對於化學研究微觀水平上的物質，如果換一個角度從「原形」與「原質」的原理來看，化學物質是「原質」而非「原形」。所以，不大關注時間意義上的運動形式，也正是研究化學微觀結構的一種必然。

第四，基於以上三點，如果用「物質」一詞來表徵形上學和哲學的研究對象時，則「事物」意義上的許多客觀實在性，自然被物理學、化學的觀念和方法拒之於門外。這一點，無異於把理性思維的對象，人為地閹割了。這當然是十分有害的。

這裏需要說明，「事物」和「物質」這兩個名詞的界定與使用，本來是哲學和自然科學領域應當研究與思考的問題。本文無意討論這兩個名詞的定義。哪怕這兩個名詞的界定與使用不嚴密，只是與翻譯有關的中文語境裏的一件小事，也同樣需要哲學和自然科學界加以研究、澄清。

然而，中醫界需要注意的是，「事物」和「物質」兩個詞的界定與使用不規範的問題，事實上早已引發為與中醫存亡攸關的大問題了。

第一，文藝復興以前人類長於形上的研究，文藝復興以後人類長於形下的研究。從文藝復興到現在，物理學、化學已經把人類推向了「物質時代」、「器的時代」。在這種時代裏，人類不僅對「形的時代」冷落了，而且往往習慣於用物理學、化學的觀念和方法來界定、解釋一切事物的客觀實在性。這一切裏，顯然包括「形的時代」、「事的時代」。這就在一定程度上把客觀實在扭曲了，「唯物論」事實上淪落為「機械唯物論」、「化學唯物論」，哲學家也因此而陷入了迷惘。16 世紀，西方哲學之父笛卡兒的物質、精神二元論學說的出現，正是這種迷惘在哲學上的表現。

第二，人類在「物質時代」、「器的時代」的成功，推進了西醫的發展，但也使西醫走上了極端。例如，生物學中試圖把生命運動形式歸結為物理——化學運動形式，用物理——化學規律取代生物規律……20 世紀的還原論者把生物學規律還原為分子運動規律，甚至把人類活動還原為低等動物的反應，再把這些反應還原為物理——化學過程。在中國，醫學界又將上述觀念和方法引入中醫研究，直接導致了近代中醫的斷裂和迷失。數十年來，凡是抱定西醫的觀念和化學至上信條的人，始終執著地要為中醫「找到物質基礎」。這裏的「物質基礎」，就是以「物理——化學過程」

所能解釋的還原論意義上的存在。

而中醫所研究的「狀態及其運動、變化」，即形上意義上的「客觀實在」，不言而喻地被「物理——化學過程」所承認的「物質」，排除於科學大門之外。用系統論的語言來講，狀態是運動、變化著的訊息。它是有形有象，真實不虛，可以由望、聞、問、切的感性認識所認知，可以由人的理性認識去思維的。然而這種無可懷疑的客觀實在性，至今仍因「物理——化學過程」的物質觀而受到質疑。

第三，20 世紀後半葉系統科學的出現，帶來了我們對周圍世界成分的新看法：世界由物質和能量組成的概念，已經讓位給世界由能量、物質和訊息三種成分組成的新觀念。這個新觀念的真正意義，是人們改變了文藝復興以後重空間、輕時間的傾向，開始走向了對事物存在的空間、時間形式的雙重關注，開始走向了文化科學多元並存、共同繁榮的新時代。美國社會學家阿爾溫・托夫勒在其《第三次浪潮》中指出：「第二次浪潮文明特別著重提高我們把問題分解成各個部分的能力，而對把各個部分重新綜合的能力，卻很少予以鼓勵。」他講的「第二次浪潮文明」， 即文藝復興以來的「物質時代」、「器的時代」。而當代系統科學的出現，實際上是人類對「物質時代」、「器的時代」的超越，對「形的時代」的回歸。這無疑是令中醫倍感興奮的。儘管，由於一百多年來物質至上、化學至上、西醫至上這一類習慣觀念的頑固影響，中醫的研究與發展，至今仍不能回到自身內在的科學規律上來。然而中醫界應該看到，曙光就在前頭。

在討論「事物」與「物質」這兩個概念的時候，使我們聯想到王穎先生在《混沌狀態的清晰思考》中的一段話：「當學者們研究單個的人，單個的生物，單個的細胞時，實際上只考察了這一事物的一半，並且只是並不太重要的一半。」所以，只有把中醫視野中社會屬性的人、自然屬性的人、精神情志屬性的人、活的整體狀態屬性的人，用一般系統理論的觀念視為一個開放的、複雜的巨系統時，比「並不太重要的一半」更為重要的另一半的人，才會真正體現出它在人類醫學中的重要地位。這「另一半的人」，就是「原形」的人。用自然科學裏物理學、化學的「物質」觀，把中醫研究的對象排除於客觀實在性之外，連「原形」的人也不要了，那當然是行不通的。

這就是我們在這一節裏，對「客觀實在與事物」進行專題討論的真正原因。至於「事物」、「物質」這兩個詞的定義，還要由哲學與自然科學界進一步討論來界定。

3｜人是機器又非機器

人是機器的觀念，是在還原論的驅動下，用機械原理說明動物運動的一種習慣。西醫的外科手術，面對的是構成人體的組織、器官，所以講「人是機器」，並非完全沒有道理。但是，如果從外科手術縫合以後，人的自然修復癒合來看，講「人是機器」就不恰當了。假如今天縫合的不是人體組織、器官上的傷口，而是兩片失去生物特性的木板，不妨想一想，它們能夠癒合、生長在一起嗎？如果器官移植手術中不存在排異的問題，而是任憑把什麼人、什麼動物的器官都可以拿來縫合上去，人豈不可以永生了嗎？這兩個例子，正說明以下幾點道理。

第一，機器是人製造的，非生物的用器；而人是因著

「天地之氣生、四時之法成」的生物。這兩者不可同日而語。

第二，用托馬斯・阿奎那的話來講，人是「能自立存在及不必仰賴他物而存在」的「自立體」，而且是世界上最複雜、最龐大、與天地相比擬的「自立體」。

第三，從「現實」與「潛能」的關係來看，「人是機器」之說所重視的是人的「現實」的一面，忽視了人的「潛能」的一面。人有巨大的自我修復的潛能，這正是中醫最為關注的。從這個意義上說，中醫可謂是研究、認識，進而發揮、維護人的潛能的醫學。

這裏還需要進一步強調，人的巨大自我修復的潛能，亦即人的「生生之道」。它主要體現在兩個方面。

第一，人的巨大的自我修復的潛能，是天地之道所賦予的潛能。人道與天地之道相通，人只要遵循天地四時之道，就會在很大程度上收到增進、維護人的生命之道的效果。如《黃帝內經》中說：

陰陽者，天地之道也，萬物之綱紀，變化之父母，生殺之本始，神明之府也，治病必求於本。（《素問・陰陽應象大論》）

陰陽之變，其在人者，亦數之可數。（《素問・陰陽離合論》）

四時陰陽者，萬物之根本也，所以聖人春夏養陽，秋冬養陰，以從其根，故於萬物沉浮於生長之門……逆之則災害生，從之則苛疾不起，是謂得道。（《素問・四氣調神大論》）

春生夏長，秋收冬藏，是氣之常也，人亦應之。（《靈

樞·順氣一日分為四時》）

天地之間，六合之內，不離於五，人亦應之。（《靈樞·陰陽二十五人》）

人之合於天道也，內有五藏，以應五音五色五時五味五位也；外有六府，以應六律，六律建陰陽諸經而合之十二月、十二辰、十二節、十二經水、十二時、十二經脈者，此五藏六府之所以應天道。（《靈樞·經別》）

第二，人的巨大的自我修復的潛能，也來自於人的自身。人體陰陽氣血、五臟六腑平衡協調，則標誌著這個人是中醫所說的「常人」。常人也就是自我修復潛能健旺之人。人若能經常、持久如此，便是健康、長壽之人。假若一個人自我修復潛能一時不濟，便隨即變為病人。若以藥物的作用幫助其陰陽氣血、五臟六腑恢復平衡協調，便是增進、恢復、維護了人體自我修復的潛能。於是，這個病人就會重新回到健康狀態。如《黃帝內經》中說：

正氣存內，邪不可干。（《素問·刺法論》）

恬淡虛無，真氣從之，精神內守，病安從來。（《素問·上古天真論》）

志意和則精神專直，魂魄不散，悔怒不起，五藏不受邪矣。寒溫和則六府化穀，風痺不作，經脈通利，肢節得安矣。此人之常平也。（《靈樞·本藏》）

陰平陽秘，精神乃治。（《素問·生氣通天論》）

外無勞形之事，內無思想之患……形體不敝，精神不散，亦可以百歲。（《素問·上古天真論》）

亢則害，承乃制，制則生化。（《素問·六微旨大論》）

謹察陰陽而調之，以平為期。（《素問·至真要大論》）

再如《傷寒雜病論》亦說：

陰陽自和者，病自癒。（《傷寒論・辨太陽病脈證並治》）

若五臟元真通暢，人即安和。（《金匱要略・臟腑經絡先後病脈證第一》）

以上論述可以看出，中醫既遵循天地之道，又遵循人的自身生存之道，把保持、維護、調理、恢復人自身的巨大的自我修復的潛能，作為其防病、治病的根本出發點和目的。與西醫「人是機器」的觀念相比，中醫從一開始便超越了機械唯物論的窠臼。

所以我們完全有理由說：人貌似機器而實非機器。這不是一種信念，而是一條原理，一條中、西醫都必須遵循的基本原理。西醫生物醫學著重研究了人貌似機器的一面，中醫則著重研究了人不是機器的另一面。從這個意義上講，中醫與西醫必須並存，而且中醫絕不能丟。

4｜還原論裏不見人

前面提到了人的七種屬性，也提到了形上、形下二重性的人，這些都是從人的相關屬性上講的。人類醫學的任務，是防病治病，延緩衰老；人類醫學的研究對象，是人的生命及其過程。所以就人的生命而言，只有活的整體狀態的人，才代表著生、長、壯、老、已變化過程中的，全部生命意義的人。這也就是原形的人，自立體的人，開放的、複雜的、巨系統的人。

然而還原論手下的人，不論組織、器官水平上所見到的，還是細胞、分子水平上所見到的，都是關於人形而下這一方面的屬性而已。也就是人的原質，或者組成人身整體的「部分」意義上的屬性。所以作為活的整體之人的細胞、分子來說，也只能代表活的整體之人的一部分屬性。但是人的細胞，人身上的分子，並不能代表整體之人意義上的其正的人。因此說，「還原論裏不見人」。

在這裏，需要進一步說明，西醫生物醫學在當今的發展中，明顯存在有以下四個不容忽視的問題。

第一，當對人體的結構一步步地研究到分子水平的時候，直觀上看，西醫對人的認識越來越深入；本質上看，其研究的對象離活的整體的人越來越遠；仔細地想，其研究的對象反而與一般動物甚至單細胞生物的相似性越來越近。

第二，科學研究的真正意義，在於「見果而知因」。即透過感官所見的事物運動、變化的現象，經過人的理性認識能力而揭示其現象背後的本質。所以愛因斯坦強調說：「因果律非存在不可。」而西醫在組織器官、細胞、分子水平上的種種實驗研究，主要是人們藉助物理、化學手段使自己的感官「延長」之後，對相應水平上所見的現象及其相互關係，所做的證實和解釋。這裏需要特別指出：不論「宏觀」、「微觀」，其實都叫做「觀」。就是說，人的感官直接見到的，和依靠儀器使人的感官延伸以後所見到的，都是表象。只是因為是不同層次上的表象，才出現了「宏觀」、「微觀」之說。所以從認識論而言，「微觀」所見到的，仍然是「果」，而不是「因」。只有透過現象以理性思維的能力認識到本質之後，才稱得上「見果而知因」，也才算得上真正意義上的科學。近代的人們常常把微觀的所見稱之為生命的本質，這就把感官認識與理性認識的關係混淆了，顛倒了。這當然是不對的。

早在 1924 年的時候，學者羅志希先生在其《科學與玄學》一書中先聲奪人地指出：「近代科學界對於科學觀念的大進步，就是認定科學的性質是『描寫的』(Descriptive)。」這一觀點，其實是歐洲許多科學哲學家的見解。他的所謂「描寫的」真正意思，是對人的感官延伸以後所見現象的解釋。從「見果而知因」，即徹底揭示現象與本質之間全部、必然聯繫的意義上說，近代還原性科學還只能說是描寫的。

可見，西醫在組織器官、細胞、分子水平上，對相應水平所見的現象及其相互關係的解釋，哪怕是經過一次次實驗被證明的解釋，至今仍然是「描寫的」。這種「描寫的」是「微觀」所見，仍然是「果」，而不是「因」，仍然是表象，而不是本質。

同樣按照羅志希的觀點，如果說近代人喜歡用「科學」二字的話，那麼西醫的生物醫學至今仍然是「描寫的」科學。因為它並沒有從組織器官、細胞、分子等水平與活的整體人的相互聯繫中，沒有從因果關係的意義上，說明還原之下的各層次與整體人之間的全部、必然的本質聯繫。

第三，西醫在此基礎上研製的，作用於細胞、分子靶點上的化學藥品，其毒副作用越來越突出，治療作用卻越來越低。在當今的西醫臨床上，60% 以上的內科疾病，沒有針對病因的特異性藥物。所以整個西藥治療的水準，必然越來越趨向於「治標不治本」的對症治療。比如，作用於降血壓、降血脂、降膽固醇、降血糖、降轉氨酶、利尿、退熱、止痛、鎮定、安眠、解痙、抗憂鬱、抗過敏、抗休克、抗胃酸、助消化、化痰、止咳、止血、平喘的藥物，以及各種激素、維生素等，皆是臨床中使用最廣泛的對症治療的藥物。至於抗生素、抗病毒類藥物，其出發點是典型的「外因論」觀點，所忽視的恰恰是活的整體之人的自我修復的潛能。

第四，當代西醫關於生物——心理——社會綜合性醫學模式的提出，世界範圍內重視傳統醫學呼聲的高漲，已經為人類從兩個不同角度提出了一個共同的問題——西醫生物醫學，存在著自身不可克服的局限性。

基於上述，我們可以提出以下觀點。還原論把人已經切割得支離破碎了；在不斷地切割之中，越來越暴露了西醫生物醫學自身的局限性。在這一方面，國外的西醫已經在覺醒中、改進中。如果中國仍然把還原性方法作為中醫與西醫共同的、唯一研究方法，那顯然是不明智、不科學之舉了。

5｜重新認識陰陽五行

20 世紀裏，在中醫陰陽五行學說的存廢問題上，中國文化界和醫學界曾有過多次討論。而每次討論的背後，都矗立著來自近代社會意識形態的，「放之四海而皆準」的標桿。在全盤否定中國傳統思想文化，尤其在否定《詩》、《書》、《易》，否定《老子》以及一切儒家學說的氛圍中，每一次討論都是由一個預定在先的「廢」字為主導。所以，這就使每一次的所謂討論，留下了每一次的遺憾。

20 世紀 30 年代，圍繞東西方文化科學的關係問題，文化界曾出現過一場爭論。爭論的一方以張君勱為代表，另一方以丁文江為代表。這一場爭論，後來被稱之為「科學與玄學」之爭。雖然歷時不長，在國內外影響卻很廣。

科學與玄學的問題，其實是中國在近代文化整合（即

「新文化運動」）中，一個至關重要、甚至根本性問題。說到底，這是關係到傳統與現代、東方與西方文化科學之間是並存還是敵對、相斥的問題；是關係到中國近代文化整合能否成功的，與國家命運前途連在一起的大問題。本來，玄學指的是「玄而又玄，眾妙之門」的道、德、理、氣、太極、陰陽之學。亦即關於萬物生成、變化原理的形上性的大學問，是中國傳統文化最重要的部分。

遺憾和不幸的是，爭論的兩方面說了許多玄學、科學，卻始終不曾詮定玄學與科學之意義與範圍。最終在沒有爭論明白什麼是科學，什麼是玄學的情況下，徒留下「中學為體、西學為用」，「中學為體、西學為用」這樣兩個立場相反、含義不明的空洞「口號」。而且這兩個「口號」曾多次淪為學術和政治上相互無情攻擊、打擊的棍子。東西方文化與科學在中國近代的整合與重構，終因科學與玄學的概念不清，而宣告失敗，直至今日來能實現。

隨著西學日昌，中學式微，「玄學」二字完完全全變成了貶義詞。道、德、理、氣、太極、陰陽之學，是中國傳統形上學的代表，從此長期包圍在種種非議之中。在這期間，接受過西方文化科學知識的嚴復、章太炎、胡適、魯迅、郭沫若等人，曾以個人對西方近代科學的感覺（而且完完全全的主觀感覺），以「大人物」特有的霸氣，發表過許多對中醫陰陽五行學說無端的評判。促使中醫因為陰陽五行學說而戴上封建、迷信、落後、糟粕的帽子；並因為大人物不負責任的主觀臆斷，漸漸地演變為平民百姓的習慣與偏見。

同樣在 20 世紀初期，醫學界以余云岫為代表的一班人，痛詆陰陽五行、十二經脈、五臟六腑之妄。並把矛頭直指陰陽五行，認為靈素全書，其為推論之根據，演繹之綱領者，皆以陰陽五行為主。故陰陽五行之說破，而靈素全書，幾無尺寸完膚。批評余云岫觀點的楊則民，則以馬克斯主義哲學解釋《黃帝內經》。他的《內經之哲學的檢討》，是第一部用唯物辯證法研究《內經》的力作。他認為，陰陽是用以概括宇宙間相互對立的事物性質的，而非迷信的代名詞。同時陰陽之間還有相消、相生、相互轉化的關係。而五行之間有變動不居、矛盾破壞、彼此關聯、對立、揚棄等五種含義，皆為辯證法之含義，徵之自然與社會而可信者也。

這其實並非陰陽五行學說的本意與其說楊則民是用唯物辯證法研究《內經》的第一人，不如說他是以近代社會意識形態中「放之四海而皆準的主流標桿」解釋《內經》的第一人。20 世紀 50 年代以後，楊則民的觀點被新成立的中醫院校中醫基礎理論教材廣泛引用，發展為用「意識形態主流標桿」解釋中醫陰陽五行學說的權威藍本。今天看來，近代中醫的遺憾和不幸，就在於此。

問題的核心不在於馬克斯主義哲學本身，而在於中醫陰陽五行學說，是否完全建立在馬克思主義哲學基礎之上。或者說，馬克斯主義哲學，是否包含了陰陽五行學說的所有方法論內容。正因為馬克斯主義哲學被視之為「放之四海而皆準」的真理，所以各版中醫教材不可辯駁地在陰陽五行學說之前，冠上了「樸素唯物論」、「自發辯證思想」的定語，以示自謙不及。

然而從「樸素」與「自發」的字面含義來看，其中至少包含著落後、過時、不成熟的意思。所以，中醫從此固守著「唯物辯證」一說，並將自己定格在「樸素」、「自發」句下。

這期間，很少有人敢於越雷池半步，對於中醫的陰陽五行學說中到底包羅了哪些方法論的內容這一核心問題，運用馬克斯筆者所倡導的實事求是的科學態度，去研究，去思考。

20 世紀 50 年代以後，陰陽五行學說又經歷過幾次被廢除、摒棄的危機。1974 年，當「文化大革命」正如火如荼地席捲全國的時候，著名中醫專家岳美中先生面對廢除陰陽五行的呼喊，一針見血地以「評論五行學說，先要懂它」為題，在《中醫雜誌》（當時名為《新醫藥學雜誌》）上發表了一篇短文。他勸告人們要首先研究、了解四個問題：第一，它的起源和演變；第二，它是如何引用到中醫中來的；第三，是如何說明臟腑的生理功能與相互聯繫的；第四，是如何說明病機轉歸的。

這才平息了那一次廢除、摒棄的危機。

在任何一門科學中，一種學說的存與廢，本來是該學科精英們共同關切的學術問題。而岳老先生冒天下之大不韙，苦口婆心所呼籲的，竟然是以教導小學生的語氣，提示著「先要懂它」這一類入門性的基礎問題。不懂陰陽五行，卻一次次大談陰陽五行的存廢，數十年來如此，而且今日亦然。這就是歷史的見證，見證著這一時期學術的脈搏及其水準。這一事實，與其說是岳美中之大遺憾，倒不如說是中醫學之大不幸！

不過，歷史對中醫總是負責任的。當代大陸外許多中醫專業以外的知名人士，在中醫方法論問題上，往往比業內人士們顯得更富有敏感性和大智慧。

18 世紀，德國哲學家萊布尼茨關於數學二進制的發現，得濟於他對《周易》的研究。他在寫給德雷蒙的信中，高度頌揚了伏羲氏「不可思議的發現」，並激動地寫道：「我之不可思議地發現，即對於理解三千餘年前中國最初的君主且為唯一的哲學家伏羲的古文字秘密的發現，對於中國人來說實在是可慶幸的事情，應該允許我加入中國籍吧！」

美國數學家理・查德 1956 年提出模糊數學時，無疑受到了數學二進制的啟示。追根尋源，模糊數學的原理也與中國的陰陽理論不謀而合。因為中醫陰陽學說中，本來就包含著模糊數學的思想、方法及應用。

系統論產生的一個重要原因，從科學發展史的眼光來看，恰恰是近代分析性研究方法在科學技術領域的局限性。20 世紀，系統論的創始人貝塔朗菲認為，為了理解一個整體或系統，不僅需要了解其各個部分，而且同樣還要了解它們之間的關係。尤其是對於生命，除了某些單個的過程以外，有生命的系統不是處於真正的平衡態的封閉系統，而是處於穩態的開放系統。所以他在表述「最佳自穩態系統」時所畫的模式圖，與中醫概括五行生剋關係時常用的五角星樣子的模式圖，不期而遇的驚人相似。

當代「耗散結構理論」的創始人——比利時物理學家普利高津在總結其科學成就時指出：當代科學正經歷著一場革命，人們注意的焦點正從「實體」轉移到「關係」、「訊息」、「時間」上來。他強調：中國傳統的學術思想是著重於研究整體性和自發性，研究協調和協同。現代科學的發展，更符合中國的哲學思想。

我們正站在一個新的綜合、新的自然觀的起點上。也許我們最終有可能把強調定量描述的西方傳統，和著眼於自發組織世界描述的中國傳統結合起來。而這種「新的綜合」的方法，與中國的陰陽五行學說驚人的一致；他所指的「自發的組織世界」，也莫過於與天地一樣複雜的人。

美國學者 R.A.尤利坦，在 1975 年《美國物理學雜誌》上說：「現代自然科學思想大廈不是西方的私產，也不是亞里斯多德、歐幾里德、哥白尼和牛頓的領地，這座盛譽的建築物也屬於老子、鄒衍、沈括和朱熹。我們不能說中國本土的科學倘若獨立發展下來將會演化成什麼樣子。但是，我們可以說，當今科學發展的某些方向所顯露出來的統一整體的世界觀的特徵，並非同中國傳統無關。完整地理解宇宙有機體的統一性、自然性、有序性、和諧性和相關性，是中國自然哲學和科學千年探索的目標。」

美國物理學家，《轉折點》一書的作者弗里喬夫・卡普拉說：「這種還原的態度根深蒂固地滲透到我們的文化之中，以至於經常被看做是科學的方法。其他的科學也接受了這種古典的物理學的力學觀和還原論，把它看作是對實在的正確描述，並以此來改造自己的理論。」他認為：「中國把身體作為一個不可分割的、各部分相互聯繫的系統的概念，顯然比古典的笛卡爾模式更加接近現代系統方法。」他好像是批評中國的中醫研究人士，又好像是規勸和幫助中國人重樹信念、並指示方向。

控制論創始人之一，中國著名的錢學森教授多次說過：「人體科學一定要有系統觀，而這就是中醫的觀點。」西醫的思維方式是分析的、還原論的，中醫的思維方式是系統論的，中醫的思維方式更符合現代科學思維的發展方向。人體是一個開放的、複雜的巨系統，人體科學和醫學研究都需要系統觀點和系統方法，而這正是中醫的思維方式。

中國社會科學院哲學家劉長林在其《中國系統思維》一書指出：「整個中國傳統文化貫穿著統一的，與中醫相一致的系統思想。」他還在一次學術會議上，認真地向筆者推薦荀子和管子的書，認為對於了解中醫的思維方式，理解中醫的學術思想很有用處。

祝世納在《中西醫學差異與交融》一書中強調：陰陽五行學說是中醫系統思維的重要理論基礎。陰陽五行學說可追溯到河圖、洛書和《周易》，此後延續發展三千多年。中醫在《黃帝內經》中就把陰陽五行學說系統地醫學化，而發展為中醫的陰陽五行學說。認為用陰陽五行學說來研究和回答中醫的問題，歷史和現實都證明是正確的。

台灣東海大學鄺芷人出版的《陰陽五行及其體系》一書。書中深入研究了陰陽五行學說的起源和《黃帝內經》的有關內容，分析了貝塔朗菲《一般系統論》的思想。他第一次明確提出，陰陽五行作為「一般系統理論」的結論。

德國慕尼黑大學東亞文化研究所 M.波克特教授，是第一位嚴厲批評中國人背離陰陽五行學說的外國人。他指出：本質和內在的不平衡，是兩個醫學體系在方法論上的差異，造成了中國對中醫的歧視……一定的方法學和技術，需要一套與之相適合的常規標準。中國的科學，特別是中醫學，採用陰陽和五行作為常規標準，來達到定性標準的單義性。中國科學家反對使用陰陽五行作常規標準，正好像西方科學家禁止使用米制來表達定量陳述的單義性一樣荒謬。他還說：「就醫學而言，由於 19 世紀西方文明的衝擊，在中國人心靈上造成的模糊和麻痺，直到今天仍未得到克服，連一些中國的醫學家和政治家都沒有認識到上述事實……都是按照這種外來的教條主義和不合理的前提，發表議論和行事。都認為西醫是科學的，相反……沒有對中醫基本方法論和認識論進行研究。」因為他是一位有名的漢學家，所以說話、用詞，都頗有中國情調。尤其他直指「中國的醫學家和政治家」的批評，講得極為準確。連地地道道的中國人，也未必敢這樣直率和實事求是。

筆者在《中醫藥走向世界的若干理論問題》一文談到：「因為中醫的研究對象涉及生物、心理、社會、自然諸方面，又具有整體性、非特異性、動態性、訊息性等特點……就其研究方法而言……是直接運用哲學方法的同時（當然也包括形上學原理），著重運用了一般科學方法，即系統方法。」關於陰陽五行，當時是這樣說的：「中醫的陰陽五行學說，是與全面概括自然界、人類社會、人的大腦思維一般規律的哲學方法，和包括控制論、系統論、訊息論思想在內的系統方法，以及模糊數學、模糊識別等最新科學研究方法同軌的綜合性研究方法。」筆者的這些說法，是在上述學者們的思想、觀點基礎上，結合《黃帝內經》的理論實際，總結概括出來的。

在我們為國內外知名學者的真知灼見感到欣慰的時候，M·波克特教授的批評又一次使我們得到提示：中國是世界上最早的系統科學方法論的創始者；中國的中醫學是世界上運用系統科學方法論最早、最成功的學科。然而今天的中國人對陰陽五行學說的理解，實在太淺薄了。這是一個世紀以來，造成中醫方法論斷裂的癥結所在。所以在中國，尤其在中國的中醫界，虛心、認真、嚴肅、深入地重新認識陰陽五行，勢在必行。否則，將因為我們的無知和愚昧，徹底地毀掉中醫。這一危機其實已經臨頭了。只要我們不掩耳盜鈴、自欺欺人，相信不會將這一危機感視為危言聳聽。

馬克斯在肯定兩千多年前希臘文明時說過：「它仍然能夠給我們以藝術的享受，而且就某方面說，還是一種規範和高不可及的範本。」所以他反問道：「為什麼在它發展最完美的地方，不該作為永不復返的階段而顯示出永久的魅力呢？」在提出要重新認識陰陽五行的時候，馬克斯的這些話，更值得中國人深思。

6｜莫用還原說類比

19 世紀以來，是西方文化大量傳入中國，中國本土文化面臨著強大衝擊和挑戰的一個時期。這其中，也包括西方外來的分析（還原）性科學，向中國傳統的綜合（系統）性科學的衝擊和挑戰。西方文化大量傳入，必然推動著東西方文化科學的相互認同，促進著中國文化整體上的重新整合。生活在這一時期的文化、科學界，是責無旁貸的文化認同與重新整合的主體，共同承擔著這一艱巨的歷史使命和學術課題。

但是，由於中國 19 世紀以來不盡言表的種種特殊性和複雜性，中國文化、科學界在文化認同與重新整合中的主體地位，一次次地受到干擾。而且在這一歷史時期，已經從「西體中用」、「中體西用」的爭論，逐步轉變為崇洋媚外、重西輕中、全盤西化的思潮。並且此起彼伏，愈演愈烈，幾度爆發了「全面反傳統」、「破舊立新」的文化顛覆。這就使一百多年來的文化認同與重新整合，充滿曲折和苦澀。尤其在中醫的生存與發展上，更增加了幾分不幸和悲哀。

其實 20 世紀的西方世界，也同樣經歷了一次重大的文化認同和文化重新整合。50 年代以來系統科學的問世，標誌著西方的科學在高度分化的同時，又出現了高度綜合的趨勢。這即標誌著新興的綜合（系統）性科學，向西方原有的分析（還原）性科學的衝擊和挑戰。但是，同樣是兩類文化科學之間的衝擊和挑戰，西方卻沒有像中國 19 世紀那樣，以丟掉原有的傳統文化科學為代價的苦澀或不幸。在此之後的二三十年裏，綜合與分析（或者說系統與還原、形上與形下）科學之間的相互認同和有機組合，一步步地促使西方世界走向文化科學多元並存、共同繁榮的新時代。

起初，當新興的綜合（系統、形上）性科學尚處於萌芽階段，需要得到社會認同的時候，學術發展的這一傾向便迅速得到了西方科學界與哲學界的廣泛關注。

第一，西方社會最早提出了反對近代科學主義的問題，從而削弱了把近代物理學、化學作為一切科學的至上信條和唯一標準的做法。比如，德國近代著名的哲學家叔本華在其《自然界中的意志》一書的開頭，便警告人們一種庸俗唯物主義的危險。他說：「連生命都被否認了，有機界被貶低為化學力的一種偶然的遊戲。應該告訴這些坩堝和曲頸瓶先生們，純粹的化學確實可以造就藥劑師，但絕不能造就哲學家……那些學過他們的化學，或物理學，或礦物學，或動物學，或心理學的，但除此之外對世界上的事情一無所知的人，把自己吹捧為世界的詮釋者。其實是庸俗淺薄的唯物論者，或化學唯物主義。」

19 世紀末，反對近代科學主義，喚起近代科學是「描寫的」，還有幾位有哲學批判精神的哲學家，如柯克霍夫

（Kirchhoff）、馬赫（Mach）、彭加勒（POincare）、皮爾遜（Pearson）、休謨（Hume）等人。而在中國，如此有遠見和批判精神的哲學家，至今似乎還沒有看見過。

第二，在當代的西方，包括《第三次浪潮》、《大趨勢》、《轉折點》在內的許許多多科學哲學著作的出版，無疑為綜合與分析兩類科學之間的相互認同，為人類文化科學的多元並存和共同繁榮，發揮了積極的推動作用。尤其是當代美國著名的科學哲學家庫恩的《科學革命的結構》一書，在不同理論之間「不可通約性」觀點的深刻論述，對於我們討論中、西醫之間的相互關係，反思中醫的生存與發展問題，更有指導意義。

對於庫恩在其書中談到「範式」這樣一個新的、核心概念的理解時，劉鋼用了一個很通俗的例子解釋說：「一隻小雞破殼而出，環顧四周，啾啾叫著道：『哎喲，範式轉移了』！」因為小雞所看到的對象與小雞認識對象的方法完全不同了、改變了。自然，它與蛋殼之中所得出的認識或結論也不同。這就叫「範式轉移了」。

所以庫恩說：「學科革命就是範式的改變，而範式的改變主要表現就是世界觀的改變。」他所說的範式的改變，就是科學研究的方法論的改變，由分析到綜合（**或者由還原到系統、由形下到形上**）的改變，也首先反映在人們觀察世界方式、方法上的改變。接著庫恩又說：「範式的改變的確使科學家對他們研究所涉及的世界的看法不同了……科學家所面對的是一個不同的世界。」他舉例說：「如果用馬克斯主義者的語言表達，那就是：立場不同，世界觀不同，看問題的方法就會不同，所以對什麼是問題，什麼是問題合適的解決辨法的看法，就會有截然相反的態度。」正是由於兩個理論之間的範式改變了，庫恩認為：「從科學革命中出現的常規科學傳統，與先前的傳統不僅邏輯上互不兼容，而且兩者在實際上是不可通約的。」他還進一步強調指出：「不可通約性就是不可翻譯性。」庫恩的這些話，引起了科學界的高度重視。對於打破以近代還原性科學霸權為核心的近代科學主義，對於喚醒人們理解不同範式科學之間的關係，無疑是理論上的重要貢獻。

從庫恩的理論，聯繫我們在前面的討論：中、西醫的研究對象不同，研究方法（亦即範式）不同，概念範疇體系不同，所以這兩種醫學理論之間，相互不可通約，也不可翻譯。儘管中、西醫的服務對象或目的雖然都是人，但是這與中、西醫的研究對象、範式和表述理論的概念（範疇），是完全不同的兩回事，不能把兩者混為一談。

按照庫恩的理論，中、西醫兩者在理論上是共存、共榮的並列關係，不是相互取代、詮釋、驗證、合二為一的關係；兩者在醫療實踐上是合作、配合、互補的關係，而不是排斥、對立、不可配合的關係。

20 世紀 50 年代以來，在「把中醫中藥的知識和西醫西藥的知識結合起來，創造中國統一的新醫學、新藥學」的號召下，中、西醫之間的相互認同，被迫地走進了一個誤區。這個誤區，是四方面因素形成的。其一是缺少自知，其二是獨尊西醫，其三是重用輕學，其四是盲目規定。這四方面因素會合為一個核心——要用西醫的還原性方法，把屬於並列關係、不可通約關係的中、西兩種醫學統一起來。而且把這一誤區，美其名曰的稱為「創造新醫藥學」。

所謂「缺少自知」，即中醫工作者對中醫所研究的對象——證候的客觀真實性產生了懷疑；對中醫的方法論——陰陽五行學說喪失了自信。這便從根本上動搖了中醫工作者對中醫理論的信念。所謂「獨尊西醫」，即一百年裏，支撐西醫的還原性研究方法始終是社會上評價醫學的至上信條。所以，用西醫的研究方法、理論模式把中醫統一過來，在人們看來，似乎是順理成章的事。所謂「重用輕學」，是廣大民眾對中、西醫的需求，被醫學界的科學幼稚病和實用主義偏見簡單化、庸俗化了。

「以用代理」、「以干代學」、「視技術為科學」，成為認識中、西醫關係的普遍現象。也成為創造新的「中西醫結合學」的決策依據。所謂「盲目規定」，即以最高行政領導者個人意志的形式，把創造「中西醫結合學」變成了金科玉律。直到今天，這一金科玉律仍然嚴重干擾著國家《憲法》中「發展現代醫藥和我國傳統醫藥」的規定，干擾著新時期「中西醫並重」衛生工作總方針的貫徹落實。

在當代違背「不可通約性」、「不可翻譯性」原理，曲解中醫的理論、概念，主要表現在以下兩方面。

第一，主觀地曲解中醫基礎理論。有的把中醫定位為經驗醫學，有的用替換概念的做法，把中醫的理論混同於西醫。

把中醫定格為經驗醫學，由來已久。提出這一說法的，是 20 世紀初學習了西方還原性科學的一些文化人以及對中醫知之甚少的一些西醫人員。直到 20 世紀 90 年代初，在大陸開展「全國老中醫藥專家學術經驗繼承工作」時，仍然把繼承工作的重心放在「經驗」二字上。當代老中醫藥專家真正的可貴之處，是他們對中醫基礎理論全面、深刻的理解。他們首先是「究天人之際、通疾病之變、循生生之道、謀天人合德」的理論大師，才會在辨證論治中取得卓越的、常人所不及的治療效果。所以搶救老中醫藥專家學術的重點，應是他們的醫學信念，他們的治學方法和他們的臨床辨證技能。片面地注視於治療經驗，就意味著對中醫科學理論的忽視；主觀地認為中醫是經驗醫學，就意味著否認中醫理論的科學本質。近年來，有一些認為中醫是一種文化現象、是一種技藝的說法，認為中醫基礎研究要提出新假說的主張，也是經驗論的一種翻版。其共同之處，都是不認識或者不承認中醫理論的科學本質。

透過替換概念而把中醫的理論與西醫的理論相混淆，已經成為當代的一種普遍現象。最常見的手法是以「大體就是」、「相似」、「基本相同」等一類模稜兩可的詞語，把中醫的概念（範疇）附會、等同為西醫的概念（範疇）。季鐘甫編寫的《現代中醫生理學》一書，是這種「思路與方法」的代表作。如季氏說：「中醫脾胃的功能，大體就是現代醫學生理學中消化道的生理功能。」從邏輯學上看，這裏的「大體就是」，同樣可以視為「大體就不是」。 用不著再舉例，這就是一例典型的替換概念的邏輯錯誤。如果把這一典型的例子進一步加以剖析，那就是：其一，中醫的模擬概念與西醫的具體概念之間是不可翻譯的，當然不可能「大體就是」。其二，即使出於望文生義的想象，中醫脾的主統血、主肌肉、主四肢、主升清、開竅於口、其華在唇、在液為涎；其屬土、色黃、味甘、性濕，應於長夏、在志為思、在聲為歌；生我者心、我生者肺、尅我者肝、我尅者水；脾為陰土、胃為陽土等，在西醫的消化道裏，也無法找到相對應之處。其三，如此之多的「脾胃功能」，被遺棄在大體就是現代醫學生理學中消化道的生理功能之外，同樣是不認識或者不承認中醫理論的科學本質的具體表現。

第二，先把中醫的概念、範疇拆散，變為不相關聯的只言詞組，是主觀的曲解中醫基礎理論的又一常見做法。

中醫的心、肝、脾、肺、腎是中醫理論體系中的基本概念，即範疇。它由一組類比概念集合而成，反映著每一藏象與天、地、人各個方面的普遍聯繫及其屬性特點。這裏仍以脾胃為例，做一些說明。脾胃的陰陽屬性、功能所主、與天地四時五行的關係、與自身形體關竅的關係、與其他臟腑生尅乘侮的關係等，構成了脾胃這一範疇的全部屬性及其相互聯繫。其中的任何一項內容，只可以在脾胃這一範疇的前提之內去理解、去解釋，全部屬性及其相互聯繫，才反映了脾胃這一範疇的完整、本質的特點。所以，當把脾胃這一範疇下所包括的各項內容拆散，使其成為一個個孤立的語詞之後，由這些語詞所表述的相互之間的內在聯繫便隨之消失了。這就意味著脾胃的本質特點，由此而不復存在了。

以往的科研課題裏，用還原性方法研究某一藏象之中，某一個類比性詞語所指的某一方面內容，可謂相當普遍。比如，脾主肌肉的研究，心主血脈的研究，就是常見的例子。其實，當這些科研課題選題之前，人們的思維就已經不知不覺地走過了一個替換概念的過程，把脾所主的肌肉，曲解為西醫的肌肉結構、功能以及運動、營養等概念；把心所主血脈，曲解為西醫的心血管、血液循環等概念。這種情況與前面所講的脾胃的功能，大體就是現代醫學生理學中消化道的生理功能一樣，都是在沒有進行所謂的科研之前，就在替換概念中把中醫的理論曲解了、丟掉了。

這裏不能不讓人懷疑：如果相信季氏的「大體就是」，不就說明中醫的概念、範疇可以與西醫相重合了嗎？既然中醫的基礎理論與西醫相重合，中、西醫之間只要做一些詞語上的整理加工，豈不就達成合二為一了嗎？如果由替換概念便可以實現「中西合流」，創造「中西醫結合學」的立足點和必要性又何在呢？如果中醫基本理論的概念、範疇可以望文生義地釋為西醫的某些組織、器官的功能，人們主觀標榜的「中西醫結合學」到底結合了中醫的什麼呢？如果「中西醫結合學」只是結合了一些中醫的治療經驗，那麼在科學領域裏，經驗與科學是同一個平台上的知識嗎？如果西醫吸納了中醫的一些治療經驗便稱之為「中西醫結合學」，那麼中醫吸納了西醫的一些治療經驗之後又將叫什麼學呢？如此的疑團，舉不勝舉。

擔任過世界衛生組織傳統醫學顧問的楊維益教授，直截了當地指出：「中西醫結合在理論上的研究是不成功的，我們應當重新考慮」，「幾十年的光陰，多少人的努力，流水般的金錢……如果仍舊堅持既往的做法，不斷往無底洞裏交學費，中醫科研還會有光明的未來嗎」？

以上的討論和楊教授的質疑，至少有兩點是我們應當明確的。其一，中國的中、西醫工作者比以往任何時候，都更需要庫恩的思想，更需庫恩當年所在的那樣一種自由的學術環境。其二，如果能夠多一些科學哲學的思考，能夠多一些學術民主與學術爭鳴，那麼，中醫科研工作中用還原性方法對待類比性概念的這種彎路，相信完全可以避免。

六、也說李約瑟難題

華國凡和金觀濤是兩位成長在中國的科學哲學家，1979年他們說過：「在科學歷史發展的長河中，隨著發展，許多過去的東西相繼被淘汰。唯有我們的祖國醫學，不但把一個完整的理論體系保留到今天，而且處處爆發出奪目的光彩。這是科學史上的一個奇蹟，是值得從方法論上加以研究的。」他們從方法論的討論中認為，中、西醫是兩個醫學體系。並且從系統科學的角度，對中醫的藏象、審證求因、治療等理論問題，進行了對應的分析和解釋。直到今天，對我們仍然具有啟發和指導的意義。

也是在那時候，我們曾耳聞英國劍橋大學有一位李約瑟博士，他的夫人是一位出生在中國的學者。李氏熱愛中國傳統文化，把一生的精力投入到中國古代科學技術史的研究上。為此，我們頗有幾分欣慰。

1｜李約瑟難題的提出

1986 年，《李約瑟文集》在中國翻譯出版不久，李氏的《中國科學技術史》巨著也在中國翻譯出版。手捧著這兩本書，心中一直有一種別樣的滋味。科學是沒有國界的，這句話用在這裏當然是自我安慰；我們也決非簡單的民粹或民族主義者，對於李氏的成果當然心懷敬意。問題在於中國的科學技術史，為什麼不是由當代的中國人寫出來的呢？

直到 1998 年，中國社會科學院一位「大學者」撰文，發表了《中國傳統文化中有技術而無科學》的觀點。2001年的《讀書》雜誌上，又有一些「大學者」在為《中國古代有無科學》，大發議論。這到底是當代中國的文人不文、學者不學呢？還是中國人的民族文化自卑症病入膏肓，連博大精深的傳統文化與科學的科學性，也不想承認了呢？想到這裏，不禁悲淚長流。其實，「科學」本來並不神秘，「科學」二字也不難理解。西方人在聯繫古希臘做詮釋時，歷來明定「科學」的最初含義就是「知識」。近代中國人把弗‧培根的「知識就是力量」當做口號高喊不已時，也應當想到這句口號同樣可以喊做「科學就是力量」。如果說中國古代有技術而無科學，或者乾脆說中國自古就沒有科學，那麼，中國古代不就是無知的時代，中華民族不就是無知的民族嗎？這樣講，那些大學者們能認同嗎？

在讀《中國科學技術史》，並對李約瑟心懷敬意的同時，也覺得李約瑟在寫下該書的時候，也為自己留下了一些無法解釋的難題。

他在寫作緣起時就這樣提到：「根據大量材料仔細追溯現代一系列最有影響的西方科學家的歐洲思想淵源的時候，它們都通向萊布尼茲，然後就消失不見了。這的確是一個巨大的問號。如果要進一步追問，萊布尼茲從中國得到啟發的《易經》的圖像又是從哪裏來的呢？」這的確是一個巨大的科學難題，一個涉及中國文化思想源頭的重大難題。這就是《中國科學技術史》之後，在中國引起許多人趨之若鶩，消息頻傳，卻至今未能破解的「李約瑟難題」。

2｜難題的背景及答案

這個問題為什麼李約瑟覺得難，至今又解不開，筆者認為首先要澄清幾個問題。

第一，李約瑟是一位有成就的漢學家，但畢竟不是土生土長的中國科學哲學家。他在《中國科學技術史》一書中記載的，主要是中國古時候技術、經驗性方面的知識，而記載的科學、哲學的知識，實在太少。

比如，他在研究中、西醫的時候，看重其治療效果而不是其科學本質。他說：「西方醫學在什麼時候肯定無疑地超越中國醫學的？我越思考這個問題，就越把時間往後移。我開始懷疑超越點是否真的會大大早於 1900 年，是否真會在 1850 年或 1870 年。如果把治療效果而不是診斷作為標準的話，我覺得西方的醫學決定性地超越中國的醫學是在 1900 年之前不久……到 1800 年，外科手術到病理解剖都已經大大領先於中國。」

這裏不難看出，李氏思考問題的角度有極大的模糊和局限性。其一，從「治療效果」看問題，以技術的效果為標準，而不是從科學角度做比較，這就不對了。按照苗力田先生的觀點，科學和技術都屬在人類求知活動的範疇。相互的區別在於，科學是目的的，技術是手段的。科學是以揭示事物本質和原理為目的思維創造，它不尋求當前的效益和成果，而是關於永恆的和必然的認識；技術活動是生成的，它的目的不在活動之內，而追求自身以外的效益或成果。所以，研究科學技術史，就首先要理清科學與技術的關係——學主知，術主行；學為本，術為用。以術代學，當然就不得要領了。其二，李氏自己既說中、西醫是「兩個醫學體系」，同時又用單一的西醫標準來做判斷根據，這就自相矛盾了。在討論中、西醫科學層面的問題時，他熟悉的僅僅是西醫的那一套，對中醫科學的源頭卻顯得完全無知。這就是他思想深處的局限性。

第二，作為不是中國土生土長的李約瑟，他把中國古代的博大精深的思想文化和學科，看得太簡單了。所以，在評說科學技術史的專著中，對最本質的思想文化和科學上，顯露出作者時捉襟見肘。

如李氏在他的所謂「難題」上表現的就是這樣。

其一，他提問題的思路，便明顯地表現出當代還原性科學的線性思維方式。從歐洲思想淵源追到萊布尼茲，從萊布尼茲追到《周易》的圖像。難道他就不能變個思路，從橫向的角度追尋一下嗎？直接將歐洲的思想淵源，與同時代的《周易》進行比較，豈不更本源、更徹底嗎？

其二，中國傳統思想文化和學科的根，從源頭上看，少不了《詩經》、《書經》、《周易》；從思想上看，少不了儒、釋、道以及諸子之書。接下去，才能問鼎科學的問題，才有追尋這一難題的起碼基礎。

其三，從李氏的書中，看不出他對古希臘到以後的西方思想文化、科學哲學的高度關注。在缺乏東西方思想文化、科學哲學的高度視野時，就很容易陷於「只見樹木，不見森林」的困境中。所以他的中國科學技術史，變成了事實上的中國技術史或者中國技術數據匯編。

關於「李約瑟難題」，筆者有以下的認識或看法。

第一，「李約瑟難題」是瞄準《周易》提出來的。筆者認為：其一，《周易》的核心是討論天地間萬事萬物變易的，故曰：「生生之謂易」。其二，《周易》的研究對象是形上性的，是萬事萬物變易中的狀態及其運動過程，而不是具體的物質結構與功能的改變。其三，《周易》的目的是要揭示或者解釋天地萬物變易的根據、本源、始基，其實就是形而上的「道」。其四，《周易》陳述其認識論、方法論的核心概念是陰陽，四象、八卦、六十四卦以至無窮之變。概括而言，其認識論、方法論是以陰陽為綱而展開的。

第二，上述關於《周易》本義的四點見解，在亞里斯多德、托馬斯的西方形上學那裏，都能找到相似的含義。前三點比較明確，無須解釋。這裏僅從陰陽的角度，做以下舉例：

其一，《易經》從太極分陰陽開始，四、八、六十四以至無窮的變易，與西方形上學中「一」和「多」的關係——即關於「萬有」根據、本源、始基的「一」（相當於「道」），與「萬有」存在的「多」（即存在的多樣性），從本質上看是相同的。

其二，《周易》中用陰與陽，是從相對的兩個側面，解釋變易著的狀態屬性的。而西方形上學討論「現實與潛能」這一對範疇的含義，以及以後的本質與存在、原質與原形、自立體與依附體等範疇，都可以對照《周易》陰陽的關係模式，你中有我，我中有你，相互印證。根據羅光和曾仰如等人的見解，可以說，春秋至秦漢之際，東西方在形上學研究上，有許多相通之處和相似的智慧。

當然，有相通、相似，也有不同之處。從東西方形上學體系上看，用鄔昆如先生的話講，以亞里斯多德的《形而上學》為代表，西方形上學已經有了獨立存在的體系。而東方形上學則沒有獨立的體系，是寄生在倫理學或其他學術之中的。這正是中國的後人在從事國學研究時的困難之處，既需要有鮮明的形上性觀念，還需要從具體學術中領悟形上學之理，才可觸類旁通。所以，當代中國人方能率先學一些西方的形上學，配合理解中國的國學，一定是大有裨益的。

第三，當然西方形上學也有其不足，甚至是結構性的不足。這就是，西方形上學中，沒有成熟的五行學說或者其思想。

比如古希臘的「四元素說」，表面上貌似中國的五行學說，但本質上相差很遠。在希波克拉底醫學中的土、水、霧、火，似乎有解釋事物形上屬性的影子，但未建構起四者之間確切、成熟的相互聯繫，更未能成功地推動醫學的發展。所以到後來，便逐步滑向了形下性的「原子論」的窠臼。中國五行學說則不同，在《易經》陰陽學說的基礎上，五行學說的出現，將中國的形上學提升到了可以解釋事物複雜變易狀態的成熟水準。的確，《書經》洪範提出的五行，還是相當粗淺的；而董仲舒《春秋繁露》中的五行學說，也多是討論社會、人事的，而且論證性尚且不足。

在董仲舒之前，曾有一位大哲學家，名叫鄒衍。據史所載，鄒衍著有《鄒子》和《鄒子終始》兩本書，對五行學說頗多發揮。但這兩本書後來亡佚了，其內容無從稽考。然而，《黃帝內經》在陰陽五行學說上的完整、成熟的運用，已足以說明一切，而且也不必為《鄒子》和《鄒子終始》的亡佚而抱憾。五臟與五臟之間生、剋、乘、侮的相互聯繫，用現代系統論的原理來衡量，應當說是人類歷史上第一個，也是最完善、最成熟的「內穩定器模型」。尤其是陰陽五行學說所確立的天人合一的觀念，用羅光先生的話講：「天人合作一觀，便是人生有一終極目標，乃是人生的至善。」

如前面「形上與形下二重性的人」中所述，就萬物的複雜性而言：從形上性來看，人為之最；從形下性來看，人亦為之最。也就是說，人是世界上最為複雜的事物，人的形上性與形下性又是不可通約的。眾所周知， 系統論是研究複雜系統的最優方法。由於春秋至秦漢之際，中國以陰陽五行學說為代表，已經形成了人類科學史上最完善、最成熟的系統科學方法，所以中國在最複雜的形上性之人的醫學研究上，率先取得了成功。而西方沒有形成這一科學方法，所以形上性醫學沒有在西方取得成功。這就是「李約瑟難題」提出的原因及其答案。

如果按李約瑟的說法，要進一步追問這個巨大的大問號，那就是《周易》陰陽學說之後，中國緊接著又形成了五行學說。兩者配合，則稱之為陰陽五行學說。所以，中國人便捷足先登地創造出中醫這樣舉世無雙的奇蹟。

七、結束語

「形而上者謂之道，形而下者謂之器」，是人類科學史上最早，也是最準確的科學分類。只要地球不毀滅，地球上萬事萬物呈現在人們面前的形上與形下兩類形式，將不會改變；所以人們認識萬事萬物而產生的形上與形下兩類科學的格局，也將不會改變。「人是天地萬物之靈」，只要地球不毀滅，只要人類尚存在，人的形上與形下二重性就不會改變，所人類醫學上形上與形下兩種科學體系的格局，也將不會改變。中醫是研究人的形上（「原形」）屬性的醫學體系，西醫生物醫學是研究人的形下（「原質」）屬性的醫學體系，只要亞里斯多德「原形限制原質」的原理不會改變，人類就尤其應當關注中醫的存在與發展。

中、西醫兩種醫學科學體系之間，在技術、經驗層面上的優勢互補、相互借鑑是必然的，而兩種醫學科學理論體系並存而共同繁榮的格局，必將是長期的，亦或永遠的。

當代生命科學和醫學上的最大偏見和失誤是：企圖把複雜的形上與形下二重性的人，與人所製造的非生命領域的機器相混淆；企圖把複雜的、形上與形下二重性人的生命過程，統統歸結為簡單的物理學、化學現象來解釋。因而，直接導致了當代中醫的衰落。

本文結束之前，由然想起了歐洲兩位大哲人曾經說過的話。18 世紀 80 年代，康德曾指出，形上學是討論一切存在的學問。他特別針對自然科學忽視形上學的問題強調說：「自然科學以形而上學為先決條件。」19 世紀初黑格爾也曾指出：「一個有文化的民族沒有形而上學就像一座廟，其他方面都裝飾的富麗堂皇，卻沒有至聖的神那樣。」

中國的中醫學者們應當懂得，本性上即屬於形上性科學的中醫，如果疏遠了形上學，疏遠了形上之思，是沒有其他什麼路可走的！

八、參考文獻

〔1〕李震.中外形上學比較研究（上冊）.台北：中華文化復興運動推行委員會出版，1982.

〔2〕馮友蘭.中國哲學簡史.香港：三聯印書館，2005.

〔3〕鄔昆如.形上學.台北：五南圖書出版股份有限公司，2004.

〔4〕劉仲容.台北.輔仁大學出版社出版，1994 年.

〔5〕羅光.生命哲學（序）.台北：台灣學生書局出版，1990

年.
〔6〕W.C.丹皮爾（英）（李珩翻譯）.科學史及其與哲學和宗教的關係.北京：商務印書館，1988 年.
〔7〕曾仰如.形上學（增訂本）.台北.台灣商務印書館股份有限公司出版，1998.
〔8〕李致重.中醫復興論（增訂版）.香港：奔馬出版社，2005.
〔9〕朱德生.形上之思.瀋陽：遼寧人民出版社出版，2001 年.
〔10〕拉.梅特里（法）人是機器.顧壽觀譯.北京：商務印書館出版，1996 年.
〔11〕恩格爾（美）.生物心理社會模型的臨床應用.醫學與哲學，1982 年.
〔12〕鄺芝人.陰陽五行及其體系（增訂版）.台北：文津出版社有限公司，1998 年.
〔13〕費孝通.文化自覺與社會發展.香港：商務印書館出版，2005 年.
〔14〕毛澤東.毛澤東的七篇哲學著作.北京：人民出版社出版，1968.
〔15〕列寧.列寧選集.北京：人民出版社出版，1972.
〔16〕羅森塔爾、尤金合編（蘇）簡明哲學辭典.北京：生活讀書新知三聯書店出版，1973 年.
〔17〕中國大百科全書.哲學.北京：中國大百科全書出版社出版，1987 年.
〔18〕列爾涅爾（蘇）（劉定一譯）控制論基礎.北京.科學出版社，1980 年.

〔19〕阿爾溫.托夫勒（美）（朱志焱等譯）第三次浪潮. 北京.生活讀書新知三聯書店出版，1984 年.

〔20〕王穎.《混沌狀態的清晰思考》.北京：中國青年出版社出版，1999 年.

〔21〕柯布登（胡安德譯）多瑪斯思想簡介.台南：聞道出版社出版，1974 年.

〔22〕愛因斯坦.愛因斯坦文集（第一卷）北京：商務印書館出版，1978 年.

〔23〕羅志希.科學與玄學.北京：商務印書館出版，1999 年第 1 版.

〔24〕余云岫. 余氏醫述（一集）上海.上海社會醫學館，1928 年.

〔25〕鄧鐵濤.中醫近代史.廣州：廣東省高等教育出版社出版，1999 年.

〔26〕楊則民.內經之哲學的檢討.北京：中華全國中醫學會編輯部鉛印本，1985 年.

〔27〕岳美中.評論五行學說，先要懂它.北京：中醫雜誌（新醫藥學雜誌），1974 年第 12 期.

〔28〕萊布尼茲.致雷蒙的信：論中國哲學.中國哲學史研究.1982 年第 2 期.

〔29〕貝塔朗菲（美）一般系統論.北京：清華大學出版社出版，1987 年.

〔30〕湛懇華.普利高津與耗散結構理論.西安：陝西科學技術出版社出版，1982 年.

〔31〕普里戈金.從存在到演化.上海：正海科學技術出版社出版，1986 年.

〔32〕弗里喬夫.卡普拉（美）轉折點.成都：四川科學技術出版社出版，1988年.
〔33〕錢學森.論人體科學.北京：人民軍醫出版社出版，1988年.
〔34〕劉長林.中國系統思維.北京：中國社念科學出版社出版，1990年.
〔35〕祝世訥.中西醫學差異與交融.北京.人民衛生出版社出版，2000年.
〔36〕鄺芝人.陰陽五行及其體系.台北.文津出版社有限公司出版，1998年.
〔37〕M.波克特（德）轉引自《中醫通訊》1983年第3期.
〔38〕崔月犁等.中醫沉思錄（一）.北京：中醫古籍出版社出版，1997年.
〔39〕叔本華（德）自然界中的意志.北京：商務印書館出版，1997年.
〔40〕劉鋼.《科學革命的結構》導讀.成都：四川教育出版社出版，2002年.
〔41〕庫恩（美）（王通環譯）科學革命的結構.台北.允晨文化實業股份有限公司出版，1986年.
〔42〕季鍾甫.現代中醫生理學基礎.北京：學苑出版社出版，1991年.
〔43〕楊維益.中醫學——宏觀調控的功能醫學.香港.秋海棠文化企業出版，2001年.
〔44〕華國凡等.中醫：科學史上的一個奇跡.北京.自然辯證法通訊，1979年.
〔45〕潘吉星.李約瑟文集.瀋陽.遼寧科學技術出版社出版，

1986 年.
〔46〕李約瑟（英）中國科學技術史.北京：科學出版社出版，1990 年.
〔47〕李慎之.中國傳統文化中有技術而無科學.北京：新華文摘，1998 年.
〔48〕田松.中國古代有無科學.讀書.北京.2001 年第 7 期.
〔49〕楊沛霆等.科學技術論.杭州.浙江教育出版社出版，1985 年.
〔50〕朱清時等.東方科學文化的復興.北京：北京科學技術出版社，2004 年.
〔51〕亞里斯多德（苗力田等譯）形而上學.台北：知出房出版社出版，2001 年.
〔52〕岸野雄三（日）（呂彥譯）古希臘希波克拉底養生法.北京.人民體育出版社出版.1984 年第 1 版.
〔53〕蘇輿.春秋繁露義證.北京：中華書局出版社出版，2002 年.
〔54〕羅光.中西天人合一論.台北：輔仁大學出版社，2001 年.
〔55〕康德（德）純粹理性批判.北京：商務印書館出版，1960 年.
〔56〕黑格爾（德）邏輯學（上卷）北京：商務印書館出版，1966 年.

（附注：引用中醫學經典與中國國學經典之參考文獻，未列入「主要參考文獻」條目之中。）

第二節

登臨中醫殿堂的門檻

國學，是本國故有的學術文化，習慣也稱國故。其中，精神、思想、價值觀、哲學，是其核心。春秋至秦漢之際，是中國學術文化的盛世，是中華民族精神、思想、價值觀、哲學最活躍的時期。所以那時候的學術文化，孕育了中醫，並成熟、發展至今，為全世界所獨有。當代中醫的發展，未能正視國學，這是一大憾事。

一、學問之道　國學為基

梁啟超先生是人所共知的大學者。1923 年 4 月，他應《清華周刊》記者之邀，在「行篋無一書，而記者督責甚急，以竭三日之力，專憑憶想所及」寫下來的《國學入門書要目及其讀法》中，將他認為的「要目」分為五類。即修養應用及思想史關係書類、政治史及其他文獻學書類、韻文書類、小學書及文法書類、隨時涉覽書類。全部「要目」共計 137 種書。其中，僅修養應用及思想史關係書類，就包括以下 39 種書：

《論語》、《孟子》、《易經》、《禮記》、《老子》、《墨子》、《莊子》、《荀子》、《尹文子》、《慎子》、《公孫龍子》、《韓非子》、《管子》、《呂氏春秋》、《淮南子》、《春秋繁露》、《鹽鐵論》、《論衡》、《抱朴子》、《列子》、《近思錄》、《朱子年譜》（附論學要語）、《傳習錄》、《明儒學案》、《宋元學案》、《日知錄》、《亭林文集》、《明夷待訪錄》、《思問錄》、《顏氏學記》、《東原集》、《雕菰樓集》、《文史通義》、《大同書》、《國故論衡》、《東西文化及其哲學》、《中國哲學史大綱》(上卷)、《先秦政治思想史》、《清代學術概論》。

同年，胡適先生也應《清華周刊》之邀，為清華的同學們擬出《一個最低限度的國學書目》。這份「書目」分為工具之部、思想史之部、文學史之部三類。儘管他對文學史方面有所側重，但是從思想史的書目而言，與梁先生的選書思路相比，可以說基本一致。

梁、胡兩先生學貫中西，是中國一百年來「新文化運動」(實際上應為近代中國範圍的「東西方文化整合」)的代表性人物。他們對於國學的立場，至今值得人們重視。

梁先生在上述「要目」之後，還特別為青年學生附了一份《最低限度之必讀書目》。他解釋說:「要目」中所列五項，倘能依法讀之，則國學根基略立，可以為將來大成之基矣。唯青年學生校課既繁，所治專門別有在，恐仍不能人人按表而讀。因而推出了 「無論學礦、學工程學……皆須一讀」的「必讀書目」。這一份供「所治專門別有在」的各種專業大學生通用的「必讀書目」中，包括以下 25 種國學重點書:

《四書》、《易經》、《書經》、《詩經》、《禮記》、《左傳》、《老子》、《墨子》、《莊子》、《荀子》、《韓非子》、《戰國策》、《史記》、《漢書》、《後漢書》、《三國志》、《資治通鑑》、《宋元明史紀事本末》、《楚辭》、《文選》、《李太白集》、《杜工部集》、《韓昌黎集》、《柳河東集》、《白香山集》。

讀過梁先生的《治國學雜話》、《要籍解題及其讀法》、

《讀書分月課程》，（見《梁啟超 章太炎解讀中華文化經典》和《梁啟超全集》第一卷）他要求青年學生必須學好國學，其用意可以概括為四個方面。

第一，陶冶道德、人格。他認為：「若並此未讀，真不能認為中國學人矣；你的人格，先已不可問了。」他強調：「學問之道……所難者莫如立身，學者不求理義之學以植其根柢，雖讀盡古今之書，只益其為小人之具而已。」

可是，一個人的道德、人格，是立身之基。而立身之根基，行從國學中獲得營養。

第二，主張文化多元。他自己認真地讀過許多西學的書，比如《萬國史記》、《瀛環志略》、《列國歲計政要》、《格致須知》、《西國近事匯編》、《談天》、《地學淺識》等。但他認為，在以傳播當代自然科學為主的清華學堂，讀書自然不限於讀中國書，但中國人對於中國書，至少也可和外國書做平等待遇。這說明，學習從現代自然科學的中國人，也必須首先讀好國學。

第三，國學博大精深。僅從他「行篋無一書」、「竭三日之力」而寫下 137 種國學「要目」的同時，並涉及推舉、評議後世注家的書目 80 種這一事實，既表明國學的博大精深，也表明梁先生國學功底之雄厚。所謂發展、進步之說，只能是傳統基礎上的歷史性演進。倘若置傳統國學於不顧，就好比欲建高樓，卻忘記了打好根基一樣。當代中國青年人尤其要讀好國學，其重要性，這裏不言自明。

第四，增強記憶，磨鍊思維。梁先生認為，只有數據漸漸得豐富，再用眼光來分析它，才會產生思維的成果。這裏的「眼光」，其實就是成熟思維方式。中國古今的名人，包括獲得諾貝爾獎的 7 位海外華人，他們成功前的思維方式的磨鍊，無不得益於國學。

以上四點，對於每一個讀書人來講，都是缺一不可的。而梁啟超對國學的重視，首先完美地體現在他的兒子梁思成身上。留學建築歸來的梁思成，其人格修養、專業造詣，尤其為了國家民族，為了科學、真理所表現的忠誠、堅貞、無私、無畏的精神，是當代中國讀書人的典範，是學子們永遠的楷模。

二、人文與思維　源頭在國學

國學所涉及的知識範疇，大體而言，包括文、史、哲三大類，具體而言，涉及社會、政治、經濟、道德倫理、邏輯諸多方面。一個健全的人格，需要有豐富的人文知識；一個成功的專業人才，更需要有廣博的人文基礎。所以，西方的弗朗西斯・培根關於史鑑使人明智，詩歌使人巧慧，數學使人精細，博物使人深沉，倫理之學使人莊重，邏輯與修辭使人善辯之類的話，講的也是人文素質的方方面面。可見造就人才的「大成之基」，不論東方還是西方，都十分重視人文素質的修養。

《詩經》、《書經》、《易經》，無疑是國學之首。《詩經》屬於文學藝術範疇，《書經》的內容著重於史學，《易經》講的主要是哲學問題。而文、史、哲都屬於形上性的學問。所以從方法論、認識論來講，磨鍊並善於運用綜合——演繹的邏輯思維方法，對於學習和研究文、史、哲是至關重要的。這裏以詩、史、哲為例，做一些說明。

以詩而論，詩是文學中最精華的藝術形式。凡論詩者，必言比興。「比」，是綜合、是類比；「興」，是演繹、是抽象。在綜合的觀察中選出最恰當的類比，由此演繹出最有感召力的藝術想像，這就是詩的比興。所以人們欣賞或者寫詩，應當是綜合——演繹的邏輯思維方法在文學領域的磨鍊或者運用。

以史而論，史學是對歷史的現象及其過程的總結。綜合地觀察和研究諸多的歷史現象及其過程，從中認識到某種具體的結論或者重大的歷史觀，於是產生了史學。所以讀史學或者研究史學，應當是綜合——演繹的邏輯思維方法在史學領域的磨鍊或者運用。

以哲而論，《易經》是人所共知的哲學巨著，《老子》、《墨子》、《莊子》、《荀子》、《韓非子》、《論語》和《孟子》等皆屬之。哲學家面對的，是自然、社會、思維、生命領域裏無限變易的現象及其過程。哲學家必須綜合地觀察、類比地研究，並加以演繹、抽象，方能從無限變易的現象及其過程中，逐步認識到以上各個領域裏一些規律和原理。所以讀哲學或者從事哲學研究，應當是綜合——演繹的邏輯思維方法，在哲學領域的磨鍊或者運用。

梁先生所謂的「磨鍊思維」，就是指在國學的熏陶下，逐步提高學習國學、研究國學的邏輯思維方法的過程。這種「磨鍊」，是兩千多年來國學在治學方法上的突出特點。梁先生特別用「磨鍊」而不用習慣上的「訓練」兩字，其中別有一番心意。

三、國學為沃土　中醫是名木

人們常說，中醫是植根於中華民族優秀傳統文化之中的瑰寶。這一句話，絕不能當做一個空洞的口號。

人們面對著天地間的萬事萬物，其中一部分事物，人可以運用分析——歸納的邏輯方法對它加以認識。但同時有一部分事物，人是沒有可能，或者沒有必要對它進行解剖、分析的。當年國學所面對的，就是一個沒有可能，或者沒有必要對它進行解剖、分析的世界。

中醫所面對的「對象」與國學所面對的「世界」，在本質上是相同的，都是自然、社會、生命領域的，不斷變化著的現象及其過程；都屬於形上性的，沒有必要解剖、分析的。具體來說，中醫研究的對象是生命過程中表現在整體層次上的機體反應狀態。狀態亦即哲學裏所講的「現象」，在中醫裏稱之為「證候」。狀態是不斷運動、變化著的，當然是沒有必要，而且沒有可能對它進行解剖的。

正因為如此，國學的觀念和思維方法，本質上就是中醫的觀念和研究方法。尤其《易經》、《老子》、《墨子》、《莊子》、《荀子》、《韓非子》等哲學論著中所體現的觀念和思維方法，與中醫的關係更為密切。所以，以中醫的陰陽五行學說為代表，在天人相應整體觀念基礎上的，以綜合——演繹的邏輯思維為特點的方法體系，就是中醫深深地紮在國學之中的無法切斷、也不能切斷的根。

自然而然，任何一個學習和研究中醫的人，都必須在傳統的文、史、哲以及邏輯、道德倫理中，健全自己的人格修養，提高自己的人文素質；進而磨鍊自己綜合——演繹的邏輯思維習慣，提升綜合——演繹的邏輯思維水準。使紮在國學中的方法體系這條根，更深、更牢。從這個意義上講，國學是登臨中醫殿堂的門檻。欲做一個合格的中醫，國學的根基，越深越牢越好。

四、國學遭冷漠　中醫經驗化

近代中醫史上的最大失誤，是人們對國學的冷漠甚至背叛。我們不知道梁先生為清華青年學生所擬的 25 種「最低限度」的國學必讀之書，70 歲以下的中醫專家中通讀過的到底有多少人。但是從第一版到第七版全國中醫院校統一使用的教材來看，國學的內容，微乎其微——國學遭受到冷漠，中醫便隨之朝著經驗化的方向倒退。

幾十年裏，人們一直醉心於用西醫的研究方法改造中醫。但是，西醫分析——歸納的還原性方法，與中醫綜合——演繹的系統性方法相比，兩者的思維方向正好相反。

邏輯學的普遍原則告訴我們，幾十年的事實也一再表明「西化中醫」，此路不通。而近代中醫史上，中醫上應當走的正路，被自己切斷了；不應走而又走不通的歧途，卻仍然固執地在「走」。

人類的科學史表明，任何一門學科的形成和發展，研究方法是起決定性作用的。幾千年來，中醫以陰陽五行學說為方法論，形成了自己的科學理論體系、臨床技術體系。與此同時，也有長期積累的豐富臨床經驗。當紮在國學之中的研究方法的根系被切斷之後，中醫的科學理論體系與臨床技術體系，將隨之一並衰落。而當中醫的臨床治療失去原有的科學與技術體系支撐的時候，中醫便退化為浮萍草——因為游離於自身科學與技術體系之外的中醫，所留下的只是原有體系中的經驗部分了。然而經驗是人類認知過程的初級階段，它是不能稱之為科學的。這就是我們幾十年的「努力」，所換來的「中醫經驗化」。從幾千年來中醫學發展的歷史來看，當代的中醫經驗化，就意味著中醫學的歷史大倒退。

下面舉一些例子，對於理解「中醫經驗化」的緣由，或許有益。

1956 年創辦北京中醫研究院時的主旨觀點，即發掘中醫遺產，繼承中醫經驗。

從 20 世紀 60 年代起，中醫病房制訂的「西醫診斷——中醫分型——協議處方」的模式，是典型的「西醫辨病對應地加上中醫經驗」的經驗性模式。這一模式，至今在全國中醫院延續著。

從 20 世紀 60 年代起，中西醫結合研究中以「證候群」為依據所制訂的中醫臨床診斷標準，是以感性認識為依據的經驗性標準。中醫的理性原則與科學標準，即藏象經絡、病因病機理論基礎上的辨證求因、求機，審因、審機論治，從「臨床診斷標準」中被徹底的邊緣化了。

20 世紀 80 年代以後，中醫制訂的病、證診斷標準，照搬了中西醫結合所奉行的「證候群」經驗性模式，作為中醫病、證診斷「標準化」的依據。

1990 年以來開展的「全國老中醫藥專家學術經驗繼承工作」，其旨宗是「搶救老中醫藥專家的經驗」。一輩一輩中醫專家們卓越的臨床療效，主流是依靠其個別意義上的臨床經驗呢，還是在具有普遍意義的中醫科學和技術體系指導下，妥善運用辨證論治的結果呢？

1993 年以衛生部名義發布的《中藥新藥臨床研究指導原則》，1995 年納入國家標準的《中醫病證分類代碼》，從國家權威標準的高度，把「證候群」經驗性模式完全肯定了下來。在此之後的多年裏，新藥評審與「三甲」醫院評審，這些原則和標準都是其中的重要依據。

中醫大專院校內、外、婦、兒教材的各論中，無一例外地貫穿著「辨病分型」的思路。尤其第六版《中醫內科學》教材中，竟然連以往每一「證型」之下的「辨證分析」，也被刪去了。這就從學生受教育階段起，把「證候群」經驗性模式，全面地灌輸到下一代中醫的思維之中了。

2003 年，「非典型肺炎」肆虐中國北方之初，中醫界所表現的臨危乏策的狀況，是全方位經驗化的典型表現。其後，大陸制訂的「中醫治療非典型肺炎的方案」，仍然重複著「西醫辨病、中醫分型」的經驗性思路，而非傳統的辨證論治的原則。

基於上述，當前中醫的現實是：基礎理論的科學價值失去了作用，辨證論治的臨床技術不善於使用，充斥教材和臨床的盡是經驗。所以中醫經驗化，就是中醫的衰落。然而，經驗是不能稱之為科學的，所以這種衰落，其實意味著中醫學體系的消亡。

這裏需要特別強調，今天展現在社會上的「中醫」，在很大程度上已經不是中醫本來的、應有的形象了。所以認識和解決中醫衰落的問題，必須以中醫的科學理論體系和臨床技術體系為著眼點。反之，以經驗為著眼點來認識和解決中醫的興衰，這與以往把中醫視為經驗醫學的偏見，是同一個錯誤。

有人說：毀掉中國兩千五百多年的優秀傳統文化與科學，有五十年就足夠了。這個說法，其實並非誇張。五十年差不多關係著三代人，身在其中的我們這一代人，已經見證了這一過程——國家為中醫投入了大量的人力、物力、財力，而人們在發掘、整理、提高、發展、創新、現代化的歌聲中，把中醫的科學理論體系和臨床技術體系基本上毀掉了。在這個過程中，中醫與中國傳統思想文化的根斷裂了，但又不可能一廂情願的把自身嫁接在西醫的根上。這就使一個成熟的醫學科學體系，全方位地滑向了「中醫經驗化」。

興衰關頭的中醫應當看到：國學是中華民族思想文化的基礎，它的基因應當回到中華民族思想文化的靈魂中來，而不是僅僅把它作為一種遠去的學術去研究。

當代中醫衰落的根本原因，是我們一百年來對國學的冷漠甚至背叛。在此痛心疾首之時，中醫應當儘快把國學從博物館請回到中醫學術和臨床實踐中來，並面對歷史教訓，儘快生長出復興中醫的智慧和勇氣來！

第三節

世界需要中醫，中醫需要復興

——李致重教授訪談錄

（鄭浩迪　陳韋傑）

李致重教授在我們中醫藥學院執教七年有餘，是同學們敬重的一位好老師。經過多次的努力，他終於答應了浸會大學中醫藥學會對他進行訪問。下面是我們對李教授訪問的整理。

一、使命感、責任感

李老師在小時候，就喜歡學習，書念得很好，他曾經為自己描繪了一幅很好的藍圖，中學畢業後非上清華、北大不可。可是後來因為「出身不好」的社會原因，在念高中的時候就輟學了。人生活在世界上總要做點事，後來便跟著他的姑父，也是他的啟蒙老師柴浩然先生（**全國名老中醫**）學習中醫。學醫途中因為同樣的原因，不幸又經歷了第二次輟學。當時，老師和家人堅定地對他說：「老百姓什麼時代都需要有真本領的中醫，你應該堅持學下去。」於是他沒有退縮，「動心忍性」，幾乎是在與世隔絕的情況下，提前完成了「四大經典」的背誦、學習。那時，他在時間規劃上非常嚴格，一天絕不會隨便放過十分鐘的。

學滿畢業，通過政府驗收，開始行醫之時，正好碰上了「文化大革命」。期間，他被派到縣以下的鄉村，一邊接受「改造」，一邊行醫看病。「文化大革命」中由於社會動蕩，經濟貧困，衣食不足，老百姓中患病的人特別多。他一方面背負著政治包袱，另一方面在不大懂西醫的情況下戰戰兢兢地替人治病。在這個過程中，他一方面和西醫配合，另一方面儘量發揮中醫的長處，治療了大量的常見病、多發病，也治療了很多西醫臨床上的疑難病、危重病。

比如，非手術療法治療闌尾炎、膽道蛔蟲症、宮外孕、腸梗阻；以中醫為主治療日本腦炎、流行性腦脊髓膜炎、麻疹以及麻疹後期的病毒性肺炎等。

經過十二年的獨立中醫臨床，到了 1978 年，中醫界第一次招收研究生時，他以突出的成績，順利考取了北京中醫藥大學的碩士研究生。那時候，讀研究生的同學是從中國四面八方來的。作為中醫教育史上第一批研究生，加上全國一批老中醫前輩、專家對中醫復興的高度熱情及激情，使他們在讀研的過程中特別努力，而且對中醫產生了一種強烈的憂患意識和使命感、責任感。

當時，在中國中醫研究院、北京中醫藥大學這些全國最高學府中，中醫在一定程度上面臨著被西化、被邊緣化的趨向。那時，中醫學術的這些狀況，自然就成了他們這一代人必須面對，必須嚴肅認真思考的重要問題了。李老師就是從那時候起，逐步進入中醫科學學及軟科學研究領域的。他說：「回憶起來，我在這個範疇進行思考、研究已經有二十多年了。這方面的研究很費力，沒有時間，沒有經費，涉及學科範圍廣，收集資料難度大，在大陸往往不容易為人們理解，甚至會受到一定的局限。這幾年來到香港挺好，這兒有許多古今中外的圖書，是過去不易見到的，這兒又有學術自由的大環境，是中醫科學學及軟科學研究所必需的。這是我研究中醫軟科學一個難得的機會。」他還說：「從學習中醫到現在，生於憂患這四字一直陪伴著我，這四個字給了我不懈的力量，也給了我學術研究的信心和勇氣。」

二、一次基礎學習、三次哲學補課

李老師常說：「我既經歷了傳統的以師帶徒的學習過程，又經歷了大學碩士研究生的教育。早年不是從主流的學習管道開始學習中醫的。」最初，他用了一年半時間學習、背誦一些入門書籍。如《藥性歌括四百味》、《藥性賦》、《湯頭歌訣》、《瀕湖脈學》、《針灸經穴分寸歌》、《經絡循行路線歌》、《醫學三字經》、《醫學實在易》等。之後，大概又用了一年半多的時間讀《黃帝內經》、《傷寒論》、《金匱要略》、《外感溫熱篇》、《溫病條辨》等經典著作。有了這些基本知識，便跟隨老師到門診抄方，這算是他的臨床實習。當時的形式是，學生坐在老師診台的對面，病人來了，先由學生接診，望聞問切後寫下簡單病歷，並開出自己認為合適的方藥。然後把病人連同學生的這些記錄一起交給老師，由老師摸脈、察色、開方，跟病人做相關的醫囑交代。

每天晚上，學生再拿著當天的病歷記錄，與老師所開的處方一一對照，分析自己在診斷和臨床辨證思維上的不足之處，再對照醫書，重新整理病歷記錄。這一階段的基礎理論學習和臨床實習，總共用了整整五年的時間。

柴浩然先生的國學功底深厚，常常提醒學生們一定要加強中國傳統文化的學習。為了了解中醫的文化背景、中醫的認識論和方法論，李老師先後為自己安排了三次文、史、哲方面的補課。對他來說，每一次都有不同的體會，都是一次新的提高。第一次補課是在 1974 年後，亦即是「文化大革命」將結束之前。當時社會上正在「批林批孔」。他以先學孔，再批孔為藉口，公開地讀了《四書》、《五經》、《荀子》、《莊子》、《春秋繁露》等。第二次補課是在讀研究生的時候，花了兩三年的時間，研究了老子《道德經》和佛學的書，包括《般若波羅蜜多心經》、《般若波羅蜜多金剛經》、《六祖壇經》等大乘佛教方面的經書。第三次補課即 1978 年以後，除了《周易》（著重是《易傳》）、中國哲學史外，主要研讀了西方代表性哲學著作，包括古希臘「三哲」、中世紀托馬斯以及近代一些哲學名著。

他說：「三次哲學學習後我才發現，人類在整個文化發展過程中，其實出現過兩次高峰。第一次是在春秋秦漢時期，與西方的古希臘時代。儘管內容不盡相同，但東方的諸子百家與西方的亞里斯多德、柏拉圖、蘇格拉底在思想上，卻有很多彼此不謀而合之處，應當相互借鑑。第二次文化高峰是在歐洲文藝復興以來，以還原性科學為主要特點的近代科技繁榮。直到現在的三百多年，基本上是第二次文化高峰延續的時代。春秋秦漢是中國文化成熟、繁榮的高峰時期，絕非中國傳統文化的初始階段。」

「中醫是成熟的科學，而且在兩千多年前就達到了成熟科學的水準」，這句話是德國漢學家 M‧波克特教授講的。一句充滿文化科學鑑賞智慧的話，讓每一位中國的中醫既驚喜，又慚愧，從內心深處由衷地折服！

總括來說，我們的中醫是植根於第一次文化高峰的知識海洋裏。要學好中醫，第一，必須把中醫的看家書讀好。第二，把中醫是什麼、怎樣來的問題弄清楚。中醫是一門成熟的科學，因此，我們首先要做好的是全面地繼承、發揚它的理論體系和臨床精華。

三、當代中醫的困難

就醫學上看，今天我們正生活在文化多元、中西醫並存的時代。在這一時代背景下，要清醒理解和承認兩種醫學各自的特色和優勢，理解和承認兩種醫學各自的局限性。局限性與優勢，是一個事物的兩個方面。我們做中醫的，必須要認識到這一點。

當我們回顧近代史的時候就會發現，從鴉片戰爭以後的一百多年裏，我們一直在疏遠和揚棄中國傳統文化與科學，我們一直忽視中醫的科學理論體系，把中醫視為經驗醫學。這當然是不對的。

用人類第二次文化高峰以來還原性科學的觀念、標準和方法評判中醫的是與非，是當代的一種通病，其實是科學觀念、標準和方法的錯位。倘若能站在人類第一次文化高峰所形成的綜合性科學的觀念、標準和方法上來看中醫，就不會把中醫錯誤地視為經驗醫學了。

一百多年來的民族文化自卑症，也讓我們中國人在文化科學多元的時代裏，遲遲不能恢復應有的理性。在這一方面，學一些哲學史、科學史，做一些東西方文化、科學、醫學的比較，相信是十分有益的。

四、世界需要中醫

亞里斯多德在《形而上學》中指出，任何事物都是由原形與原質兩個方面相合而成的。《周易・繫辭》第十二章中亦說：「形而上者謂之道，形而下者謂之器。」這兩種哲學觀點其實是相通的，說的是一回事。

從哲學角度看，中醫是形上性的醫學，或稱之為關於「原形」的醫學。而西醫的生物醫學則是形下性的醫學，或稱之為關於「原質」的醫學。中醫是以活著的、整體的人為其出發點，把自然、社會、精神情志和整個機體四方面因素共同作用之下的，表現在生命過程中整體層次上的反應狀態作為自己的研究對象，來研究狀態發生、發展、運動、變化和消失的全過程。而西醫的生物醫學則是以「人是機器」觀念，研究構成人生命及活動中不同層次的物質、結構與功能。

20 世紀後半葉，西方醫學迅速發展，隨之而來的卻暴露了很多自身的毛病。從器官水平到細胞水平，再從細胞水平進入分子水平，當它把人體研究得越來越細時，從活著的、整體的人來說，西醫對發生在整體層面上的疾病的駕馭能力反而越來越降低了。所以在 20 世紀 70 年代，美國生物學家恩格爾提出了生物醫學、社會醫學、心理醫學三位一體的醫學模式。20 年後，恩格爾的提法被世界衛生組織接納，成為全世界醫學界共同努力的目標。

對於以上提法，我們應當認識到，這是西醫自身透過反思後向傳統回歸的一種傾向。同時也表明，世界需要中醫，中醫需要復興，已是人類醫學未來發展的新趨勢。你們這一代年輕的中醫，是幸運的一代，肩負重任的一代。這個判斷，相信沒有錯。

採訪結束時，李老師強調說：「其實中醫並不難學，重要的是透過學習，要儘快建立起符合中醫理論特點的思維方式。只要從哲學、科學的高度認清了中醫的科學定位，頭腦中的彷徨就消失了，中醫的思維方式也就自然形成了。七年來我在大學裏講授了以四大經典為核心的八門中醫主幹課和新開課，但我最愛講的是中西醫比較這一門課。一方面它是我二十多年來中醫科學學、軟科學研究的總結；另一方面它有助於在文化科學多元共存的大環境下，幫助我們按照中醫的理論特點，儘快確立起中醫的思維方式。」

相信讀過「中西醫比較」一文的人，不會主動、自願地陷入「中醫西化」的歧途。同時也相信，我們的年輕人中一是會出現一批優秀的中醫人才。

後 記

1997 年，由崔月犁先生牽頭，諸國本與筆者輔助編寫出版《中醫沉思錄》以後，接著出版了筆者在中醫科學學、軟科學研究方面的專著《中醫復興論》。如果說《中醫沉思錄》的重點是提出問題，那麼《中醫復興論》和本書，則是解決問題的理性思考。今將本書命名為《醫理求真——中醫形上特性還原》，是因為本書討論的，主要是中醫科學學的理性思考。所謂中醫科學學，即中醫學形成與發展的科學規律的研究。故與《醫醫——告別中醫西化》有互補之意。

在本書出版之際，我必須提到劉鐵林先生。自從 1998 年讀過他推介的《托馬斯思想簡介》一書之後，我才開始對亞里斯多德的「形而上學」有了新的了解。以後的幾年中，通過進一步研讀東、西方形上學的有關著作，才進一步融入於儒、釋、道之學，才逐步地認識了柏拉圖、亞里斯多德、托馬斯・阿奎那。

其實，我與劉鐵林先生兩人深交既久，有如手足。2000 年來香港執教之後，我們每一次在北京相聚，都是按照既定的題目，討論與中、西醫相關的學術問題。多年來，筆者在中、西醫關係問題所發表的觀點、論文，多數是我們共同討論中激發出的思想火花。而且，每一篇文章的草稿，我都照例送他提意見、做修改。他的西醫理論功力很深，這方面正是我的短處。2003 年我在香港浸會大學開設「中西醫學比較」課程後，我們的討論內容涉及西醫的生理學、生物化學、免疫學、傳染病、心腦血管病、糖尿病、腫瘤病等。這一階段的討論，實際上相當於他給我講西醫課。他的總結概括能力很強，可以把生理、生化、免疫方面一個複雜的專題問題，反覆消化之後系統地歸納為一份大圖表。讓你讀完一張圖表，就能夠綱目分明地領會半本書。所以「中西醫學比較」這一課程，是我們兩個人備課，具體地由我一個人來講。而《醫理求真——中醫形上特性還原》的一部分內容，也是我們兩個人的共同成果。該書出版，他堅持不署名。不得已，我作為代表，代表我們兩個人。

有一次討論後，他見我低頭不語，就問：「想什麼？」我說：「想健康一些，多活幾年。」他詫然問：「何出此言。」我說：「人是天生的『理性動物』。回首『花甲』之歲，天性中『理性』二字，曾長期讓位於『衣食』。」他說：「我也是。」遂問：「有何想法？」我說：「把想寫，需要寫，認為可以寫明白話，寫下來。」他堅定地說：「就這麼辦。」

在與劉鐵林先生同舟共濟，切磋琢磨的研究與思考中，令人感受最深的，第一是精誠，第二是哲學。當中醫與西醫雙方共同自覺地站在哲學高度，回首俯瞰中醫與西醫兩種醫學的時候，彼此在研究對象、研究方法、概念（範疇）上，綱目分明、條理清晰的區別，讓你混淆不得。中西醫工作者在「中西醫並重」前提下的精誠配合與合作，讓你懈怠不得。也只有在這時，每一位中醫與西醫工作者才會真正體會到，「中醫西化」，自毀優勢；復興中醫，時不我待。

歡迎至本公司購買書籍

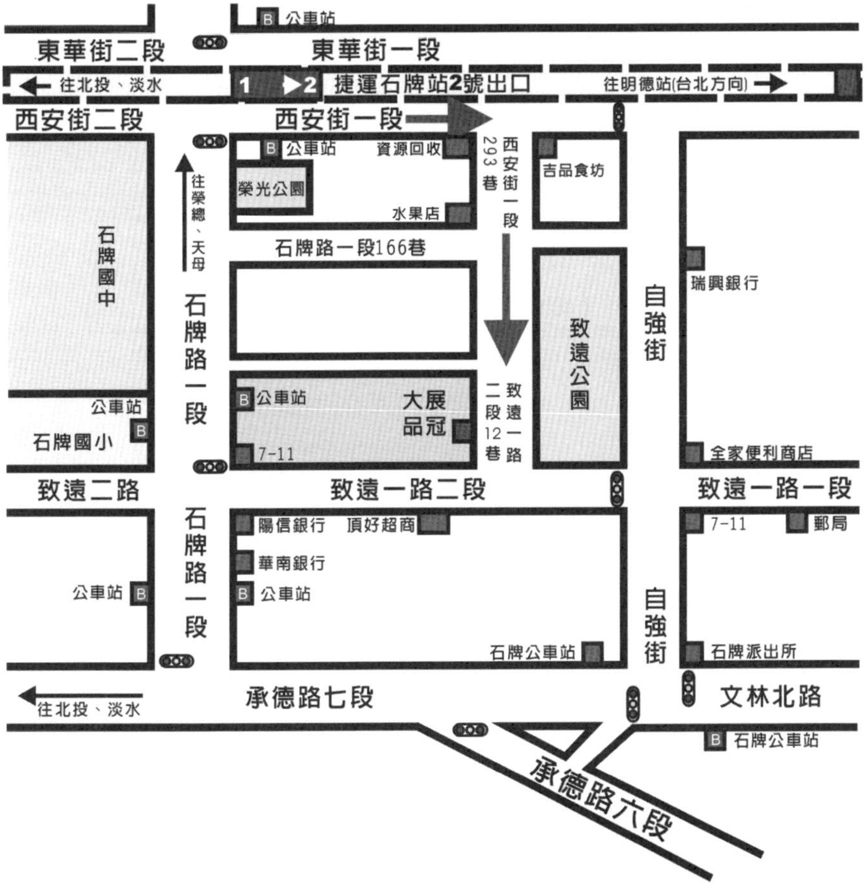

建議路線

1.搭乘捷運・公車

淡水線石牌站下車，由石牌捷運站２號出口出站(出站後靠右邊)，沿著捷運高架往台北方向走(往明德站方向)，其街名為西安街，約走100公尺(勿超過紅綠燈)，由西安街一段293巷進來(巷口有一公車站牌，站名為自強街口)，本公司位於致遠公園對面。搭公車者請於石牌站(石牌派出所)下車，走進自強街，遇致遠路口左轉，右手邊第一條巷子即為本社位置。

2.自行開車或騎車

由承德路接石牌路，看到陽信銀行右轉，此條即為致遠一路二段，在遇到自強街(紅綠燈)前的巷子(致遠公園)左轉，即可看到本公司招牌。

國家圖書館出版品預行編目資料

醫理求真 / 李致重著.
——初版，——臺北市，大展，2017 [民 106.04]
面；21公分一（中醫保健站；81）
ISBN　978-986-346-156-2（平裝）
1.中醫
413.1　　106001833

醫理求真

著　　者／李 致 重
責任編輯／謝 一 兵
發 行 人／蔡 森 明
出 版 者／大展出版社有限公司
社　　址／臺北市北投區（石牌）致遠一路 2 段 12 巷 1 號
電　　話／（02）28236031，28236033，28233123
傳　　真／（02）28272069
郵政劃撥／01669551
網　　址／www.dah-jaan.com.tw
E-mail／service@dah-jann.com.tw
登 記 證／局版臺業字第 2171 號
承 印 者／傳興印刷有限公司
裝　　訂／眾友企業公司
排 版 者／菩薩蠻數位文化有限公司
授 權 者／山西科學技術出版社
初版 1 刷／2017 年（民 106 年）4 月

定價／400元

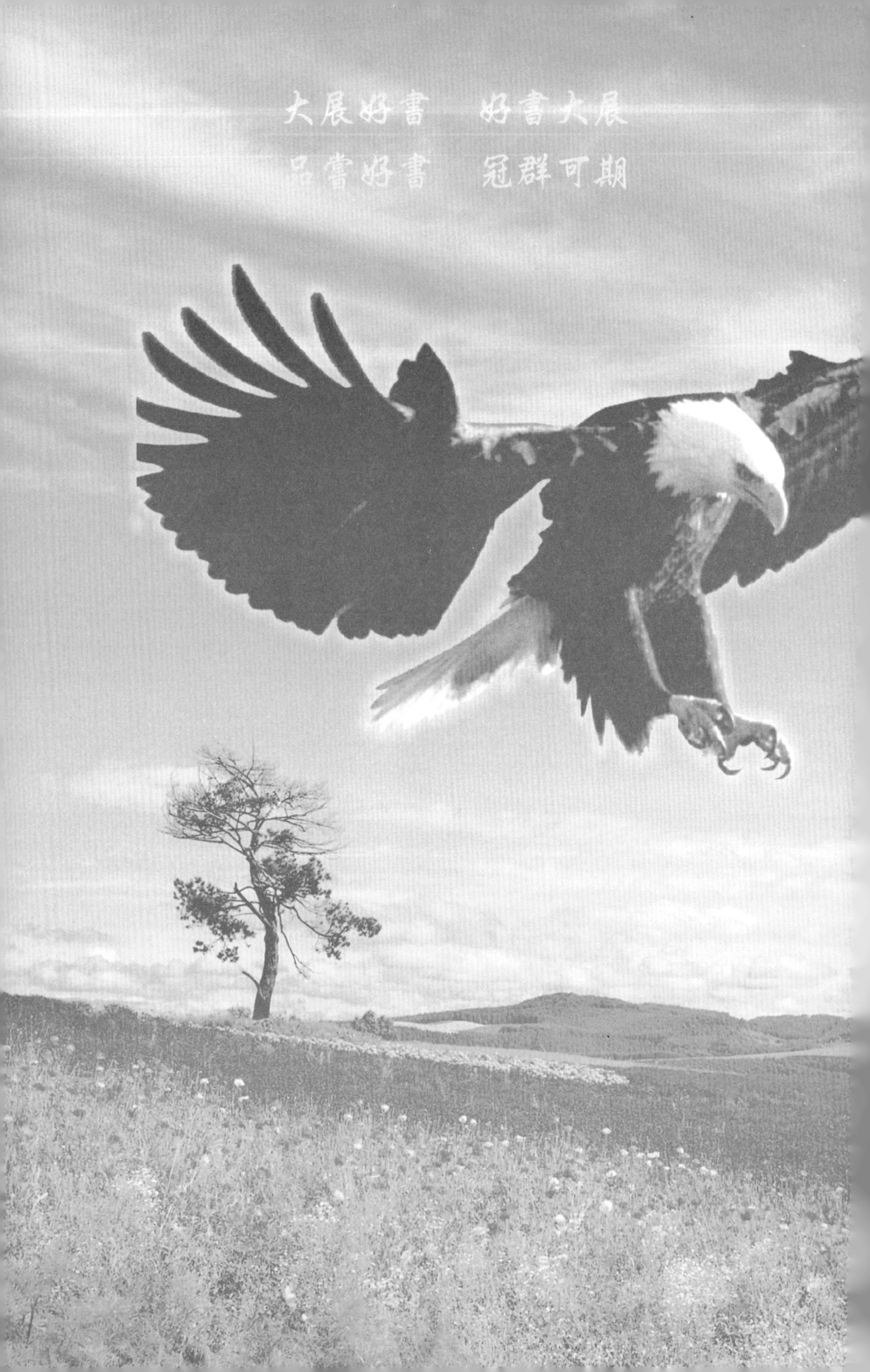
大展好書　好書大展
品嘗好書　冠群可期

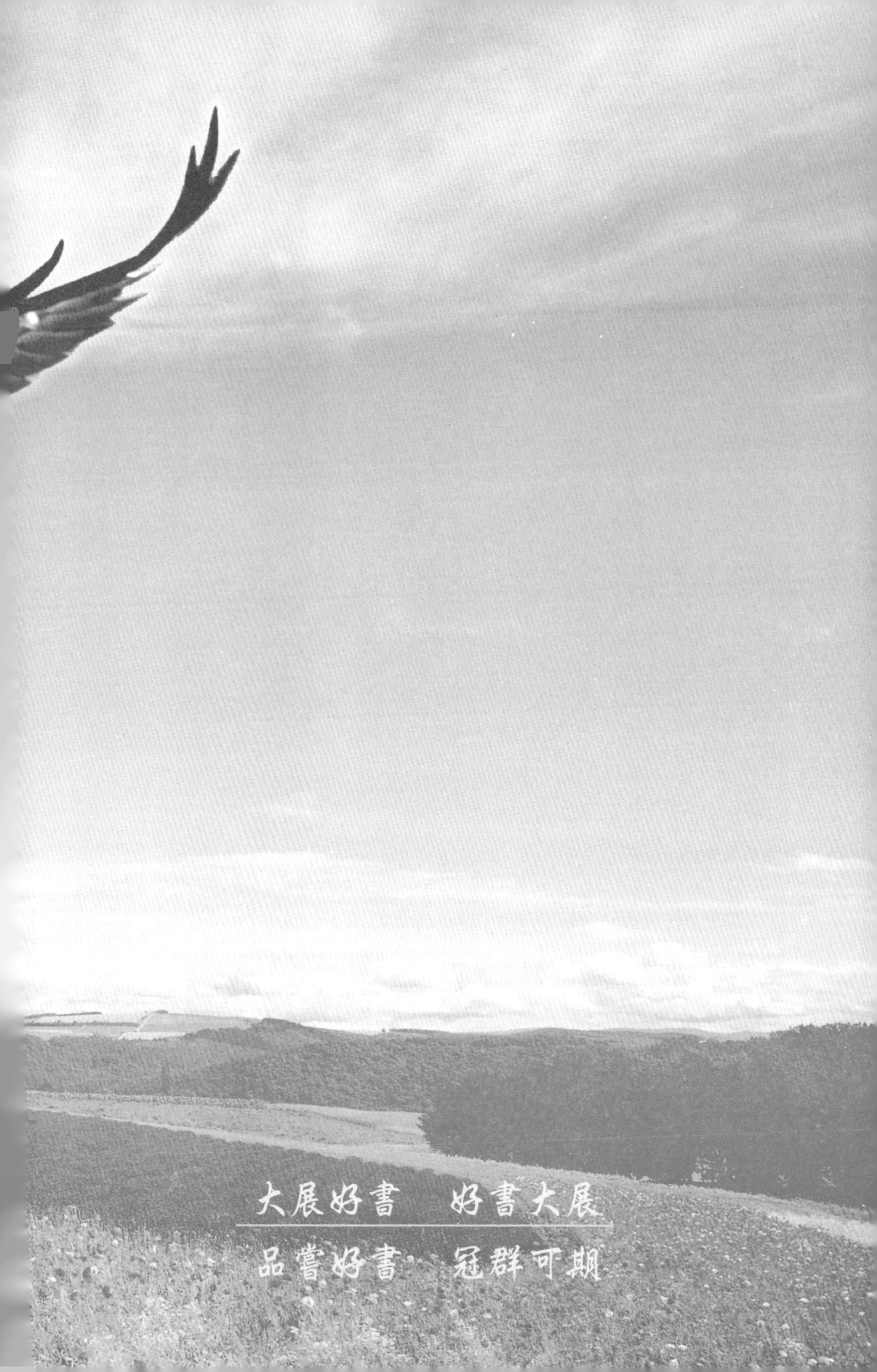
大展好書　好書大展
品嘗好書　冠群可期